Olaf G. Schmidt

Von der antiken Seele zur modernen Hir

Olaf G. Schmidt

Von der antiken Seele zur modernen Hirnforschung

Essays zur Geschichte des Denkens, der Psyche und der Gedanken im Kopf

wbg Academic

Für Christian und Dagmar

Die Deutsche Nationalbibliothek verzeichnet diese Publikation in der Deutschen Nationalbibliografie; detaillierte bibliografische Daten sind im Internet über http://dnd.d-nb.de abrufbar

wbg Academic ist ein Imprint der wbg

Die Herausgabe des Werkes wurde durch die Vereinsmitglieder der wbg ermöglicht.
Satz und eBook: Satzweiss.com Print, Web, Software GmbH
Gedruckt auf säurefreiem und alterungsbeständigem Papier
Printed in Germany

Besuchen Sie uns im Internet: www.wbg-wissenverbindet.de

ISBN 978-3-534-40597-8

Elektronisch ist folgende Ausgabe erhältlich:
eBook (PDF): 978-3-534-40599-2

Inhalt

Vorwort

Wie kommen Gedanken in den Kopf? Diese Frage war der Auslöser für das vorliegende Buch. Es ist vielleicht eine simple Frage, aber keine unverfängliche. Denn wer versucht, sie zu beantworten, verfängt sich sofort im Netz weiterer Fragen: Sind es denn Gedanken, die in den Kopf kommen oder nicht eher Reize von außen, welche die Sinnesorgane aufnehmen und in elektrische Signale umwandeln? Aber wie werden aus elektrischen Signalen Gedanken? Wieso haben zwei Menschen unterschiedliche Gedanken, wenn sie das Gleiche sehen oder hören? Hatten sie schon vorher etwas im Kopf oder vielleicht schon immer? Kommen wir mit Gedanken auf die Welt, wie manche Denker früher behaupteten? Was bestimmt unser Denken?

Wenn man Kopf ersetzt durch Gehirn, kommt man zu den interessanten großen G's: Gehirn, Geist, Gedanken und ihre Geschichte. Es gibt Bücher, die berichten dazu das Allerneueste aus der Hirnforschung. Oft genug überschütten sie die Leser jedoch mit Details und mit Fachbegriffen, die sie ermüden. Andere Bücher diskutieren philosophische Theorien, ohne die Biologie des menschlichen Gehirns zu berücksichtigen. Eine dritte Gruppe verliert sich in schillernden psychologischen Experimenten, die eindrucksvoll sind, die aber weder das Denken noch den Geist erklären. Über all dem wird schnell missachtet, dass die Antworten immer auch von der Zeit und den Umständen abhängen, in denen sie gegeben werden.

Dieses Buch unterscheidet sich von den drei genannten Gruppen. Es möchte die einzelnen Zugänge eröffnen, wie man sich Geist und Gehirn, dem Denken und Bewusstsein nähern kann, um Antworten zu erhalten, wie Gedanken in den Kopf kommen. Ausgehend von der antiken Seele, illustriert es die Entwicklung, Irrwege und Durchbrüche aus den vergangenen 2500 Jahren – seitdem Menschen sich diese Frage stellen. Es berücksichtigt die Leistung einzelner Philosophen und Wissenschaftler ebenso wie ihre Streitpunkte und die Facetten der Gehirntätigkeit. Es zeigt auf, wie sich die Forschung entwickeln konnte, wie alt manche Ansätze sind, warum manche Ideen kommen und gehen, andere hingegen bleiben oder wiederkehren.

Als Form erscheint der Essay dafür geeignet, weil er geschlossene Lesestücke bietet. Sie wollen dem Leser vor Augen führen, wie die unterschiedlichen Wege zu Geist und Gehirn immer wieder zusammenkommen oder sich trennen. Dafür erlauben sie sich, auf manches Ergebnis aus den Laboren der Hirnforschung zu verzichten und auf manche philosophische Position. Die Zitate sind in ihrer alten Schreibweise übernommen worden, um ihren originalen Charakter beizubehalten und den geschichtlichen Aspekt zu würdigen. Die Essays möchten informieren, auch unterhalten, aber nicht langweilen.

Essen, im Sommer 2021

Olaf G. Schmidt

I Der Mensch auf dem Weg zu sich selbst

Von der ägyptischen Ba-Seele zur Entdeckung des Ichs in der griechischen Lyrik

Es klingt zu verführerisch, um wahr zu sein: Einfach hineinbeißen – und schon weiß man alles. Man muss nur die Frucht vom Baum der Erkenntnis pflücken, heißt es, und mit dem ersten Bissen *werden eure Augen aufgetan, und ihr werdet sein wie Gott und wissen, was gut und böse ist*[1]. Böse ist vor allem das Erwachen, weil die ersten Menschen das Paradies verlassen müssen, nachdem sie hineingebissen haben. Trotzdem, gelernt haben sie etwas, wenn auch längst noch nicht alles. Zunächst erkennen sie nur, dass sie nackt sind. Das reicht fürs Erste.

Interessant ist, was die Bibelstelle sagt, ohne dass sie es offen ausspricht. Erstens, der Mensch kommt unwissend auf die Welt, er weiß nichts, ist aber neugierig. *Alle Menschen streben von Natur nach Wissen*[2], schreibt Aristoteles (384 bis 322 v. Chr.) später. Damit sind wir einverstanden. Wir müssen viel lernen im Leben und Lehrjahre sind keine Herrenjahre. Auch wenn ein paar Jahrhunderte lang Philosophen das Gegenteil behaupten, nämlich dass wir mit Wissen in unserer Seele auf die Welt kommen. Deswegen können wir dem zweiten Punkt aus der Bibelstelle nicht zustimmen. Per Brain-food zur Erkenntnis? Nein, so leicht kommen Gedanken nicht in den Kopf. Leider. Der dritte Punkt ist wieder aufschlussreich. Am Anfang geht es nicht um Wissen über die Welt, sondern um die Erkenntnis, dass die Menschen nackt sind. Sie erfahren also etwas über sich selbst. Ob das so ist, soll gleich genauer aufgeschlüsselt werden. Der vierte Punkt zeigt wieder einmal, dass die Autoren der Bibel keine Vorstellung von Zeitgeschichte haben. Denn die ersten Menschen, ob sie nun Adam und Eva heißen oder schlicht unsere Vorfahren, waren nicht geneigt, sich als eigenständig zu erkennen und jedem Menschen eigene Gedanken oder eine eigene Seele zu bescheinigen.

Der Mensch formt über die Jahrtausende ein Bild von sich selbst, zu dem so etwas gehört wie Geist, Seele und Gedanken. Das klappt nicht von heute auf morgen wie im Alten Testament. Vielleicht sind es eher die Alten Ägypter, die den ersten wichtigen Schritt vollziehen. Er besteht darin, dass die Seele nicht länger ein exklusiver Besitz für Götter und Könige ist. Vielmehr kommt mit der Zeit jeder Mensch, auch der Otto-Normal-Ägypter, in den Genuss einer Seele. Allerdings meint der Begriff im Alten Ägypten nicht das uns Vertraute. Seele hat dort mehrere, verschiedene und eher fließende Anteile. Einen Aspekt symbolisiert Ka: eine Art Lebenskraft, einen Schutzgeist, die sexuelle Energie. Ka ist die Kraft, die dem Körper innewohnt. Sie muss als höhere Kraft den Körper erfüllen, weil sich die Ägypter nicht vorstellen können, dass Leben allein aus Stofflichem entsteht. Etwas Immaterielles, gewissermaßen Geistiges, muss zur bloßen Materie hinzutreten, um Leben zu spenden.

Ka ist daher ein sehr alter Seelenanteil. Er wurde wohl schon 6000 bis 4000 v. Chr. eingeführt. Deutlich jünger ist dagegen die interessante Ba-Seele. An einen Ba glauben die Menschen erst seit Mitte des 3. Jahrtausends v. Chr. Zunächst ist die Ba-Seele etwas Besonderes, Exklusives. Dieser unsterbliche Seelenanteil wird nur dem Pharao zugesprochen. Nur er als lebender Gott ist wirklich individuell und verdient ihn. Denn Ba symbolisiert etwas Eigenes, Persönliches, Machtvolles. Doch bisher sind die Untertanen gesichtslose Sklaven, sie benötigen keinen Ba. Das ändert sich in der ersten Zwischenzeit, zwischen Altem und Mittlerem Reich. Ab etwa 2100 v. Chr. wird Ba demokratisiert, auch die einfachen Menschen erhalten ihre Ba-Seele. Beide Aspekte, Ba und Ka, teilen eine Eigenschaft: Sie sind sogenannte Exkursionsseelen oder freie Seelen, nicht an den Leib gebunden. Ka lebt nach dem körperlichen Tode ohne Verbindung zur Mumie weiter, während Ba die Verbindung zur Mumie aufrecht hält. Darstellungen zeigen Ba typischerweise als Vogel, oft mit einem Menschenkopf. Ba gilt daher als Seelenvogel, der durch die Grabkammer zu dem Leichnam fliegt.

Wie anders diese Seelenvorstellungen von den späteren griechischen oder christlichen sind, veranschaulicht ein weiterer Unterschied. In Europa, von der Antike bis zur Neuzeit, umfasst die Seele geistiges Vermögen: Denken, Erkennen und Wissen. Während für uns Denken und Erkennen individuell sind, zur Persönlichkeit dazu gehören, ja die Persönlichkeit oft auszeichnen, ist der individuelle Ba nicht verbunden mit Erkenntnis, Verstand oder Einsicht. Die Ägypter symbolisieren Verstand und Einsicht durch die Gottheit Sia. Sia hat ihren Sitz im Herzen, dem Organ des Denkens. Die ägyptischen Anatomen kennen das Herz bereits als zentrales Organ.

Sie wissen, dass von ihm aus Gefäße in den Körper ausstrahlen. Es ist lebensnotwendig und wird nach dem Tod in den Mumien belassen. Das Gehirn ist allenfalls ein Organ zweiter Ordnung. Wenn die Verstorbenen mumifiziert werden, zieht man das Gehirn durch die Nase heraus und wirft es weg. Es ist nicht so wichtig. Sowohl Denken als auch Empfinden haben ihre Heimstatt im Herzen.

Während der individuelle Ba und die denkende Sia-Gottheit unabhängig voneinander sind, ist Sia an eine andere Gottheit geknüpft: an Hu, die Verkörperung des Wortes. Hu ist schöpferisch, ist aktiv und kann Sia lebendig werden lassen. Was Sia denkt, tritt durch Hu in die Welt. Bemerkenswert erscheint diese Verpartnerung, weil sie eine These der Philosophie des Geistes vorwegnimmt: Das Denken ist zwingend an Sprache geknüpft.

Ein 4000 Jahre alter, bis heute rätselhafter Text hebt die Demokratisierung der Ba-Seele hervor und zeigt, wie sie das Innere versinnbildlicht. Der Text wird als Papyrus Berlin 3024 im Ägyptischen Museum der Stadt aufbewahrt. Er enthält das *Gespräch eines Lebensmüden mit seiner Seele*. Zumindest ist das der Titel der ersten Übersetzung von 1896. Sie ist eine großartige, gleichwohl umstrittene Leistung, weil der Text schwierig ist. Erhalten sind nur Fragmente. Das Gespräch beginnt damit, dass der Mann auf etwas antwortet. Worauf, ist unklar. Die ersten Zeilen fehlen leider. Es folgen immer wieder Lücken im weiteren Verlauf. Bis heute stößt daher keine Übersetzung auf allgemeine Zustimmung. Allerdings ist man von dem ursprünglichen Titel abgerückt, weil man erkannt hat, dass der Begriff Seele nicht angemessen ist. Man spricht lieber von dem Gespräch eines Mannes mit seinem Ba.

Wir erfahren nicht, wer der lebensmüde Mann ist. Er hat weder einen Namen noch ein genaues Alter. Er klagt über den Zustand der Welt. Das ist nachvollziehbar, wenn wir einen Blick in die Geschichte werfen: Gegen Ende des Alten Reiches bricht die bisherige Ordnung zusammen. Die tradierte Wahrheit büßt ihre Geltung ein, und die Menschen verlieren ihren Halt. Es ist eine Zeit der Krisen, des Umbruchs. Dass der Text einer Zeit im Wandel entstammt, gilt als gesichert. Soziale Sicherheiten lösen sich auf. Der Mann wird in seinem Glauben erschüttert. *Zu wem soll ich heute noch reden*[3], fragt er, wenn er die Missstände aufzählt: *Die Brüder sind schlecht; die Freunde von heute sind lieblos. (…) Habgierig sind die Herzen; jedermann raubt die Habe seines Nächsten*[4]. *Es gibt keine Gerechten mehr (…)*[5]. *Ich bin beladen mit Elend und ohne einen Vertrauten*[6]. *Zu wem soll ich heute noch reden?*[7] fragt er zwischendurch immer und immer wieder. Zu wem?

Er redet schließlich zu etwas Eigenem, dem inneren Ich, das ihm gehört, dem Ba. Allerdings steht der Mann mit seinem Ba auf Kriegsfuß. Er ist nicht mehr eins mit ihm, denn er fühlt sich entfremdet. Sie streiten sich. Der Mann kann sich an die neuen Umstände nicht anpassen. Er ist überfordert von dem Irrsinn, den er überall sieht, und sehnt sich nach der althergebrachten Ordnung. Ein Psychiater würde ihm wohl eine zeitbedingte Neurose bescheinigen. Für den Mann war früher alles besser. Deswegen deuten manche Interpreten den Text so, dass der Mann Selbstmord begehen wolle. Oberflächlich gelesen animiert der Ba den Mann, in den Tag hineinzuleben: *Höre nun mich an! Siehe, es ist gut, wenn die Menschen hören. Folge dem schönen Tag und vergiß die Sorge!*[8] In den Ermahnungen des Ba steckt jedoch mehr als die Aufforderung zu einem lustvollen *carpe diem*. Der Mann muss etwas dafür tun. Er muss sein Leben selbst in die Hand nehmen, um verantwortungsvoll und richtig zu leben.

Dem Ba fehlen die Worte, um die Sache auf den Punkt zu bringen. Er kann den Mann nicht einfach auffordern: ‚Denke nach, überlege mal, das musst du doch einsehen!' Die Sprache der Zeit hatte keine Begriffe dafür. Um sich verständlich zu machen, spricht er in Bildern und verwendet Gleichnisse. Sie sollen den Mann dazu anhalten, die Wehklagen zu beenden. Er soll lernen zu leben und richtig zu handeln. Nachdenken und Erkenntnis müssen ohne Worte für Nachdenken und Erkenntnis auskommen. Im Grunde ist es wie in der Bibel: Adam und Eva sollen die Augen geöffnet werden, sie sollen erkennen, was gut und böse ist. Der Ba will seinem Mann bewusst machen, wie er auf der Erde leben muss – damit er nach dem Tode weiterleben kann.

Doch besitzt der Mann überhaupt ein Bewusstsein, kann er die Gedanken aufnehmen? Der US-amerikanische Psychologe Julian Jaynes behauptet in den 70er Jahren des 20. Jahrhunderts das Gegenteil. Das Zwiegespräch zwischen dem Mann und seinem Ba hält er für eine akustische Halluzination. Jaynes vertritt die These, dass die Menschen bis etwa ins 1. Jahrtausend v. Chr. keinerlei Bewusstsein besitzen. Als sie ihre Karriere als Ackerbauern und Viehzüchter beginnen, entwickeln die Menschen nach Jaynes eine neue, differenzierte Dingsprache. Sie hantieren mit neuen Werkzeugen, sie lösen ungewohnte Aufgaben und formen eine neue, komplexe Art von Gesellschaft. Die Menschen müssen neue Dinge benennen und sich verständigen. So viele neue Herausforderungen strömen auf sie ein. Das Gehirn ist gefordert, sich mitzuentwickeln, soll es die anspruchsvollen Leistungen vollbringen. Das Gehirn entwickelt sich auch weiter, erzeugt aber Kollateralschäden. *Als Neben-*

wirkungen im Zuge der Sprachrevolution[9] entwickelten die Menschen die *komplexeren Gehörshalluzinationen*[10], die *dazu dienten, das Individuum zum Ausharren bei den vom Stammesleben erheischten längerwierigen Arbeiten zu bewegen. Diese Halluzinationen nahmen ihren Ausgang von lauten Befehlen, die das Individuum sich entweder selbst erteilte oder vom Stammesoberhaupt erteilt bekam*[11], so der Autor Jaynes.

Die Seelenaspekte Ka und Ba sind nach ihm nichts anderes als innere Stimmen. Der Ka-Anteil lenkt das Handeln. Er hat den *Klang einer Elternstimme oder der Stimme einer ihm bekannten Autoritätsperson*[12]. Den Interpreten des Papyrus wirft Jaynes vor, sie hätten nicht erkannt, was das Gespräch mit dem Ba *allen Anzeichen nach ist, ein Dialog mit einer Gehörshalluzination, wie man ihn heute noch ganz ähnlich bei Schizophrenen beobachten kann*[13]. Dieses Krankheitsbild dient Jaynes durchgehend als Beleg für seine These. Ihm ist aufgefallen, unter welchen Umständen Erkrankte halluzinieren. Vornehmlich unter Stress hören sie Stimmen, die außer ihnen kein Außenstehender vernimmt. Hier sieht Jaynes die Parallele: Der Mann steht unter Dauerstress. Der Beginn der Zivilisation überfordert das Gehirn und löst Halluzinationen aus.

Wenn es überhaupt eine Situation gibt, die den Menschen anspannt und unter Stress setzt, dann ist es der erbitterte Kampf auf Leben und Tod. Folglich sollten in erster Linie Soldaten halluzinieren. Ein uraltes Kriegsspektakel ist der vermeintliche Kampf der Griechen um Troja. Der Dichter Homer erzählt in seiner *Ilias* von der Endphase des Krieges um die Stadt. Neun Jahre sind schon vergangen. Vieles von dem, was geschehen ist, erwähnt Homer nicht, aber jetzt ist der Leser live dabei, wenn Achilles, Hektor, Menelaos und Paris aufeinanderprallen. Die starken Männer kämpfen beherzt, aber blind, wutschäumend, aber ohne Bewusstsein. Sie denken nicht nach. Sie sind sich über ihr Tun nicht im Klaren. In der *Ilias* hören die Helden die Stimmen ihrer Götter, bevor sie Speere schleudern oder Pfeile abschießen. Sie befolgen die Anweisungen, die sie von den Göttern erhalten. Die göttlichen Stimmen, die sie vernehmen, sind für Jaynes wieder reine Halluzinationen.

Hera, die Göttermutter, setzt Achilles den Gedanken in den Kopf, dass er seine Männer versammeln soll. Als die Waffenbrüder Agamemnon und Achilles kurz davor stehen, sich gegenseitig zu zerfleischen und nicht den Feind bekämpfen, ist es abermals Hera, die *aus tiefer Besorgnis um beide die Göttin Athene zu ihnen*[14] schickt. Athene beschwichtigt den wütenden Achilles, sodass er schließlich nachgibt, friedlich bleibt und Agamemnon verschont. Doch nicht allein die Griechen, auch die Trojaner und ihr König Priamos erhalten von den Göttern Beistand, indem diese zu ihnen sprechen. Zeus schickt seine Botin Iris zu ihnen, die mit der Stimme von Polites spricht, einem Sohn des Königs. Iris/Polites warnt die Trojaner vor der herannahenden Armee. Hektor, ältester Sohn des Königs, *verstand die Göttin*[15] und handelt umgehend.

Etwa bis zum Beginn der Antike sind die Menschen nach Jaynes' Ansicht nicht in der Lage, Innen- und Außenwelt, eigen und fremd gegeneinander abzugrenzen. Eine Vorstellung von dem Selbst können sie sprachlich nicht ausdrücken. Ob sie etwas bloß wahrnehmen oder reflektieren, können sie nicht unterscheiden. Die göttlichen Stimmen übernehmen das Wollen. Erst als die Buchstabenschrift erfunden wird und die Menschen das Gesprochene aufschreiben, bricht die Symbiose aus innerem Hören und Gehorchen zusammen. Nach dem Zusammenbruch entsteht das Bewusstsein vom Selbst. Die Halluzinationen verschwinden, die Menschen nehmen die Stimmen als eigenes Denken wahr.

Jaynes' These fasziniert, aber sie überzeugt letztlich nicht. Seine Argumentation steht auf wackeligen Füßen. Nur ein Gegenbeispiel: Als erneut ein handfester Streit zwischen Agamemnon und Achilles droht, kann der alte und daher erfahrene Nestor eingreifen: *Immer flossen ihm die Worte klug und so klar wie Honig vom Mund. Auch diesmal formte er während des Sprechens seine Gedanken Satz für Satz.*[16] Von Hera oder Zeus ist hier nicht die Rede. Auch später *arbeiteten in Nestors Brust (!) die Gedanken und Gefühle*[17]. Oder war Nestor im Alter zu schwerhörig für die göttlichen Stimmen?

Mag man Jaynes nun folgen oder nicht, unstrittig ist, worauf er hinweist, die Mängel der Sprache. So sprachmächtig Homer auftritt, ihm fehlen die Worte, wenn es um das Denken geht. Wenn man annimmt, dass er tatsächlich gelebt hat – gesichert ist das nicht –, so war es im achten Jahrhundert v. Chr. Er ist der erste namentlich bekannte Schriftsteller, die *Ilias* das erste epische Werk. Sie markiert den Beginn der europäischen Literatur. In ihr stehen die Taten im Vordergrund, die *Ilias* ist pure Action. Dafür flüstern die Götter ihren Lieblingen nicht nur ins Ohr, sie greifen selbst nach Gutdünken in das Geschehen ein. Sie ändern es, lenken es in eine Richtung, wie es ihnen gefällt. Verfehlt ein Speer einen Feind oder trifft ein Pfeil nicht sein Ziel, so sind die Götter schuld. Sie haben den Weg der Waffe abgelenkt. Überall sind die Götter am Werk, eine natürliche Wirkung als Folge einer Ursache kann man noch nicht denken.

Homer erzählt kraftvoll und bewegt, aber Bewusstsein kann er nicht formulieren. Nicht mit der für uns gewohnten Bedeutung, abgegrenzt als Begriff. An seinem

Intellekt liegt es nicht. Ihm stehen die Worte schlichtweg nicht zur Verfügung. Der Wortschatz der Zeit kennt sie nicht. Die Übersetzer behelfen sich mit Annäherungen, die mehr ihre eigenen Vorlieben wiedergeben. Wenn Hera in der einen Übersetzung ihrem Liebling Achilles einen Gedanken nur *eingibt*[18], legt sie ihm in einer anderen Übersetzung etwas in die *Seele*[19] oder – dritte Möglichkeit – bewegt sein *Herz*[20]. Wenn Athene in einer Übersetzung Odysseus fragt, ob er den *Verstand*[21] verloren habe, so ist er in einer anderen Ausgabe *von Sinnen*[22].

An einer Stelle kündigt Achilles Unheil an für den Fall, dass ein Herrscher nicht nachdenkt und nicht besonnen reagiert: *Wehe, wenn ein König rast und nicht in der Lage ist, zugleich vor- und rückwärts zu blicken, um drohendes Unheil mit Verstand abzuwehren!*[23] In der Übersetzung fordert Achilles offensichtlich nicht, dass König Agamemnon nach-denken soll. Der König soll blicken. Das Blicken ersetzt die Reflexion. Er soll vor- und rückwärts blicken, soll heißen: genau überlegen. Wie wichtig das Sehen bei Homer ist und an die Stelle des Denkens tritt, zeigt der Autor Bruno Snell in seinem wunderbaren Buch *Die Entdeckung des Geistes. Homer benutzt zum Beispiel eine Fülle von Verben, die das Sehen bezeichnen*[24], von denen einige sogar im späteren Griechisch nicht mehr vorkommen. Sie beziehen sich dabei nicht auf die eigentliche Sinneswahrnehmung, noch heben sie die Aufnahme von Information hervor. Ihre Bedeutung ist eine andere. Sie sagen etwas aus über die Sehenden, die *einen bestimmten Blick haben*[25]. Der Blick macht die Stimmung, die Verfassung deutlich. Vergleichbar im Deutschen dem Ausdruck, jemand glotzt oder starrt. Snell kommt zu dem Schluss, dass die Figuren in der *Ilias noch nicht sehen konnten*[26]. Das erinnert wieder an die Bibel. Auch den ersten Menschen, Adam und Eva, müssen die Augen erst noch geöffnet werden.

Snell behauptet zwar nicht, dass die Menschen in der Frühzeit Stimmen halluzinierten, aber ähnlich wie Jaynes spricht er den Helden der *Ilias* einen Geist oder eine Seele ab, die unseren Vorstellungen nahekommt. Die Figuren spürten Gefühle, Regungen und Begehren. Es waren Menschen mit menschlichen Zügen, *nur wird dergleichen eben nicht als Aktion des Geistes oder der Seele interpretiert: in dem Sinn gab es noch keinen Geist und keine Seele*[27]. Was vorhanden war, was wir heute darunter verstehen, schwirrte unverbunden hin und her, es kam irgendwoher, eben oft von den Göttern. Die Inhalte waren aber nicht verbunden zu dem Konzept einer geschlossenen Person mit Charakter oder einem Bewusstsein von sich selbst.

So wie die ägyptische Mythologie mehrere Seelenanteile kennt, so verwendet Homer verschiedene Wörter für das, was als Vermögen der Seele oder des Geistes bekannt wird. Die Seelenanteile zerfallen in Thymos, Psyche und Noos. Snell charakterisiert sie als *getrennte Organe, wenn wir so sagen dürfen, die jeweils ihre besondere Funktion haben*[28]. Thymos ist mehr *das geistig-seelische Organ*[29], Noos *dagegen dasjenige, das Vorstellungen aufnimmt*[30]. Bis heute zerbrechen wir uns den Kopf über den Dualismus von Körper und Geist. Gibt es den Gegensatz von Leib und Seele und wie können wir ihn erklären? In diesen Kategorien zu denken, ist für Homer nicht möglich, weil sie nicht formulierbar, nicht denkbar sind. Die Begriffe müssen sich entwickeln und erneuern. Später wird aus Noos bei Aristoteles der Nous, übersetzt mit Vernunft. Die Psyche startet ihre Karriere als eigenes Seelenwort. Während Thymos in der Diskussion untergeht. Erhalten bleibt er uns in medizinischen Begriffen wie Alexithymie, wenn jemand gefühlsblind ist, und Thymoleptika als weitere Bezeichnung für Antidepressiva.

Die holden Recken der *Ilias* sind kaum mehr als Automaten, wo die Götter ein paar Knöpfe drücken. Auf einen Reiz folgt schematisch eine Reaktion. Wie bei Figuren in einem Computerspiel, und jeder Gott spielt munter mit. Passiert etwas im Menschen, so sind die Götter die Ursache. Selbst dann, wenn Homer den Menschen Einsicht zuspricht, wenn sie die Pläne der Götter erkennen, bleibt das ohne Folgen. Sie besitzen keinen leitenden Willen. Sie kennen keine eigenen Handlungsmotive. Sie glauben nicht, dass sie es sind, die handeln.

Das *Erwachen der Persönlichkeit*[31] beginnt nach dem Verblühen der Epik erst in der Epoche der Lyrik. Von dem Schöpfer der ersten Gedichte wissen wir mehr als über Homer. Denn die Antike rühmt ihn und macht seinen Namen berühmt. Archilochos – ein Bastard, geboren um 680 v. Chr., der Vater gehört zum Adel auf der Insel Paros, ist auch standesgemäß liiert, zeugt aber mit einer Sklavin seinen Sohn Archilochos. Diese gesellschaftlich zweifelhafte Abstammung schließt Archilochos vom herrschaftlichen Erbe aus. Er kann nicht auf Paros bleiben und wählt ein unstetes Leben als Soldat.

Das soll jeder erfahren. Archilochos geht souverän mit seinem Schicksal um, selbstironisch, eben sich seiner selbst bewusst, der erste Selbstdarsteller. Der Kriegsgott Ares ist der eine Herr, dem er nach eigenem Bekunden dient, seine zweite Begabung ist eine andere. Denn die Legende erzählt, dass Archilochos als junger Mann eines Morgens zum Markt geht. Er will dort für seinen Vater eine Kuh verkaufen. Auf dem Weg dahin begegnet er einigen jungen, bezaubernden Frauen. Sofort schäkert und flirtet er mit ihnen. Als er auf ihre Frage hin zugibt, dass er in die Stadt muss, um die Kuh zu verkaufen, wollen ihm die Frauen einen fairen Preis zahlen. Archilochos hat nicht die Zeit, um zu überlegen oder zu verhandeln. Plötzlich sind die Frauen verschwunden und mit ihnen die Kuh. Sie hinterlassen dem verblüfften Mann eine Leier, das Instrument der Dichtersänger. Er nimmt sie auf und folgt fortan dem Ruf der Musen. Darüber ist der Vater weniger begeistert. Er lässt auf der gesamten Insel nach der Kuh suchen – ohne Erfolg.

Da ihm der etablierte Weg versperrt ist, lässt Archilochos die Spießbürger hinter sich. Er hat etwas von einem Till Eulenspiegel. Seine Spottgedichte sind gefürchtet. Sie sollen einen Herrn Lykambes, dessen Tochter Neobule und ihre Schwestern in den Selbstmord getrieben haben, nachdem Archilochos Neobule nicht als Braut bekommt, obwohl der Vater es versprach. *Vater Lykambes*[32], ruft der verschmähte Dichter ihn in seinem Gedicht an, *was hast du dir da nur gedacht? Wer hat deine Sinne verrückt, in denen du früher so festgefügt warst? Jetzt erscheinst du den Bürgern*[33] einfach lächerlich. Hier ist kein Gott mehr vom Olymp herabgestiegen, um Lykambes zur Vernunft zu bringen. Der Vater hat es selbst vermasselt. Wer die Aufregung um diese harmlosen Zeilen nicht nachvollziehen kann, dem sei gesagt, die heftig-deftigen Gedichte sind verschollen.

Archilochos löst sich aus dem Korsett der Überlieferung. Es wird Zeit, sich selbst zu entdecken, die eigenen Fähigkeiten und Träume. Archilochos erklärt seine Unabhängigkeit. Er macht sich nichts aus den Schätzen eines goldreichen Zeitgenossen: *(A)uch hat mich noch nicht der Neid gepackt und mich regt auch nicht auf, was Götter tun (…)*[34]. Einem Freund schärft er ein, dieser solle sich nicht um die Meinung der anderen kümmern, sondern seinen eigenen Weg gehen und sich selbst ‚verwirklichen'. Archilochos ist der Erste, der dem Menschen klare und eigene Konturen gibt; und jeder Mensch ist anders, denn *der eine wärmt an diesem, der andere an jenem sich das Herz*[35].

Die Lyrik zeichnet ein neues Bild vom Menschen, das die Dramen der nachfolgenden Literatur aufgreifen und weiter ausgestalten. Damit ist der Weg des Menschen vorgezeichnet. Er erkundet das eigene Ich, ergründet sich selbst und sein Denken. Um Erkenntnis zu erlangen, muss er keine Äpfel mehr essen.

Anmerkungen

1 1. Moses 3:5, online unter: bibeltext.com/genesis/3-5.htm (letzter Zugriff am 20.05.2021).

2 Aristoteles, Metaphysik, in: Aristoteles: Philosophische Schriften, Bd. 5, Hamburg: Felix Meiner (1995), S. 1 (980 a21).

[3] Helmuth Jacobsohn, Das Gespräch eines Lebensmüden mit seinem Ba, in: Zeitlose Dokumente der Seele, Zürich: Rascher (1952), S. 34.

[4] ebd.

[5] Helmuth Jacobsohn, Das Gespräch eines Lebensmüden mit seinem Ba, in: Zeitlose Dokumente der Seele, Zürich: Rascher (1952), S. 35.

[6] ebd.

[7] ebd.

[8] Helmuth Jacobsohn, Das Gespräch eines Lebensmüden mit seinem Ba, in: Zeitlose Dokumente der Seele, Zürich: Rascher (1952), S. 23.

[9] Julian Jaynes, Der Ursprung des Bewußtseins, Reinbek: Rowohlt (1993), S. 176.

[10] ebd.

[11] ebd.

[12] Julian Jaynes, Der Ursprung des Bewußtseins, Reinbek: Rowohlt (1993), S. 235.

[13] Julian Jaynes, Der Ursprung des Bewußtseins, Reinbek: Rowohlt (1993), S. 239.

[14] Homer, Ilias, Berlin: Insel (3. Auflage 2016), S. 16.

[15] Homer, Ilias, Berlin: Insel (3. Auflage 2016), S. 59.

[16] Homer, Ilias, Berlin: Insel (3. Auflage 2016), S. 18.

[17] Homer, Ilias, Berlin: Insel (3. Auflage 2016), S. 275.

[18] Homer, Ilias, Berlin: Insel (3. Auflage 2016), S. 11.

[19] Homer, Ilias, in: Homer, Ilias. Odyssee, München: Deutscher Taschenbuch Verlag (11. Auflage 2016), S. 6.

[20] Homer, Ilias, Berlin: Akademie Verlag (16. Auflage 2013), S. 9.

[21] Homer, Ilias, Berlin: Insel (3. Auflage 2016), S. 37.

[22] Homer, Ilias, Berlin: Akademie Verlag (16. Auflage 2013), S. 51.

[23] Homer, Ilias, Berlin: Insel (3. Auflage 2016), S. 21.

[24] Bruno Snell, Die Entdeckung des Geistes. Studien zur Entstehung des europäischen Denkens bei den Griechen, Göttingen: Vandenhoeck und Ruprecht (4. Auflage 1975), S. 13.

[25] ebd.

[26] Bruno Snell, Die Entdeckung des Geistes. Studien zur Entstehung des europäischen Denkens bei den Griechen, Göttingen: Vandenhoeck und Ruprecht (4. Auflage 1975), S. 16.

[27] Bruno Snell, Die Entdeckung des Geistes. Studien zur Entstehung des europäischen Denkens bei den Griechen, Göttingen: Vandenhoeck und Ruprecht (4. Auflage 1975), S. 10.

[28] Bruno Snell, Die Entdeckung des Geistes. Studien zur Entstehung des europäischen Denkens bei den Griechen, Göttingen: Vandenhoeck und Ruprecht (4. Auflage 1975), S. 24.

[29] Bruno Snell, Die Entdeckung des Geistes. Studien zur Entstehung des europäischen Denkens bei den Griechen, Göttingen: Vandenhoeck und Ruprecht (4. Auflage 1975), S. 21.

[30] ebd.

[31] Bruno Snell, Die Entdeckung des Geistes. Studien zur Entstehung des europäischen Denkens bei den Griechen, Göttingen: Vandenhoeck und Ruprecht (4. Auflage 1975), S. 5.

[32] Archilochos, Gedichte, Frankfurt a. M./Leipzig: Insel (1998), S. 99.

[33] ebd.

[34] Archilochos, Gedichte, Frankfurt a. M./Leipzig: Insel (1998), S. 67.

[35] Archilochos, Gedichte, Frankfurt a. M./Leipzig: Insel (1998), S. 75.

II Von luftigen und feuchten Seelen im Gehirn

Wie in Medizin und Naturphilosophie der Antike Gehirn und Geist zusammenkommen und sich wieder trennen

Der Erste zu sein, gilt vielen Wissenschaftlern als höchstes Ziel. Von der Pioniertat versprechen sie sich Ruhm und Anerkennung. Doch dafür gibt es keine Garantie. Manche Wissenschaftler geraten trotzdem in Vergessenheit. Vielleicht war die Zeit noch nicht reif oder die Geschichte geht schlicht über sie hinweg. Andere Fragen rücken in den Vordergrund, und die Leistung wird erst Jahrhunderte später anerkannt. Für uns steht es heute außer Frage, dass wir mit Hilfe des Gehirns denken. Dass es das zentrale Organ des Geistes ist. Diese Entdeckung war eine großartige Leistung. Sie hätte ihren Urheber unsterblich machen können. Aber wer kennt heute noch Alkmaion von Croton und wieso wurde seine Entdeckung so gleichgültig aufgenommen?

Alkmaion ist der Erste, der behauptet, dass im Gehirn das Denken stattfindet. Überhaupt ist er der Erste, der unterscheidet zwischen Wahrnehmung und Erkennen. Antike Naturforscher und Philosophen schätzen ihn noch. Platon übernimmt von ihm den Rang des Gehirns als Denkzentrum. Theophrast von Eresos (etwa 371 bis 287 v. Chr.) würdigt Alkmaion als Pionier in seinem Buch über die Sinne. Doch wie für viele von Alkmaions Zeitgenossen gilt auch für ihn: Keine seiner Schriften hat die Zeit im Original überdauert. Sie sind nicht überliefert. Es ist nicht einmal klar, wer seine Zeitgenossen sind, denn seine genauen Lebensdaten sind umstritten. Ist er 540 v. Chr. geboren oder erst 510? Lebt er zur selben Zeit wie der Philosoph und Mathematiker Pythagoras, der zweite bedeutende Bewohner der Stadt Croton? Zählt er gar zu seinen Anhängern?

Viele Details sind unsicher. Gesichert ist, dass der Kreis um Pythagoras in dieser Zeit eine große Gemeinschaft in Croton bildet, dem heutigen Crotone an der Südspitze Italiens. Zudem ist Croton berühmt für seine Ärzte. Sie genießen den besten Ruf in der damaligen griechischen Welt. Alkmaion lebt in einem philosophischen und medizinischen Umfeld, das ihn prägt. Manche sagen, er wird selbst zum Mediziner. Andere sehen in ihn eher den Philosophen, der als Erster für die Unsterblichkeit der Seele argumentiert. Im Grunde ist diese Zuschreibung unsinnig, denn die Fachgebiete sind längst nicht klar umrissen oder abgegrenzt. Sie fließen ineinander und durchdringen sich. Galen, als großer Mediziner aus dem zweiten nachchristlichen Jahrhundert bekannt, erkennt Alkmaion daher nicht als seinen direkten Vorläufer an, sondern als naturforschenden Philosophen.

Ob Alkmaion tatsächlich schon Leichen seziert, wie ihm zuweilen zugeschrieben wird, ist ebenfalls umstritten. Als Methode, als systematische Antwort auf seine Fragen, nutzt er die Autopsie nicht. Man weiß jedoch: Er entfernt Tieren die Augäpfel. Dabei entdeckt er, dass hohle Kanäle von den Augen ins Gehirn führen. Diese Kanäle nennt er *poroi*. Es handelt sich um die Sehnerven. Andere *poroi* verbinden die Ohren mit dem Gehirn. Alkmaion überlegt sich: Alle Wahrnehmungen kommen über die Kanäle im Gehirn an, das auf dieser Grundlage Urteile bildet. Er entwirft eine Mini-Erkenntnistheorie: Was direkt wahrnehmbar ist, ist klar. Was nicht direkt wahrnehmbar ist, ist nicht klar und kann der Mensch nicht erkennen. Er kommt zu dem Schluss, dass der Mensch in der Lage ist, Klarheit zu erlangen. Es entsteht das erste Stufenmodell hin zum Wissen: Erst nimmt das Gehirn über die *poroi* Wahrnehmungen von den Sinnesorganen auf, dann verarbeitet es diese zu Meinungen und bildet das Gedächtnis, das zum Wissen führt. Ob Alkmaion die Theorie so ausformuliert hat oder doch ein Nachfolger, ist wiederum umstritten. Jedenfalls kann der Mensch von sich aus etwas klar erkennen. Weder ist eine göttliche Eingebung notwendig noch eine besondere Beziehung zu den Göttern.

Alkmaions Erkenntnis setzt sich noch nicht durch. Die Beschreibung des Gehirns fällt in eine Zeit, in der lose umeinander herumschwirrt, was Denken, Wahrnehmen und das Prinzip des Lebens sein könnten. Die Fortschritte in dieser Frühzeit der Geistesgeschichte bestehen darin, dass Wahrnehmung und Denken zusammenhängen, aber nicht das Gleiche sind. Nach und nach verlöten die Denker diese Begriffe mit der Seele. Der Tradition von Homer nach gilt die Seele als Prinzip des Lebens mit einfacher Gleichung: mit Seele = das Lebewesen ist lebendig, ohne Seele = das Lebewesen ist tot. In Homers Erzählung von den Kämpfen um Troja, der *Ilias*, stirbt Trojas Held Hektor durch den Speer des Griechen Achilles und *rasch entflog die Seele den Gliedern*[1]. Die Seele (= *psyche*) ist der Lebensatem, nur ein Hauch. Diogenes von Apollonia (wenige Jahre nach Alkmaion geboren, womöglich gegen 500 v. Chr.) stellt sich die Seele als Stoff aus Luft vor. Die Beschaffenheit der Luft bestimmt die Intelligenz. Entscheidend ist, ob sie feucht oder trocken und warm ist. Die unterschiedliche Wärme dieser beseelenden Luft macht das Denkvermögen aus. Theophrast, der viele frühere Positionen aufzeichnet, erläutert, was Diogenes meint: *Denken (…) wird durch reine und trockene Luft verursacht; Feuchtigkeit behindere nämlich den Geist (…)*[2]. Vögel *würden zwar reine Luft atmen*[3], sind aber mehr mit den Fischen verwandt und ihr Atem (und somit ihr Denkvermögen) *mache halt im Bereich der Gedärme*[4].

Philolaos (geboren um 470 v. Chr.) übernimmt zwar von Alkmaion dessen Vorstellung, dass die Seele unsterblich ist. Aber er vertritt nicht seine Position zum Gehirn und zur Wahrnehmung. Das Organ der Wahrnehmung und der Seele soll für Philolaos das Herz sein, wohingegen das Gehirn mit Einsicht verbunden sei. Lange Zeit konkurrieren Herz- und Gehirntheorie um die Vorherrschaft. Aus Ägypten stammend, prägt die Herztheorie auch in der griechischen Welt die Ansicht vom Herzen als Denkorgan.

Empedokles von Akragas (auf Sizilien geboren, circa 495 v. Chr.) setzt die Tradition der Herztheorie fort. Er gehört in die Kategorie der allseits tätigen Menschen, die philosophisch denken, naturkundlich interessiert sind und sich als Ärzte versuchen. Er soll sogar eine scheintote Frau ins Leben zurückgeholt haben. Bizarr ist die Legende von seinem Tod. Diogenes Laertios gibt in seinem bunten Bilderbogen (*Leben und Lehre der Philosophen*) zu Empedokles diese Version zum Besten: Er sei in den Vulkan Ätna *hineingesprungen und so in der Absicht verschwunden, die Leute in ihrem Glauben zu bestärken, er sei zum Gott geworden*[5]. Der Plan geht leider nicht auf. Der Ätna verrät Empedokles, weil er eine von seinen bronzenen Sandalen wieder ausspuckt und die Menschen daraufhin Empedokles' Absicht durchschauen. Einer der Dichter, die den Stoff dankbar aufgreifen, ist Bertolt Brecht. Er schreibt darüber sein Gedicht *Der Schuh des Empedokles*, um vor blindem Götterglauben zu warnen.

Empedokles ist vor allem bekannt für sein Lehrgedicht *Über die Natur*. Er entwickelt darin seine Ideen zu kognitiven Fähigkeiten, interessanterweise ohne die Seele zu erwähnen. Geistige Eigenschaften haben eine stoffliche Grundlage. Aber es ist nicht das Gehirn, das diese darstellt, sondern das Blut. Vor allem das Blut in der

Umgebung des Herzens. Denken und Intelligenz hängen davon ab, wie das Blut aus den Grundstoffen (Erde, Feuer, Wasser und Luft) zusammensetzt sei. Empedokles fokussiert sich auf das Denken, nicht auf die Wahrnehmung. Für die Wahrnehmung übernimmt er nur den Begriff *poroi* von Alkmaion, nicht jedoch die Bedeutung. Es sind Sinneskanäle, die von außen etwas aufnehmen, ohne dass sie die Verbindung zum Gehirn herstellen.

Empedokles' Vorstellung, dass die Welt zusammengesetzt sei aus Erde, Feuer, Wasser und Luft, beeindruckt auch die Medizin. Sie bildet das Fundament, auf dem der erste bekannte Arzt der Antike, Hippokrates von Kos (etwa 460 bis 370 v. Chr.), seine Lehre aufbaut. Diese ist derart umfassend, dass ihre Grundzüge über Jahrhunderte das Bild der Medizin bestimmen. Den vier Elementen entsprechen die vier Eigenschaften trocken, feucht, kühl und heiß, denen Hippokrates vier Säfte des Körpers zuordnet. Befinden sich die vier Säfte Blut, Schleim, schwarze und gelbe Galle im Gleichgewicht, so ist der Mensch gesund. Überwiegt ein Saft oder fließt er nicht gleichmäßig, so stört er das Gleichgewicht und verursacht Krankheiten. Hippokrates bemerkt sogar, dass ein Schlaganfall seine Ursache im Gehirn hat. Er konstatiert: *Und wenn die Menschen das Alter von fünfzig Jahren überschritten haben, lassen aus dem Gehirn kommende Flüsse sie Schlaganfälle erleiden (...)*[6].

Hippokrates' Ansatz ist neuartig, weil er damit die Medizin aus ihren abergläubischen Fesseln befreit. Die Ursachen für Krankheiten sucht Hippokrates nicht mehr im Wirken übernatürlicher Kräfte, sondern im Körper selbst. Schon zu Lebzeiten gewinnt er so großes Ansehen, dass seine Schriften gesammelt und als *Corpus Hippocraticum* bewahrt werden, wenngleich viele davon nicht original von ihm sind, sondern von Schülern oder Nachfolgern stammen. Mit dem nach ihm benannten hippokratischen Eid würdigt man seine Verdienste bis heute. Auch biographisch setzt sich Hippokrates von seinen Vorgängern ab. Er entstammt einer Ärztefamilie und gründet eine eigene Schule für medizinisches Wissen. Er definiert sich als Arzt und gibt in dieser Stellung sein Wissen weiter. Er sieht sich nicht mehr als Naturphilosoph.

Hippokrates justiert die Koordinaten für das Gehirn und das Blut neu. Er unterstützt die Sichtweise, dass das Gehirn der Sitz unserer geistigen Fähigkeiten ist. Es ist das Organ, das den Menschen befähigt, zu denken, zu sehen und zu hören. Nicht minder entspringt ihm unser reichhaltiges Gefühlsleben. Allerdings beschränkt ein Arbeitsverbot Hippokrates in seiner Forschung und limitiert seine Aussagen. In der Antike untersucht man nur die Lebenden. Die Toten mögen in Frieden ruhen. Sie dürfen nicht seziert werden. Das Innere des Körpers bleibt unzugänglich und wird nicht angetastet. Das Nervensystem kann Hippokrates daher nicht kennen. Über was soll das Gehirn dann den Körper ansteuern, wie kann es auf ihn wirken? Er argumentiert mit dem Blut. Obwohl er das Gehirn klar als Organ des Denkens ausweist, trage das Blut mehr als alles andere im Körper zur Intelligenz bei. Es enthält eine Art von Luft oder Hauch, das *pneuma*, das den Körper durchströmt. Dieses *pneuma* hält sich sehr lange im Denken der Menschen, bis in die Neuzeit. Nachfolgende Ärzte entwickeln die *pneuma*-Theorie weiter. Der Begriff wird in andere Sprachen übersetzt und führt letztlich zum deutschen Wort Geist.

Nach Hippokrates trennen sich die Wege von Medizinern und Philosophen mehr und mehr. Während das Gehirn als Denkorgan die Domäne der Medizin und Naturforschung bleibt, verlieren die Philosophen das Interesse daran. Sie halten zwar fest am Zusammenhang von Denken, Wahrnehmen und Seele, aber die Physiologie des Denkens interessiert sie für die nächsten 2000 Jahre kaum.

Platon (428/427 bis 348/347 v. Chr.) folgt Alkmaion und Hippokrates. Er legt sich auf das Gehirn als Denkorgan fest. Allerdings sind ihm Gehirn und Denken nicht so wichtig. Er kümmert sich vorrangig um die Seele. Auf sie richtet er sein Hauptaugenmerk. Denn das vernünftige Denken bildet nur einen von drei Seelenteilen: Es hat seinen Sitz im Kopf, einen weiteren Seelenteil bilden Mut und Willen im Brustkorb und schließlich das Begehren im Unterleib. Platon betrachtet die Seele als immateriell, sie besteht nicht aus einem Stoff. Daher ist sie unabhängig vom Leib, vom Körper, den er nicht sonderlich schätzt. Er bezeichnet ihn sogar als Gefängnis der Seele. Demgegenüber ist die Seele das eigentliche Wesen des Menschen und der Person. Sie bezeichne *das wahre Selbst eines jeden von uns*[7]. Vermutlich ist es dieses Versprechen eines edlen und unverfälschten Kerns, den jeder von uns in sich trägt und der weiterlebt, der diese Vorstellung bis heute so attraktiv erscheinen lässt.

Wie nüchtern, geradezu technisch treten dagegen die Atomisten auf mit ihrem Materialismus. Für Demokrit, Epikur oder Lukrez besteht die Seele aus Atomen und ist Teil des Körpers. Lukrez (erstes Jahrhundert v. Chr.) postuliert in seinem Lehrgedicht *Über die Natur der Dinge*, dass die Seelenatome klein, kugelig und schnell sind. So können sie durch den übrigen Körper flitzen und schnell auf ihn einwirken. Denn nur wenn die Seele aus Materie besteht, kann sie überhaupt den Körper berühren und ihn zu etwas veranlassen. Stirbt der Mensch, dann fliegen die Seelenatome in alle Winde. Ein Weiterleben über den Tod hinaus schließen die Atomisten daher aus.

Platons unsterbliche Seele hat etwas Erhabenes an sich. Sie lässt uns an Erkenntnis teilhaben, indem sie Ideen *schaut*. Die Ideen sind in der platonischen Lehre das Wahre; sie existieren außerhalb unserer direkten Umwelt und verändern sich nicht. Beispielsweise gibt es die ewige Idee des Guten an sich oder der Schönheit an sich. Wenn etwas überhaupt wahr sein soll, so lautet die Bedingung, muss es ewig und unveränderlich sein. Das Ewige ist das Wahre. Da wir Ideen weder mit unseren Augen sehen oder mit den Ohren hören können, müssen wir sie geistig erkennend *schauen*. Glücklicherweise brauchen wir sie nicht zu erlernen, die Seele muss sich ihrer nur besinnen. Das ist möglich, weil die Seele einerseits unsterblich ist, andererseits die Ideen ewig und schon immer vorhanden sind. In einem früheren Leben nimmt die Seele die Ideen in sich auf, wir kommen mit ihnen auf die Welt. Wir haben also schon etwas im Kopf, wir müssen uns nur daran erinnern.

Platon weist der Seele eine weitere essentielle Aufgabe zu. Sie trägt die sittliche Verantwortung. Die Menschen sollten nach Platon um ihre Seele und ihr Seelenheil besorgt sein. Wenn sie Gutes tun, wird auch ihre Seele bewahrt. Da sie vom Körper unabhängig ist, trennt sie sich nach dem Tod vom Leib und lebt weiter. Ist der Mensch böse oder schlecht, gefährdet er seine Seele. Ähnliche Gedanken finden wir im Christentum wieder, sodass Friedrich Nietzsche später lästert, Christentum sei bloß Platonismus für das Volk.

Nicht jeder Philosoph ist davon überzeugt, dass Denken im Gehirn stattfindet. Ausgerechnet Aristoteles (384 bis 322 v. Chr.) ist anderer Ansicht. Immerhin der Philosoph, der den Körper nicht derart abwertet wie Platon, dessen Lehre realistischer und weltbezogener ist. Er erforscht Lebewesen, macht sich als Zoologe einen Namen, beschäftigt sich mit der Sinneswahrnehmung – aber verortet das Denken im Herzen. Das Gehirn diene nur dazu, das Blut zu kühlen. Der Sinneswahrnehmung und der Seele widmet er sich getrennt, in zwei selbstständigen Schriften. Wie bei Homer ist die Seele das Lebensprinzip. Aristoteles sagt, sie ist die Form eines Körpers, der Körper der Stoff. So wie Stahl zunächst nur einen Stoff darstellt, aber noch ohne Funktion ist. Erst durch seine Bearbeitung nach einem genauen Plan erhält das Stück Stahl seine bestimmte Form. Als Messer kann es beispielsweise etwas schneiden. Vergleichbar erfüllt die Seele den Körper mit Leben, gibt ihm seine Form, und ein Lebewesen wird lebendig.

Ob sich die Seele nach dem Tod vom Körper löst und weiterlebt, ist bei Aristoteles nicht klar bestimmt. Das liegt auch daran, dass er drei verschiedene Seelentypen beschreibt. Die einfachste Seele ist die vegetative der Pflanzen. Sie ist für den

Stoffwechsel verantwortlich. In Tieren kommt die nächsthöhere Seele hinzu, die für die Wahrnehmung zuständig ist, für das Gedächtnis und das Begehren. Menschen besitzen darüber hinaus eine dritte Seele, die Vernunftseele für das Denken und Wollen. Diese Vernunftseele ist vielleicht unsterblich, doch äußert sich Aristoteles in dieser Frage nicht klar und deutlich.

Fast die gesamte Antike hindurch gilt ein wichtiges ethisch-religiöses Verbot: Menschliche Leichen dürfen nicht seziert werden. Als Alexander der Große stirbt, zerfällt sein Riesenreich. Seine Nachfolger teilen es untereinander auf. In Ägypten beginnt daraufhin die Dynastie der Ptolemäer. Unter ihrer Herrschaft wird das Verbot für kurze Zeit aufgehoben. Zwei Ärzte im dortigen Alexandria, Herophilos und Erasistratos, nutzen dieses Zeitfenster für einen Blick in den menschlichen Körper. Sie sezieren Verstorbene und machen dabei revolutionäre Fortschritte. Herophilos (etwa 325 bis 255 v. Chr.) entdeckt das Nervensystem. Zum ersten Mal erkennt jemand die direkten Verbindungen vom Gehirn in den Körper hinein. Sie verlassen den Kopf, verästeln sich und enden an den Muskeln. Die geistigen Funktionen, die vorher das Blut besaß, überträgt Herophilos auf die Nerven. Er nennt sie *neura*. Durch die hohlen Nerven strömt das geistige *pneuma*. Es ist lokalisiert in den Hohlräumen des Gehirns (den Ventrikeln). Hier, in den Ventrikeln, soll die Seele sitzen. Eine innovative Idee, die lange Bestand hat. Als in der Renaissance die Bebilderung von medizinischen Lehrbüchern beginnt, zeigen die Tafeln, wie in jedem Ventrikel eine Eigenschaft der Seele ihren Sitz einnimmt. Herophilos pflanzt die Seele in den vierten Ventrikel, nahe am Kleinhirn. Von dort verlassen *neura* für die Bewegung das Gehirn und erstrecken sich in den Körper.

Sein Kollege Erasistratos (etwa 305 bis 250 v. Chr.) arbeitet die *pneuma*-Lehre weiter aus. Durch die Venen sieht er das Blut strömen, es versorgt den Körper mit Nährstoffen. Die Arterien enthalten Lebenspneuma, das aus der Luft eingeatmet werde. Ein Teil des Lebenspneumas gelangt ins Gehirn und wird zum psychischen *pneuma*. Die Nerven leiten das psychische *pneuma* weiter. Aufbewahrt in den Ventrikeln, fließt es von dort durch die Nerven zu den Muskeln und führt die Wünsche der Seele aus.

Nachdem sich das Zeitfenster schließt und das alte Verbot der Autopsie wieder gilt, dauert es etwa 400 Jahre, bis der letzte große Arzt der Antike, Galen von Pergamon (129 bis 200), die Forschung am Nervensystem vorantreibt. Da ihm die Autopsie von Leichen wieder untersagt ist, muss er Alternativen finden. Er wird der erste Sportmediziner: der Arzt, der zuständig ist für die Gladiatoren in der Arena von

Pergamon. Stolz behauptet Galen von sich, dass kein Gladiator, den er behandelt hat, jemals an den Verletzungen gestorben sei. Später wird er Militärarzt und findet in den verletzten römischen Soldaten genug Anschauungsmaterial. Wie heutigen Chefärzten mangelt es Galen keineswegs an gesundem Selbstbewusstsein. Hippokrates ist der einzige, den er noch akzeptiert. Dieser habe den Weg der Medizin abgesteckt, aber er, Galen, habe ihn erst möglich gemacht.

Methodisch revolutioniert Galen die Naturforschung damit, dass er als Erster Experimente plant. Während seit der Neuzeit das Experiment unerlässlich ist, um der Natur ihre Geheimnisse zu entlocken, nutzen die antiken Naturforscher dieses Werkzeug nur in Ausnahmen. Sie erschließen sich ihr Wissen aus Beobachtung und Spekulation. Galen ist der Erste, der systematisch Tierexperimente durchführt. Berühmt ist der Fall, wie er ein lebendes Schwein seziert. Er durchtrennt an der vor Schmerzen schreienden Kreatur die Stimmnerven – plötzlich verstummt das Tier. Es lebt, gibt jedoch keinen Laut von sich. Angeblich wiederholt Galen den Eingriff vor großem Publikum. Um den dramatischen Effekt zu steigern, soll er die Nerven abschließend wieder verbinden, und das Schwein schreit von Neuem. Galens Gedankengang: Da die Stimme ein Werkzeug der Seele ist und da die Nerven vom Gehirn zum Stimmapparat führen, muss das Gehirn das Seelenorgan darstellen. Es ist folglich für Vernunft und Intelligenz zuständig. Seine Beobachtungen an Gehirnverletzungen bestätigen ihn: Wahrnehmung, Empfinden, Denken – sind alles Aufgaben des Gehirns.

Galen unterscheidet zwei Arten von Nerven: diejenigen, die Empfindungen aufnehmen und zum Gehirn führen, von den Nerven in umgekehrter Richtung, die vom Gehirn zu den Muskeln gehen. Wie die Nerven beschaffen seien, beeinflusse die Persönlichkeit. Ein mutiger, furchtloser Mensch hat demnach besonders harte Nerven. In Anlehnung an Galen sagen wir heute: Er besitzt Nerven aus Stahl.

Für seine Experimente am Gehirn dienen Galen besonders Ziegen als Versuchstiere. Er erkennt, dass sich sein Vorgänger Erasistratos geirrt hat. Dieser behauptete, in den Arterien bewege sich das Lebenspneuma. Tatsächlich findet Galen, dass nur Blut durch sie hindurchströmt. Im Tierexperiment schneidet er mit einem Messer die Ventrikel auf, wo angeblich die Seele sitzt. Galen denkt sich: Wenn er mit einem Messer die Ventrikel öffnet, dann sollte der Seelenhauch entweichen und der Tod eintreten. Tatsächlich überleben die Tiere aber den Eingriff und erholen sich erstaunlich schnell. Selbst ein Mensch, den Galen mit einer vergleichbaren Verletzung behandelt, erholt sich und behält seine Seele. Damit scheidet das psychische *pneuma* als Substanz der Seele aus. Denn dass die Seele irgendwie im Gehirn sitzt, zeigen ja seine umfangreichen Arbeiten. Galen schließt daraus, dass das psychische *pneuma* nur ein Hilfsmittel der Seele sei oder ihr Werkzeug. Aber wie die Seele beschaffen sei, das weiß selbst der große Galen nicht. Nichtsdestotrotz glaubt er daran, dass die Seele nach dem körperlichen Tod weiter existiert. Schließlich hofft er, nach seinem eigenen Tod im Himmel die Seele von Hippokrates zu treffen. Oder wohin auch immer die Seelen der zwei größten Ärzte aufsteigen.

Mit Galens Tod zerbricht eine Einheit. Das Gehirn als Denkorgan und die Seele als sein stiller Bewohner gehören nicht mehr zwingend zusammen, werden nicht mehr gemeinsam untersucht. Das Gehirn als Grundlage für den Geist, für Denken und Empfinden gerät ins Hintertreffen. Für mehr als 1000 Jahre bleibt die Hirnforschung (zumindest in der westlichen Welt) stehen. Galen gilt mit seinen Leistungen bis zur Renaissance als unantastbare Autorität. Die ersten Mediziner der Neuzeit sind geradezu erschrocken, als sie einsehen, dass selbst Galen sich geirrt hat. Weitergedacht wird der Geist nunmehr von den Philosophen: Was er erkennt und vor allem, wie er sich selbst erkennt.

Der nächste innovative Denker, derjenige, der den Geist neu bestimmt, will das gar nicht sein. Der Nur-Philosoph Plotin (ohne Naturforschung oder Medizin) steht in der Tradition Platons. Er verfolgt nicht die Absicht, etwas eigenständig Neues zu denken. Plotin will den großen Platon, sein Vorbild, auslegen, deuten. Platon zu verbessern oder zu korrigieren, liegt ihm fern. Dennoch, es gelingt ihm etwas Neues, indem er vor allem den Geist als Vernunft zusammenfügt mit der platonischen Seele und den Ideen. Er konstruiert ein Theoriegebäude, das ungewöhnliche Ausblicke gewährt – oder vielmehr Einblicke, weil er nach innen schaut.

Plotin wird im Jahr 204 oder 205 geboren. Über sein eigenes Leben schweigt er sich aus. Äußerlichkeiten, die soziale Herkunft, alles, was mit dem Leiblichen zu tun hat, ist ihm nicht wichtig. Mit der Geringschätzung des Körpers bewegt er sich in der Tradition Platons. Mit 28 Jahren geht Plotin nach Alexandria, um dort zu studieren. Als er rund 40 Jahre alt ist, nimmt er als Begleiter des Kaisers Gordian III. an dessen Kriegszug gegen die Perser teil. Allerdings will er nicht kämpfen. Die Teilnahme an dem Krieg gestattet ihm eine Art Bildungsreise. Sie verschafft Plotin die Möglichkeit, die Philosophie der Perser und Inder kennenzulernen. Nachdem Gordian ermordet wird, muss Plotin flüchten und gelangt über Umwege nach Rom. Hier gründet er eine Philosophenschule, lebt zum Teil mit seinen erwachsenen Schülern zusammen und gehört zur römischen Oberschicht. Als er erkrankt, zieht er sich auf sein Landgut in Kampanien zurück und stirbt dort 270.

Wenn Plotin das Denken auslotet, formt er als Erster die Selbsterkenntnis aus. Das geschieht nicht aus Interesse an Selbsterkenntnis. Sie fällt quasi als Nebenprodukt ab, entstanden aus etwas Höherem, Größerem. Das Denken der Antike hat oft etwas, das heutzutage feierlich wirkt. Es wird nach etwas Göttlichem gesucht, dem Einzigartigen oder dem Einen, das über dem Menschen steht – Plotins Lehre charakterisiert man als die Bestimmung des Einen. Er vereinigt die niedere Materie mit den höheren Seinsformen: der Seele, dem Geist und dem göttlichen Einen. Von unten nach oben beschreibt er den Aufbau der Welt: vom Körperlichen über die Seele und den Geist hinauf zum Höchsten, zum Einen oder Göttlichen. Der Mensch sollte die Stufen vom Körper zum Einen schauend durchlaufen, um in mystisch-denkender Vereinigung mit dem Höchsten Glückseligkeit zu erlangen. In erster Linie geht es Plotin somit nicht um das Denken an sich, sondern um glückliche Vereinigung mit dem Göttlichen.

Die Seele ist immateriell, ungeteilt und überall im Körper. Deswegen kann sie mit ihm korrespondieren. Sie nimmt durch ihn die Außenwelt wahr. Wenn Impulse auf den Körper treffen, nimmt die Seele die Eindrücke auf und verarbeitet sie. Ihr *Verstandesvermögen*[8] überprüft die *aus der Wahrnehmung stammenden Bilder, indem es sie zusammenfügt und scheidet*[9]. Sie fügt Neues und Altes zusammen, verbindet Bewusstsein mit Erinnerung. Mit einer Analogie verdeutlicht Plotin das Verhältnis: Wenn der Körper das Werkzeug ist, so ist die Seele sein Werkmeister.

Über der Seele steht der Geist im Sinne der Vernunft. Es gibt den Geist einzelner Wesen, aber vor allem den Weltgeist. Der Geist löst sich von der Außenwelt. Er denkt Gedanken von sich selbst, nicht die Bilder der Außenwelt. Er ist zur reinen Selbstreflexion fähig und somit zur höchsten Form des Denkens. Denken ist in diesem Sinne kein Nachdenken, wie wir es heute auffassen, kein logisch-analytisches Problemlösen. Es ist ein Selberdenken und Schauen. Hierzu greift Plotin möglicherweise Einflüsse aus dem Osten auf. Er empfiehlt das, was wir heute als Reflexion oder vielleicht sogar als Mediation bezeichnen würden: *Kehre ein zu Dir selbst und sieh Dich an*[10]. Diese Blickrichtung ist neu. Sie ist nicht objektiv auf die äußere Welt gerichtet. Plotin lenkt den Blick des Geistes ins Innere, ins Selbst. Eine Philosophie am Menschen, die sich zur Selbsterkenntnis des Menschen öffnet. Die Subjektivität als Grundlage und Ziel des Erkennens schält sich heraus.

Mit Plotin neigt sich das heidnische Denken der Antike allmählich seinem Ende zu. Abgelöst wird es vom christlichen Glauben. An der Biologie des Menschen, am zentralen Denkorgan hat der Glaube kein Interesse. Was jetzt zählt, ist der immaterielle Geist. Es dauert sehr lange, bis das Gehirn wieder erforscht wird und noch länger, bis Alkmaion und seine Erstbeschreibung wieder angemessen gewürdigt werden.

Anmerkungen

1 Homer, Ilias, Berlin: Akademie Verlag (16. Auflage 2013), S. 761.

2 Geoffrey S. Kirk/John E. Raven/Malcolm Schofield, Die Vorsokratischen Philosophen. Einführung, Texte und Kommentare, Stuttgart/Weimar: Metzler (2001), S. 488.

3 ebd.

4 ebd.

5 Diogenes Laertios, Leben und Lehre der Philosophen, Stuttgart: Reclam (2. Auflage 2010), S. 397.

6 Hippokrates, Über Luft-, Wasser, und Ortsverhältnisse, in: Antike Heilkunst. Ausgewählte Texte aus den medizinischen Schriften der Griechen und Römer (hrsg. von Jutta Kollesch und Diethard Nickel), Stuttgart: Reclam (1994), S. 123f.

7 Platon, Gesetze, in: Werke, Bd. 8/2 (hrsg. von Gunter Eigler), Darmstadt: WBG (6. Auflage 2011), S. 477 (959 b3).

8 Plotin, Seele – Geist – Eines. Enneade IV8, V4, V1, V6 und V3, Hamburg: Felix Meiner (1990), S. 77.

9 ebd.

10 Plotin, Seele – Geist – Eines. Enneade IV8, V4, V1, V6 und V3, Hamburg: Felix Meiner (1990), S. XI, Fußnote.

III Geist ohne Gehirn

Aurelius Augustinus (354 bis 430)

Der Untergang des Römischen Reichs markiert einen tiefen Einschnitt in der Geschichte. Nicht nur zerfällt ein riesiges Reich, die antike Welt überhaupt hört auf zu existieren. Das antike Menschenbild löst sich auf, das Denken schlägt eine andere Richtung ein. Es wird von nun an angeleitet vom Christentum. Zu seinen wichtigsten Gestalten und Wegbereitern entwickelt sich Aurelius Augustinus. Der Bischof und Kirchenlehrer lebt für seinen Gott, ihm will er sich hingeben. Er betrachtet den Menschen nicht als Teil eines vernünftig eingerichteten Kosmos, mit dem der Mensch in Einheit lebt. Er stellt ihn in Abhängigkeit von seinem Schöpfergott. Was wir erkennen, was wir denken oder erinnern – das ist kein Thema mehr für sich allein, einfach weil es interessant ist. Das war eine Angelegenheit der antiken Philosophen, heidnisches Gedankengut. Jetzt prägt das Christentum die Sinnsuche. Für Augustinus dreht sich alles darum, Gott zu erkennen, zu lieben und zu preisen.

Am Übergang von der Antike zum Mittelalter schwirren die Stimmen durcheinander, die sagen, womit wir denken: Für die einen ist es die Luft, für andere das Herz, für Ärzte das Gehirn. Aurelius Augustinus mag diese Vielfalt nicht. Seine Worte beschreiben ein Durcheinander: *Ob nämlich die Kraft zu leben, sich zu erinnern, einzusehen, zu wollen, zu denken, zu wissen, zu urteilen, der Luft zukomme oder dem Feuer oder dem Gehirn oder dem Blute oder den Atomen (…), oder ob das Gefüge oder das geordnete Maß unseres Fleisches diese Vorgänge zu bewirken vermögen, darüber zweifelten die Menschen: der eine versuchte dies, der andere jenes zu behaupten.*[1] Die Passage stammt aus Augustinus' Buch *De trinitate* (*Über die Dreieinigkeit*). In *De trinitate* denkt er über die Dreifaltigkeit Gottes nach, Gott-Vater, Sohn und Heiliger Geist. Er forscht darin nach dem Geist des Menschen, den er als Bild Gottes ansieht. Er will das Denken und den Geist verstehen. Aber losgelöst vom Gehirn, das Denkorgan spielt keine Rolle für ihn.

Augustinus interessiert sich nicht für Wissenschaft. Von Naturforschung hält er nichts. Er schaut nicht ins Buch der Natur. Sein Denken kreist nicht um die Welt, die uns umgibt. Er liest in der Bibel, ist inspiriert von ihren Begriffen. Sie bestimmt, wie er den Menschen betrachtet. Seine Gedanken markieren den Abschluss der Spätantike und den Eintritt ins Mittelalter. Er wird zu einer der großen Autoritäten der lateinischen Kirche. Bis etwa zum 12./13. Jahrhundert übt er enormen Einfluss aus. Sein Denken erscheint heutzutage dogmatisch, ohne wissenschaftliche Basis. Mit seinen theologischen Aussagen zur Erbsünde oder zur Verfolgung Andersdenkender macht er sich nicht nur Freunde. In der Neuzeit schimpft Johann Gottfried Herder ihn einen *kirchlichen Despoten*[2], Friedrich Nietzsche unterstellt ihm *psychologische Falschheit*[3]. Dennoch, wie kaum ein Denker vor ihm beschäftigt sich Augustinus mit dem Geist des Menschen.

Aurelius Augustinus wird 354 im nordafrikanischen Thagaste (Souq Ahras im heutigen Algerien) geboren. Es ist eine turbulente Zeit. Das Römische Reich bricht von innen auseinander. Von außen wird es von fremden Völkern überrannt. Gegen Ende des Jahrhunderts wird das Reich in zwei Machtbereiche geteilt. Der weströmische Kaiser residiert in Mailand (später in Ravenna), der oströmische in Konstantinopel. Als die Westgoten 410 Rom erst belagern, schließlich erobern und plündern, erfasst eine Schockwelle die antike Welt. Mit dem Zerfall der äußeren Ordnung verlieren die Menschen auch die Zuversicht in eine vernünftig eingerichtete Welt.

Das Christentum bietet eine neue Orientierung. Seine weltabgewandte Sicht beschleunigt die Entwicklung. Im vierten Jahrhundert wandelt es sich von der verfolgten Religion zu einer geduldeten. 313 gewährt Kaiser Konstantin der Große den Christen Religionsfreiheit. In den darauf folgenden Jahren wird das Christentum privilegiert und 380 sogar zur Staatsreligion erhoben. Dennoch muss sich die Religion noch finden, es ist eine Lehre im Werden, die ihre Inhalte und Glaubenssätze nach und nach festschreibt.

Augustinus' Vater lebt noch bodenständig, erdverbunden. Während seine Mutter schon ganz vom christlichen Glauben beseelt wird. Als der Vater sieht, dass sein Sohn zum Manne gereift ist, freut er sich über die erwachende Sexualität. Er teilt die Nachricht seiner Frau mit. Doch diese ist in ihrer Frömmigkeit entsetzt über so viel Sinnenfreude. So viel Hormonwirkung auf einmal sind ihr zu viel. Der mütterliche Einfluss zeigt sich später. Der Sohn entwickelt ein geradezu feindliches Verhältnis zur Körperlichkeit. Zeit seines Lebens sind der Körper und die Sinne für ihn etwas Niederes; der Geist steht weit über ihnen. Am liebsten wäre es ihm, wenn man Kinder ohne Sex zeugen könnte.

Der 17-Jährige kümmert sich indes wenig darum. Der Teenager zeugt mit einer Geliebten einen Sohn, Adeodatus. In seinen *Confessiones* (*Bekenntnisse*) verurteilt er sich selber immer wieder dafür, dass er in seiner Jugend ein sexuell ausschweifendes Leben geführt habe. Zumindest seiner Sicht nach. Tatsächlich war es für einen jungen Mann damals wohl bloß durchschnittlich. Ob aus dieser Selbstanklage ein Wunsch spricht, soll hier nicht erörtert werden. Psychologen sind schon hinlänglich fasziniert von Augustinus' Fixierung auf die Mutter und seiner Sex-Feindlichkeit. In jedem Fall ist es für die Antike nicht üblich, das Thema so intensiv zu behandeln, wie Augustinus es betont.

Dass er den Körper ab- und den Geist so aufwertet, hat seine Wurzel in der Philosophie Platons und Plotins. Nach seinem Rhetorikstudium, dem erwachenden Interesse für die Philosophie und erster Lehrtätigkeit als Rhetoriker geht Augustinus 384 nach Mailand. Er beginnt, die Lehre von Platon und Plotin aufzunehmen. Inhaltlich ist es vom Platonismus nicht mehr weit zum Christentum. Zwei Jahre später erlebt Augustinus einen Moment der Bekehrung. Rhetorisch versiert und dramatisch aufgeputzt berichtet er in seinen *Confessiones* darüber: Während er eine Sinnkrise durchleidet, hält er sich eines Tages in einem Garten auf. Plötzlich hört er eine Kinderstimme. Sie fordert ihn auf: Nimm und lies! Wahllos schlägt Augustinus seine Bibel auf. Er beginnt in den Paulusbriefen zu lesen – und seine Zweifel weichen einer neuen Gewissheit. Er ändert seinen Lebensstil, seine Geliebte hat er (vermutlich) schon früher nach Afrika zurückgeschickt. Der Sohn Adeodatus bleibt bei ihm. In Mailand lassen sich Vater und Sohn vom Bischof taufen und kehren 387/388 zurück nach Karthago, von dort nach Thagaste. Im Jahr 391 wird Augustinus zum Priester geweiht und wenige Jahre später zum Bischof der Küstenstadt Hippo Regius. Hier stirbt er 430, als die Vandalen die Stadt belagern.

Während der Zeit in Thagaste stirbt Adeodatus. In dem Dialog *De magistro* (*Über den Lehrer*) setzt Augustinus dessen Intellekt ein literarisches Denkmal. Augustinus kehrt in der Schrift zurück zu seinem alten Metier, der Sprache. *De magistro* ist eine Erinnerung an sein Wirken als Rhetoriklehrer und gleichzeitig eine Abkehr von der Sprache. Augustinus diskutiert in dem Buch mit Adeodatus, welche Bedeutung die Sprache überhaupt hat für unser Erkennen und Wissen. Seine Fragen sind jedoch eingeschränkt, sodass er eine Richtung vorgibt. Wenn er Wissen sucht, meint er nicht praktisches Wissen (wie man etwas macht, wie man beispielsweise lernt zu schwimmen), sondern nur theoretisches Wissen (dass etwas so und so ist, dass Sonne die leuchtend gelb-goldene Scheibe am Himmel ist). Sein Buch verfolgt eine Absicht.

Was, meinst du, wollen wir bewirken, wenn wir sprechen?[4], fragt Augustinus seinen Sohn und Schüler im ersten Satz. *Entweder belehren oder lernen*[5], antwortet dieser. Doch im weiteren Verlauf des Gesprächs schält sich heraus, dass die Sprache dafür nicht geeignet sei. Wörter sind für Augustinus Zeichen, aber es sind Zeichen ohne Gehalt. Er trennt die Bedeutung von den Wörtern ab. Sie weisen nicht auf den Gehalt der Sache hin, sie vermitteln keine Bedeutung. Sie sind nur Klang. Wie Gehörlose oder Pantomimen täglich beweisen, verständigen sich Menschen auch ohne sie. Zu Adeodatus gewandt: *Wovon ich dich, sofern ich es vermag, jedoch vor allem überzeugen möchte, ist dies, daß wir durch diejenigen Zeichen, die ‚Wörter' heißen, nichts lernen*[6]. Wir lernen Sachen oder Dinge nicht, indem wir Wörter lernen. Es ist umgekehrt. Erst sehen und lernen wir die Dinge, dann das Wort dafür. Wörter sind Motivatoren, die uns anregen oder lenken. So umreißt Augustinus ihre Funktion: *Sie fordern uns lediglich dazu auf, die Sachen zu suchen, bewirken jedoch nicht, daß wir sie kennen*[7]. Anders als bei Platon ist bei Augustinus Erkenntnis nicht an die Sprache gekoppelt.

Aus seiner Antwort spricht der bekehrte, eifrige Christ: Wir erkennen alles durch den göttlichen Christus. Er ist die Weisheit und Wahrheit und leitet unseren Geist. Augustinus greift zu einer Analogie: So wie wir Licht benötigen, um Farben zu sehen, benötigen wir die göttliche Wahrheit, das göttliche Licht, damit der Geist etwas erkennt. Mit den Sinnen nehmen wir wahr, aber mit dem Geist erkennen wir. *Über alles aber, was wir erkennen, befragen wir nicht einen Sprechenden, der draußen seine Stimme ertönen läßt, sondern die innerlich über den Geist selbst waltende Wahrheit (…)*[8]. Wenn ich mit jemandem rede, dann sind es nicht meine Worte, durch die mein Gegenüber etwas lernt. Belehrt wird er *durch die Sachen als solche, die ihm offenkundig sind, weil Gott sie ihm innerlich eröffnet (…)*[9].

Nun hat jede Medaille zwei Seiten. Dass Augustinus Wissen und Erkenntnis an Gott und den Glauben schmiedet, ist die Kopfseite. Dazu gehört die Missachtung der Sinne. Augustinus leugnet nicht nur die durch Sinne vermittelte Erkenntnis, er verurteilt das Wissen als Selbstzweck. In den *Confessiones* verdammt er das Wissen, das von Neugier getrieben wird. Er sieht darin eine Sünde und vergleicht diese Versuchung mit Sex: *Sie (die Versuchung) genießt nicht das Fleisch, sondern giert aus innerer Leere danach, mit dem Fleisch immer neue Erfahrungen zu machen, und bemäntelt sie mit den Namen ‚Erkenntnis' und ‚Wissenschaft'*[10]. Weit über seinen Tod hinaus gerät die Naturforschung in Misskredit. Im Grunde löst sie sich erst wieder in der Renaissance aus diesem Bannstrahl.

Auf der anderen Seite der Medaille steht die Reflexion, das Nachdenken. Die Hinwendung zur Innerlichkeit, die Augustinus in nicht gekannter Weise vollzieht. Denn wenn er von der inneren Wahrheit spricht, von der menschlichen Seele und unserem Geist, muss er danach suchen. Das erste große Dokument dafür sind seine *Confessiones*, an denen er von 397 bis 401 arbeitet. Oft werden die 13 Bücher als großartige Autobiographie eingeordnet. Das sind sie auch. Offen und freimütig breitet Augustinus sein Leben vor dem Leser aus. Er bekennt sich vor ihm, damit dieser aus seinem Leben etwas lernen kann. Doch ab dem zehnten Buch interessiert ihn der Leser nicht mehr, jetzt breitet er seine Gedanken vor Gott aus, bekennt sich zu diesem.

Erkennen werde ich dich, der du mich erkennst[11], lautet der Eingangssatz im zehnten Buch. Wie schon in *De magistro* bindet er sich an Gott, um den menschlichen Geist auszuforschen. Augustinus füllt mit Inhalt und Leben, was Plotin nur als philosophisches Problem durchdacht hat: Selbsterkenntnis. Es reicht nicht mehr die abstrakte Möglichkeit, sich zu erkennen. Es zählt, wie er sich erkennt und was er dabei sieht. Damit Augustinus versteht, wie der Mensch im Glauben Gott erkennen kann, muss er seine geistigen Eigenschaften ausloten. Auf seiner Suche zu Gott hin durchläuft Augustinus das alte Stufenschema von Plotin. Er befragt als erstes die Körper, ob sie Gott sind, dann die Sinneswahrnehmungen, ob sie Gott sind und dann die Seele. Jedes Mal muss er erst verneinen, dann weiterforschen und darüber hinausgehen. *Dabei betrete ich die Felder und weiten Paläste meines Gedächtnisses. Dort lagern die Schätze unzähliger Bilder, die meine Sinne von sinnlichen Dingen zusammengetragen haben. Dort ist auch alles aufbewahrt, was wir denken, indem wir Wahrgenommenes vergrößern, verkleinern oder irgendwie verändern*[12].

Die Kraft des Gedächtnisses ist *ein weiter, ein unendlicher Innenraum*[13] und, fährt Augustinus fort, *eine Kraft meines Geistes. Sie gehört zu meinem Wesen, aber ich selbst fasse nicht das Ganze, das ich bin*[14]. Er verwendet im lateinischen Text *memoria*. Wie im Englischen steht es nicht nur für Gedächtnis, sondern ebenso für Erinnerung. Immer wieder schreibt Augustinus, dass sein Ich sich erinnern will, dass sein Ich auf das Gedächtnis zurückgreift. Eigenartig wirkt dabei, dass er Ich und Gedächtnis voneinander trennt. Ich und Gedächtnis stellt er gegenüber. Die Einsicht, dass die Erinnerungen das Ich und die Identität überhaupt ausmachen, spricht er nicht aus. Gleichwohl reduziert auch Augustinus das Gedächtnis nicht auf einen Dachboden, eine Rumpelkammer mit Spinnweben, wo wir alte Sachen ablegen. Im Gedächtnis *begegne ich auch mir selbst und erinnere mich, was ich wann und wo getan habe und wie ich dabei gestimmt war*[15]. Das Gedächtnis bewahrt nicht nur Fakten auf, sondern auch die Erinnerung, wie man sie erlernt hat und ebenso Stimmungen wie Freude und Trauer.

Sich das Gedächtnis als Palast oder Speicher vorzustellen, ist eine der beliebtesten Metaphern in der Hirnforschung. Augustinus spricht von Räumen, Höhlengängen und Winkeln, aus denen er Erinnerungen abrufen kann. Er hat zwar Recht, dass dort alles an seinem Platze aufbewahrt wird, die Gerüche der Nase woanders als die Töne aus den Ohren. Doch verführt die Metapher bis in die Gegenwart Wissenschaftler zu der Annahme, sie könnten irgendwo die Persönlichkeit antreffen oder das Bewusstsein, das es sich in einer Ecke bequem gemacht hat.

Wie gelangt überhaupt etwas ins Gedächtnis? *Ich weiß nicht, wie*[16], gibt Augustinus offen zu. Aber er schlägt eine Lösung vor und formuliert eine Definition, was Denken ist. Als Augustinus Dinge erlernte, *da verließ ich mich nicht auf den Geist eines anderen, sondern ich fand sie in mir selbst vor*[17]. Er geht davon aus, dass die Dinge schon im Kopf sind, aber nicht be- oder gewusst. *Sie waren also schon in mir, bevor ich sie erlernte (...)*[18]. Sie schlummerten im Gedächtnis, mussten jedoch noch aktiviert werden. Die Inhalte *müssen doch schon in meinem Gedächtnis gewesen sein, aber so entfernt und verborgen wie in versteckten Gewölben. Es musste mich jemand auffordern, sie auszugraben, sonst hätte ich sie wohl nicht denken können*[19]. Augustinus Lehre wirkt wie Platons Lehre vom Wiedererinnern der Ideen in einem christlichen Rahmen. Wenn wir etwas Geistiges erkennen, besteht das darin, *dass wir denkend verbinden und aufmerksam sammeln, was das Gedächtnis zerstreut und ungeordnet enthielt*[20]. Alles ist also schon von Geburt an in uns vorhanden, schlummert verborgen, muss aber wieder aktiviert und bewusst gemacht werden.

Das elfte Buch stellt selbst heute noch eine psychologische Wundertüte dar: Augustinus entdeckt das subjektive Zeitbewusstsein. Er verknüpft dazu das Gedächtnis mit der Zeit. Zunächst steht er vor einem Problem: Wenn Gott ewig und unendlich ist, bekommt er dann überhaupt mit, was in unserer Zeit geschieht? Allerdings gesteht Augustinus, dass er gar nicht sagen kann, was Zeit ist. Denn die Vergangenheit ist weg – sie existiert nicht mehr. Die Zukunft ist noch nicht da, sie existiert noch nicht. Wie kann die Gegenwart aber eingerahmt werden von etwas, das gar nicht existiert? Seine Antwort: Es gibt zwar nicht mehr die Vergangenheit, aber die Gegenwart des Vergangenen, nämlich das Erinnern. Die

Gegenwart des Gegenwärtigen ist das Anschauen, die Gegenwart des Zukünftigen das Erwarten. Zeit spielt sich förmlich im Geiste ab und nur dort, ist *eine Art Ausdehnung*[21] des Geistes, sie ist gebunden an die Wahrnehmung und existiert in unserer Psyche. Wenn wir Zeit messen, messen wir sie im Geiste zwischen Erinnern und Anschauen oder zwischen Erwarten und Anschauen. Einmal mehr verlässt Augustinus die antiken Denkwege. Bisher gehörten die Zeit und die Bewegung der Himmelskörper zusammen. Falls die Planeten stehenbleiben, sollte das das Ende der Zeit sein. Doch Augustinus wendet seinen Blick ins Innere des Menschen und sieht, Zeit an sich ist für den Menschen ohne Dauer oder Sein – eine geradezu revolutionäre Einsicht, die erst die modernen Psychologen wieder zu würdigen wissen.

Die *memoria* umfasst Gedächtnis und Erinnerung. Sie ist ein wesentliches Vermögen des menschlichen Geistes. Hinzu treten zwei weitere Eigenschaften: Die erkennende Einsicht (*intelligentia*) und der Wille (*voluntas*). Dieser Dreiklang des menschlichen Geistes ist das Bild Gottes, wonach Augustinus gesucht hat. So wie Gott dreifaltig ist, Vater, Sohn und Heiliger Geist, so bildet die Dreieinigkeit des menschlichen Geistes aus Erinnern, Einsehen und Wollen das Bild Gottes. Menschlicher Geist und Gott entsprechen einander, korrespondieren. Zu diesem Ergebnis kommt *De trinitate*, das 15-bändige Werk, an dem sein Verfasser 20 Jahre arbeitet. Er ist hier *erfüllt von dem Wunsch, den Leser in den Dingen, die geschaffen sind, einzuüben für die Erkenntnis dessen, von dem sie geschaffen sind (...)*[22]. Augustinus greift das alte Gebot *‚erkenne dich selbst'*[23] auf. Der Geist soll sich selbst erkennen, um seiner Natur und Stellung gemäß zu leben, über den Körpern stehend und unter Gott. Ein weiteres Mal vertieft Augustinus den Riss zwischen seiner Lehre und der Antike, wenn er die Erkenntnis an den Glauben bindet. *Der sichere Glaube ist nämlich irgendwie ein Anfang des Erkennens. Die sichere Erkenntnis wird aber erst nach diesem Leben vollendet, wenn wir schauen von Angesicht zu Angesicht*[24].

Ein Gedanke taucht an verschiedenen Stellen im Werk Augustinus' auf: *Wer möchte jedoch bezweifeln, daß er lebe, sich erinnere, einsehe, wolle, denke, wisse und urteile? Auch wenn man nämlich zweifelt, lebt man (...)*[25]. Augustinus legt dar, dass alle unsere Denkbewegungen ein Subjekt erfordern. Kein Denken ist ohne Denker möglich. Das ist 1200 Jahre später im Kern die Grundlage von René Descartes, um die Wissenschaft abzusichern und sich des eigenen Ichs gewiss zu sein. Eine revolutionäre Sicht – aber nicht für Augustinus, der seinen Geist auf Gott ausrichtet.

Anmerkungen

1 Aurelius Augustinus, De trinitate (Bücher VIII–XI, XIV–XV, Anhang: Buch V), Hamburg: Felix Meiner (2001), S. 117, 119.
2 zitiert nach: Uwe Neumann, Augustinus, Reinbek: Rowohlt (1998), S. 144.
3 zitiert nach: Uwe Neumann, Augustinus, Reinbek: Rowohlt (1998), S. 145.
4 Aurelius Augustinus, De magistro. Über den Lehrer, Stuttgart: Reclam (1998), S. 7.
5 ebd.
6 Aurelius Augustinus, De magistro. Über den Lehrer, Stuttgart: Reclam (1998), S. 97, 99.
7 Aurelius Augustinus, De magistro. Über den Lehrer, Stuttgart: Reclam (1998), S. 99.
8 Aurelius Augustinus, De magistro. Über den Lehrer, Stuttgart: Reclam (1998), S. 103.
9 Aurelius Augustinus, De magistro. Über den Lehrer, Stuttgart: Reclam (1998), S. 107.
10 Aurelius Augsutinus, Confessiones. Bekenntnisse, Stuttgart: Reclam (2009), S. 539.
11 Aurelius Augsutinus, Confessiones. Bekenntnisse, Stuttgart: Reclam (2009), S. 461.
12 Aurelius Augsutinus, Confessiones. Bekenntnisse, Stuttgart: Reclam (2009), S. 475, 477.
13 Aurelius Augsutinus, Confessiones. Bekenntnisse, Stuttgart: Reclam (2009), S. 481.
14 ebd.
15 Aurelius Augsutinus, Confessiones. Bekenntnisse, Stuttgart: Reclam (2009), S. 479.
16 Aurelius Augsutinus, Confessiones. Bekenntnisse, Stuttgart: Reclam (2009), S. 485.
17 ebd.
18 ebd.
19 ebd.
20 ebd.
21 Aurelius Augsutinus, Confessiones. Bekenntnisse, Stuttgart: Reclam (2009), S. 611.
22 Aurelius Augustinus, De trinitate (Bücher VIII–XI, XIV–XV, Anhang: Buch V), Hamburg: Felix Meiner (2001), S. 249.
23 Aurelius Augustinus, De trinitate (Bücher VIII–XI, XIV–XV, Anhang: Buch V), Hamburg: Felix Meiner (2001), S. 115.
24 Aurelius Augustinus, De trinitate (Bücher VIII–XI, XIV–XV, Anhang: Buch V), Hamburg: Felix Meiner (2001), S. 47, 49.
25 Aurelius Augustinus, De trinitate (Bücher VIII–XI, XIV–XV, Anhang: Buch V), Hamburg: Felix Meiner (2001), S. 119.

IV Das Ich besitzt angeborene Gedanken

René Descartes (1596 bis 1650) begründet die Trennung von Körper und Geist in der Neuzeit

Geflügelte Worte haben den Reiz, dass sie kluge Gedanken schön und elegant verpacken. Charmant kommen sie angesegelt und werden wie alte Bekannte begrüßt. Sie sind ein wenig wie Ohrwürmer ohne Musik. Im Idealfall eingängig, kurz und knackig. Doch wie viele Philosophen können ihren Worten Flügel verleihen? Es mögen kluge Gedanken sein, die sie verbreiten. Doch der Versuch der eleganten Formulierung scheitert allzu oft. Das zarte Band der Sprache gleicht gelegentlich mehr einem groben Strick, mit dem sie ihre Leser erwürgen. Und das charmante Segeln? Da herrscht Flaute. Dennoch gibt es sie, die Klassiker der Philosophensprüche. Jeder kennt sie. Sie sind einfach gut, so gut, dass sie verballhornt werden: ‚Ich denke, also bin ich hier falsch' kann ebenso wenig sein Vorbild verleugnen wie ‚Ich denke, also spinn ich'. Zitieren wir zum Schluss das Original aus dem Latein-Unterricht: *Cogito ergo sum*. Eingängig, kurz, knackig – und eine ganze Welt an Gedanken liegt darin verborgen.

Wofür stehen diese wenigen Wörter? Befürchtet da jemand, er wäre tot? Oder verrückt? Geht es um Identität? Vielleicht um die unsichere Existenz des Individuums in einer schnelllebigen Zeit? Es geht um Wissenschaft. Um die Suche nach einer sicheren Grundlage dafür vor fast 400 Jahren. Auch darum, sich nicht alles vorsagen oder vorbeten zu lassen von den alten Autoritäten. Wenn René Descartes, der kluge Kopf, von dem die Rede sein wird, seine Überlegungen entwickelt, beantwortet er auch die Frage, ob Gedanken erst in den Kopf kommen oder schon immer vorhanden sind.

Was Descartes zu den Themen sagt, wirkt in unseren aufgeklärten Ohren erst einmal seltsam verschroben. Aber das Zeitalter der Aufklärung beginnt ja erst nach seinem Tod im Jahr 1650. Descartes steht noch am Anfang der Neuzeit. Viele Menschen sagen, er begründet die neuzeitliche Philosophie. So findet man in seinem Denken revolutionäre Ansätze, wie sie das *Cogito* zeigt, welches das Ich so stark betont. Andererseits hat sich Descartes nicht völlig von der alten Zeit gelöst. Gewissermaßen häutet sich die Philosophie in dieser Zeit und befreit sich von ihrem mittelalterlichen Korsett. Wichtige Fast-Zeitgenossen sind Galileo Galilei (1564 bis 1642) und der nicht ganz so bekannte Francis Bacon (1561 bis 1626). Wobei wir gerade Bacon ein weiteres geflügeltes Wort zu verdanken haben: Wissen ist Macht.

Bacon und Descartes begründen und fördern einen anderen, neuen Begriff von Wissen und Wissenschaft. Anders als die Antike und das Mittelalter ihn kannten. Der Gedanke der naturwissenschaftlichen Forschung etabliert sich. Das Wissen gilt nicht mehr als vollständig, es gibt ständig Neuentdeckungen. Bacon möchte den Menschen befreien von seinen Vorurteilen und Trugbildern, die dem Erkennen im Wege stehen, die aber begründet sind durch seine Natur, durch die Zeit, in der er lebt, oder durch individuelle Eigenarten. Insbesondere Bacon treibt den Gedanken der Forschung voran und entwickelt die Methode, welche die Naturwissenschaften seitdem prägt: Erkenntnisse beruhen auf Experimenten und Beobachtungen. Durch systematische Experimente sammelt der Mensch Daten. Diese bilden die Grundlage, aus denen er das Allgemeine herausliest und Grundsätze formuliert.

Auch Descartes sieht, wie wichtig die Methode ist. Denn nur die richtige Methode stellt sicher, dass wir zu sicherem Wissen gelangen. Sein Weg ist jedoch ein anderer, nicht zuletzt ist Descartes auch Mathematiker. Auf ihn geht das Darstellungssystem mit x- und y-Achse zurück, in das heutige Wissenschaftler jeden Tag ihre Kurven zeichnen. Die Bezeichnung cartesisches Koordinatensystem kommt daher. Nun schlägt Descartes' Herz für die Geometrie, und hier ist eine andere Methode erfolgreich. Nicht das Experiment, sondern Analyse und Synthese. Wer ein geometrisches Problem lösen möchte, sollte dieses zunächst analysieren. Das heißt zergliedern, auflösen, bis er auf etwas stößt, das er kennt und das schon bewiesen ist. Wenn es bewiesen ist, ist es auch sicher, und man hat die sichere Grundlage.

Über den Syntheseweg geht es dann zurück. Ausgehend von der sicheren Grundlage setzt man die Einzelteile wieder zusammen und löst damit seine Ausgangsfrage. Fertig. Die Philosophen des Mittelalters liebten dieses Vorgehen. Was Descartes vorschwebt, ist eine Erweiterung und Übertragung auf alle Wissenschaften. Er will weg von dem einzelnen Problem und hin zu einer Methode, die für alle Wissenschaften geeignet sein sollte. Anders gesagt, er will eine Art von Generalschlüssel schaffen, um alle Probleme zu knacken und Erkenntnisse zu gewinnen. Seine erste große veröffentlichte Schrift bekommt daher auch den Titel *Discours de la Méthode* (1637). Die Übersetzung heißt manchmal Diskurs, manchmal Bericht oder Entwurf der Methode. Der Titel geht jedoch weiter und lautet dann auf Deutsch *Entwurf der Methode, seine Vernunft richtig zu leiten und die Wahrheit in den Wissenschaften zu suchen.*

Eingängig ist die lange Version zwar nicht, dafür aber aussagekräftig. Denn sie enthält ein entscheidendes Wort, aus dem sich der Ansatz von Descartes herauskristallisieren lässt: Vernunft! Hätte man Descartes direkt darauf angesprochen, so hätte er vielleicht gesagt: Ja, wir können die Welt erkennen, wir können auch Gott erkennen und die Moral – aber nur, wenn wir uns auf die Vernunft stützen und auf unser Denken. Nur wenn wir von der Vernunft ausgehen. Das ist eine andere Position, als Bacon sie einnimmt. Dieser hätte wiederum gesagt: Ja, wir können die Welt erkennen, aber nur durch die gezielte Erfahrung und durch Beobachtung. Der Gegensatz wird lange Zeit die Philosophie prägen. Der Rationalismus betont die Vernunft, um die Welt zu erkennen – der Empirismus die Erfahrung. Gleichwohl ist sich auch Descartes bewusst, dass man nicht auf Erfahrung verzichten kann. Im *Discours* schreibt er: *Was die Erfahrungen betrifft, bemerkte ich selbst, daß sie um so notwendiger sind, je weiter man in der Erkenntnis vorangekommen ist*[1]. Am Anfang des Erkennens aber steht die Vernunft.

Descartes setzt ganz auf die Vernunft. Er verknüpft dieses Vertrauen mit dem eigenen Denken und mit der Skepsis gegenüber den Sinneseindrücken. Daraus spinnt er den roten Faden, den er in seine wichtigsten Werke webt. Auch in sein Hauptwerk, den lateinischen *Meditationes* (1642). Diese Meditationen gelten bis heute als eines der wegweisenden Bücher der Philosophie. Descartes formuliert darin seine Gedanken systematischer als im *Discours*, er stützt seine Positionen argumentativ gründlicher ab und denkt umfassender. Das spiegelt sich wider im vollständigen Titel *Die Meditationen über die erste Philosophie des René Descartes, in denen die Existenz Gottes und die Unterscheidung zwischen der menschlichen Seele und dem Körper bewiesen wird.*

Der Ausdruck *erste Philosophie* mag irritieren. Denn er will nicht sagen, dass es noch eine zweite oder dritte Philosophie von Descartes gibt. Es ist der alte, von Aristoteles verwendete Ausdruck für die grundlegende Disziplin innerhalb der Philosophie. Gebräuchlich ist dafür auch der Name Metaphysik. Descartes verwendet ihn selbst, wenn er den Aufbau der gesamten Philosophie veranschaulicht. Er zeichnet dazu das Bild von einem Baum. Die gesamte Philosophie ist der Baum. Die Wurzeln sind die Metaphysik, der Stamm die Physik und die Zweige bilden alle übrigen Wissenschaften wie Medizin, Mechanik und Ethik. Das Bild der Wissenschaften ist im 17. Jahrhundert eben ein ganz anderes, geschlosseneres als heute. Die Philosophie hält alles noch zusammen. Die Aufsplitterung in Einzelwissenschaften ist nicht absehbar.

Wenn man von einem Hauptwerk spricht, klingt das nach schwerer Kost, die einem unverdaulich im Magen liegt. Aber Descartes hat es seinen Lesern leicht gemacht. Er hat das Wichtigste zusammengefasst und verwendet es als ersten Teil in den *Principia Philosophiae* (1644, *Die Prinzipien der Philosophie*). Diesmal bleibt der Titel kurz und knapp. Gelesen wird heute in der Regel nur dieser erste Teil mit der Überschrift *Über die Prinzipien* der menschlichen Erkenntnis. In den Teilen zwei bis vier erläutert Descartes seine Betrachtungen über den Körper oder die Erde. Hier stößt man allerdings auf Gedanken, die heute nicht mehr haltbar sind, weder biologisch noch physikalisch.

Überhaupt ist Descartes gut lesbar. Er argumentiert klar, schreibt deutlich, oft sehr bildhaft, ist sehr persönlich und dem Leser zugewandt. Er berichtet von sich selbst, berichtet von seinen Träumen, von dem, was er erlebt und im Leben erfahren hat. Vielleicht will er seine Gedanken dadurch zurücknehmen und relativieren. Sie sollen persönlich erscheinen und nicht wie unumstößliche Wahrheiten daherkommen. Mit dem Schicksal von Galileo Galilei vor Augen will Descartes vermeiden, auf dem Radar der katholischen Wahrheitswächter zu erscheinen. Auch deswegen wechselt er oft seinen Wohnsitz, geht 1628 in die liberalen Niederlande, zieht die Zurückgezogenheit vor und sucht Ruhe. Er will wohl nicht erkannt werden: So wie Schauspieler eine Maske aufsetzen, um ihre wahren Gefühle zu verstecken, so will Descartes das große Theater der Welt betreten, maskiert.

Es nützt ihm freilich wenig. Einerseits wird er schnell berühmt, andererseits von religiöser Seite verurteilt. Der Groll der Kirche mag erstaunen, wenn man sich anschaut, mit welchem Aufwand Descartes bestrebt ist, Gott zu beweisen. Die menschliche Existenz und sein Vermögen, äußere Dinge zu erkennen, knüpft Descartes an die Existenz Gottes. Man sollte meinen, das reicht, um von der Kirche gehätschelt zu werden. Wie kann er es sich also mit ihr verscherzen? Die Antwort steckt in dem ‚Ich denke, also bin ich'. Und das ist Descartes nicht versehentlich herausgerutscht. Er schreibt es mehrfach. Zum ersten Mal auf Französisch im *Discours (je pense, donc je suis)*[2]. Damit alle es lesen können und nicht nur die lateinisch Gebildeten.

In den *Meditationen* heißt es dann *Ich bin, ich existiere; das ist sicher*[3], bevor es zum Höhepunkt in den *Prinzipien* kommt: *Ego cogito, ergo sum*[4]. Dank der Ego-Betonung mit eingebautem Ausrufezeichen: ICH denke.

Descartes verabschiedet sich damit von einem Wissen durch göttliche Offenbarung. Er löst sich aus dem Schoß der katholischen Kirche. Statt dessen rückt er das Ich ins Zentrum. Zudem lässt er nicht locker, wie wichtig es ist, zunächst einmal an allem zu zweifeln, wenn man zur Wahrheit gelangen will. Ums Nörgeln geht es ihm nicht. *Nicht daß ich deswegen die Skeptiker nachgeahmt hätte, die nur zweifeln, um zu zweifeln (…)*[5], erklärt er. Auch im tätigen Leben muss man den Zweifel zurückstellen, wenn es gilt zu handeln. Sonst erstarrt man. Aber will man Wahres erkennen, dann steht am Anfang der Zweifel.

An Autoritäten sollte man zweifeln, weil sie einem viel Unfug beibringen. Das erlebte Descartes offensichtlich schon als Schüler eines jesuitischen Internats. Im *Discours* äußert er sich dazu: *Aber schon im Internat hatte ich gelernt, daß man sich nichts so Abwegiges und Unglaubwürdiges vorstellen kann, was nicht von irgendeinem Philosophen behauptet worden ist*[6]. Descartes beschließt einen methodischen Zweifel, weil er sich zu leicht, zu schnell getäuscht sieht. Da sind zunächst die Sinneseindrücke im täglichen Leben. Man darf ihnen nicht trauen, zu oft gaukeln sie uns etwas Falsches vor. Zweitens könnte es sein, dass wir gar nicht wach sind, sondern träumen und dass wir etwas für Erkenntnis halten, was wir nur im Traum erleben. Drittens können wir nicht ausschließen, dass wir Opfer sind. Opfer eines böswilligen Täuschergottes, der uns nur glauben lässt: Das, was wir wahrnehmen, wäre wahr.

Descartes geht den Weg eines radikalen Zweifels: Wenn nur der geringste Zweifel aufkommt, nur die leiseste Ahnung davon, etwas könnte nicht wahr sein, dann sollte man davon ausgehen, dass es nicht wahr ist. Das ist für ihn die erste Regel in seiner Methode zur sicheren Erkenntnis. Er beschließt für sich, nur etwas als wahr anzunehmen, wenn er evident erkennt, dass es wahr ist. Voreilige Schlüsse vermeidet er. Nur wenn sich die Gegenstände in seinem Geist klar und deutlich präsentieren, sieht er keinen Anlass mehr für einen Zweifel.

Doch was ist überhaupt noch sicher, wenn uns Sinneseindrücke in die Irre führen oder Träume oder ein Täuschergott? Im Grunde bleibt nur eines: Dass ICH es dann bin, der zweifelt. Wenn ich getäuscht werde, wenn ich anfange zu zweifeln und nachzudenken, dann setzt das zumindest voraus, dass es mich gibt, dass ich existiere. Wie sollte ich getäuscht werden, wenn es mich gar nicht gäbe? Kurz gesagt: Ich zweifle, also bin ich. Allgemeiner: Ich denke, also bin ich. Denn für Descartes gehören zum Denken nicht nur Nachdenken und logisches Denken, sondern alles Reflexive, wodurch ich mich als Selbst wahrnehme, als Subjekt. An dieser Stelle grenzt er fein säuberlich die Inhalte des Wahrnehmens von dem Vorgang ab. Inhaltlich kann das falsch sein, eine Täuschung, was ich sinnlich wahrnehme. Aber ich nehme mich trotzdem selbst als Wahrnehmenden wahr. In Descartes' eigenen Worten (aus den *Prinzipien*): *Unter Denken verstehe ich alles, was derart in uns geschieht, daß wir uns seiner unmittelbar aus uns selbst bewußt sind. Deshalb gehört nicht bloß das Einsehen, Wollen, Einbilden, sondern auch das Wahrnehmen hier zum Denken*[7]. Der heutige Oberbegriff ist ein anderer: Man spricht von geistigen Zuständen und Denken ist nur einer davon.

Descartes geht (im *Discours* und in den *Meditationen*) der Verbindung von Ich und Denken weiter nach. Er arbeitet sich Stück für Stück voran und schweißt sie immer enger zusammen. Er kann nicht anders, weil er auf der Suche nach Wahrheit ist: *Ich lasse nichts gelten, außer dem, was notwendig wahr ist, demnach bin ich genaugenommen nur ein denkendes Ding, das heißt Geist, bzw. Gemüt, bzw. Verstand, bzw. Vernunft*[8]. Descartes setzt sich, setzt das Ich immer mehr mit dem Denken gleich. *Ich bin ein wahres und wahrhaftig existierendes Ding; welcher Art Ding aber? Ich sagte es bereits, ein denkendes*[9]. Jetzt tritt das vielleicht Unvermeidliche ein: Er löst das Ich vom Körper. Wie eine Rakete, die sich nach dem Start von ihren Treibstofftanks trennt und allein weiterfliegt, spaltet Descartes den Körper ab, weil er nicht benötigt wird. *Daraus erkannte ich, dass ich eine Substanz war, deren ganzes Wesen oder deren ganze Natur nur darin bestand, zu denken, und die, um zu sein, weder einen Ort benötigt, noch von irgendeinem materiellen Ding abhängt. Deshalb ist dieses Ich, d. h. die Seele, durch die ich das bin, was ich bin, vollkommen unterschieden vom Körper (…)*[10].

Das ist die Geburtsstunde des modernen Dualismus. Die Aufspaltung des Menschen in Körper und Geist. Der Körper ist materiell und ausgedehnt (*res extensa* heißt das bei Descartes). Der Geist ist immateriell, ohne jegliche Ausdehnung (*res cogitans*). Zugegeben, Descartes ist nicht der erste Philosoph, der in die Richtung denkt. Aber er schafft hier eine moderne, umfassende Grundlage für das Leib-Seele-Problem, die kein Philosoph in den nächsten Jahrhunderten ignorieren kann. Descartes setzt ein grundlegendes Thema in die Welt.

Die nächste Frage drängt sich geradezu auf: Wie hängen denn Körper und Geist dann zusammen? Descartes beginnt mit einem Bild, mit der Metapher vom Seemann und seinem Schiff. Schmerz, Hunger und Durst haben ihn gelehrt, *daß ich zu meinem Körper nicht etwa nur so hinzugefügt bin, wie ein Seemann sich auf einem Schiff aufhält, sondern dass ich mit ihm aufs engste verbunden und gewissermaßen vermischt bin (…)*[11]. Weniger bildhaft gesprochen, soll die Zirbeldrüse im Gehirn die Schnittstelle sein, wo Körper und Geist interagieren. Descartes findet die Zirbeldrüse naheliegend, weil sie im Gegensatz zu anderen Strukturen im Gehirn nicht paarig vorkommt, sondern nur einmal. Das dient ihm als Hinweis, dass sie etwas Besonderes sein muss. Frans Burman reicht die Antwort nicht. Der niederländische Theologe führt ein Gespräch mit Descartes und bohrt nach. Er will wissen, wie denn nun im Einzelnen Körper und Seele aufeinander einwirken können. Bisher sind dem Theologen die Erläuterungen zu schwammig. Aber Descartes muss passen. Er kann es selbst nicht exakt erklären.

In den *Meditationen* versucht Descartes, die Vielfalt von Gedanken zu systematisieren: *Nun aber scheint die Ordnung zu erfordern, dass ich zuerst alle meine Gedanken in bestimmte Arten einteile und erforsche, in welchen von ihnen eigentlich Wahrheit oder Falschheit vorkommt*[12]. Da sind erstens die Ideen. Darunter versteht Descartes *gewissermaßen Bilder der Dinge*[13]. Sie besitzen einen gegenständlichen Inhalt. Sie stellen etwas dar, sie repräsentieren etwas wie *Mensch, Engel oder Gott*.

Er unterteilt die Ideen in drei Arten anhand der Frage, woher sie kommen, wie sie entstehen. Die erste Gruppe bilden die Ideen, die man in sich trägt. Sie sind angeboren, von Geburt an vorhanden. Dann kommen die von außen erworbenen, die Sinneseindrücke, und drittens die selbst erzeugten. *Denn dass ich einsehe, was Ding, was Wahrheit, was Denken ist, das scheine ich von nirgendwo anders her zu haben, als aus meiner eigenen Natur selbst, höre ich jedoch jetzt ein Geräusch, sehe ich die Sonne, empfinde ein Feuer*[14], so entsteht dieser Eindruck durch *außerhalb von mir befindlichen Dingen*[15]. In der dritten Gruppe sind *Sirenen, Hippogryphe und dergleichen von mir selbst konstruiert*[16]. In einer anderen Passage ergänzt Descartes, dass auch die Idee Gottes und die Idee von sich selbst angeboren seien.

Mit diesen Passagen hat Descartes der Nachwelt das nächste große Thema hinterlassen. Natürlich sprachen auch andere über Ideen, aber mit Descartes' Verwendung beginnt eine neue, erregte Diskussion. Vertreter aus dem Lager des Empirismus greifen sie auf, verwerfen sie, lassen kein gutes Haar an ihr. Lang und breit werden diese Gegner behaupten, dass Ideen nicht angeboren sind. Die Befürworter verteidigen ihre Position. Descartes' Begriff der *Repräsentation* wird maßgebend, wirkmächtig. Er ist der Scheinwerfer, in dessen Licht die Frage gesehen wird, wie die Bilder der Dinge zustande kommen. Descartes hat zwar keine Theorie über das

Bewusstsein entworfen, aber mittlerweile kommt kaum eine Theorie an dem Begriff vorbei. Mit den Worten eines heutigen Philosophen könnte man Descartes als ersten großen Kognitionswissenschaftler ansehen.

Mit den zwei anderen Arten von Gedanken hat er nicht ganz so hohe Wellen geschlagen: Willensakte und Urteile. Beide fasst er zusammen, weil sie etwas gemeinsam haben: *(…) Eine bestimmte Form: wie etwa wenn ich will, wenn ich mich fürchte, wenn ich behaupte, wenn ich bestreite; denn dann fasse ich zwar stets irgendein Ding als Subjekt auf, aber mein Denken beinhaltet auch etwas über das bloße Abbild eines Dinges Hinausgehendes; und von diesen Gedanken werden die einen Willensakte (…), die anderen aber Urteile genannt*[17]. Mit einem Beispiel verdeutlicht, könnte man sagen *Regen* wäre die Idee. *Ich will nicht, dass es regnet,* wäre der Willensakt, und *das ist doch auch kein Regen* das Urteil.

Was ist nun richtig oder falsch? Die Idee, der Wille oder das Urteil? Im Grunde kann überhaupt nur ein Urteil richtig oder falsch sein. Die Frage ergibt keinen Sinn, wenn man sie auf Ideen bezieht, weil *Regen* gar keine Aussage ist. Und nur Aussagen können richtig oder falsch sein. Wenn jemand nicht will, dass es regnet, könnten wir uns anschließen oder auch mit den Schultern zucken und sagen, schön, ich will auch vieles nicht. Der Wille kann daher albern sein, passend oder nachvollziehbar, aber nicht richtig oder falsch. Das ist nur bei dem Urteil möglich. Darauf stützt sich Descartes, wenn er erklärt, wie es zu einem Irrtum kommen kann.

Gott hat uns mit einem Urteilsvermögen ausgestattet. Tatsächlich will er uns gar nicht täuschen, wie Descartes in seinen Gottesbeweisen darlegt. Ausführlich argumentiert Descartes dafür, dass Gott keine Art böser Dämon ist. Wenden wir dieses Urteilsvermögen richtig an, dann können wir uns nicht täuschen und kommen zu klarer und deutlicher Erkenntnis. Hier liegt der Hund begraben, denn unser Urteilsvermögen ist nicht nur von der Quelle des Verstandes gespeist. Auch der Wille fließt hinein. Doch Verstand und Wille unterscheiden sich erheblich. Der menschliche Verstand ist endlich, im Gegensatz zum göttlichen. Der menschliche Wille jedoch nicht. Er ist endlos wie der göttliche und erstreckt sich weiter als der Verstand. Wo dieser endet, reicht jener über die Dinge hinaus und wirkt wie ein Verführer. Mit dem Ergebnis, dass wir uns irren.

Erreicht Descartes schließlich seine Ziele? Er will den radikalen Zweifel als Methode etablieren, um voraussetzungslos zu gesichertem Wissen zu kommen. Er will Gottes Existenz und Güte beweisen, weil der Mensch und sein Zugang zur äußeren Sinneswelt letztlich von Gott abhängig ist.

In gewisser Weise ist Descartes' Zweifel jedoch gar nicht konsequent. Wäre er es, müsste Descartes auch die Schlussfolgerung des *also* im *also bin ich* anzweifeln. Stillschweigend setzt er aber voraus, dass er richtig schlussfolgern kann. Andere Voraussetzungen betreffen den Gebrauch der Wörter *denken* und *existieren*. Sprachphilosophen weisen darauf hin, dass man nur dann die Begriffe richtig verwenden kann, wenn man voraussetzt, dass man ihren Regelgebrauch in einer Sprachgemeinschaft erkannt und gelernt hat. Aber Descartes relativiert ja selber den radikalen Zweifel. Er nimmt ihn selber mehr und mehr zurück. In den Meditationen schreibt er, dass wir letztlich sehr wohl in der Lage sind, zwischen Wachzustand und Traum zu unterscheiden. Und den Zugang zur äußeren Welt machen wir de facto nicht davon abhängig, ob Gott existiert oder nicht.

Trotzdem verliert Descartes' Art zu philosophieren, verlieren seine Argumente nichts von ihrem Reiz: Das Ich als Denkzentrum, der Begriff der Idee, das Konzept der Repräsentation, der Dualismus – das alles fordert uns bis heute heraus und schillert in dem Geflügelten Wort *Ich denke also bin ich*.

Anmerkungen

1 René Descartes, Discours de la Méthode, Hamburg: Felix Meiner (2011), S. 109.
2 René Descartes, Discours de la Méthode, Hamburg: Felix Meiner (2011), S. 58.
3 René Descartes, Meditationen, Hamburg: Felix Meiner (2009), S. 30.
4 René Descartes, Prinzipien der Philosophie, Hamburg: Felix Meiner (1992), S. 2.
5 René Descartes, Discours de la Méthode, Hamburg: Felix Meiner (2011), S. 51.
6 René Descartes, Discours de la Méthode, Hamburg: Felix Meiner (2011), S. 29.
7 René Descartes, Prinzipien der Philosophie, Hamburg: Felix Meiner (1992), S. 3.
8 René Descartes, Meditationen, Hamburg: Felix Meiner (2009), S. 30.
9 ebd.
10 René Descartes, Discours de la Méthode, Hamburg: Felix Meiner (2011), S. 59.
11 René Descartes, Meditationen, Hamburg: Felix Meiner (2009), S. 88.
12 René Descartes, Meditationen, Hamburg: Felix Meiner (2009), S. 41.
13 ebd.
14 René Descartes, Meditationen, Hamburg: Felix Meiner (2009), S. 42.
15 ebd.
16 ebd.
17 René Descartes, Meditationen, Hamburg: Felix Meiner (2009), S. 41.

V Der Geist: ein leeres Blatt

Sinnesreize stehen für John Locke (1632 bis 1704) am Anfang aller Verstandestätigkeit

Wer ein Ziel hat, sollte wissen, wie er es erreicht: Welchen Weg nehme ich? Gibt es mehrere? Welcher ist sicherer, kürzer – führt einer in die Irre? Die Philosophie verspricht seit jeher, dass man Wissen und Erkenntnis erlangt, wenn man ihr folgt. Während des Mittelalters gab die Kirche den Weg vor. Es existierten zwar persönliche Trampelpfade, Geheimgänge oder einsame Feldwege, doch über die Richtung war man sich weitgehend einig. Im 17. Jahrhundert führt der alte Weg jedoch nicht mehr weiter. Die Quellen der Naturwissenschaft beginnen kräftig zu sprudeln. Wo geht der neue Weg lang? Die Reisenden werden unsicher, manche zweifeln. Andere preschen vorwärts, stolpern. Sie bewegen sich nunmehr in einer ganz anderen Landschaft, sind nicht vertraut mit dem Terrain. Wer ist der neue Reiseführer?

Viele Erkenntnissuchende halten sich nicht mehr an die alten Wegweiser. Erste Gruppen setzen sich ab. Der Franzose René Descartes gilt manchen als neuer Reiseführer. Sein Unternehmen heißt Rationalismus und das Motto *Vernunft*. Andere Franzosen, auch Deutsche, folgen ihm. Schon spricht man von dem kontinentalen Weg. Auch der junge Engländer John Locke will bei Descartes einchecken. Allerdings überlegt er es sich anders. Er stimmt zwar mit Descartes überein, dass die alten Reiseführer in Rente gehören. Dennoch schlägt er eine andere Route vor als der Franzose. In leuchtenden Buchstaben schreibt er *Erfahrung* auf ein Schild und hält es hoch. Andere Bewohner von den britischen Inseln folgen ihm. Die Gruppe heißt schnell die Empiristen und gilt als typisch angelsächsisch.

Warum sollte man sich nicht einem Menschen anvertrauen, der mit beiden Beinen im Leben steht und die Welt aus eigener Erfahrung kennt? Locke studiert in Oxford und unterrichtet dort auch. Er wechselt vorübergehend in den diplomatischen Dienst und kommt ins brandenburgische Kleve. Hier beobachtet er, dass verschiedene Religionen friedlich zusammenleben. Er ist beeindruckt. Er verarbeitet die Eindrücke und schreibt über Toleranz und Religion. Zurück in England wirkt er in mehreren Ämtern und berät einflussreiche Politiker. Wie viele seiner Zeitgenossen durchleidet er die Wirren nach der Wiedereinführung der Monarchie. Als Erzieher der Kinder seiner Arbeitgeber sammelt er pädagogische Erfahrungen. Er macht sich *Gedanken über Erziehung* und veröffentlicht die gleichnamige Schrift.

Locke ist umtriebig. Er freundet sich an mit den prägenden Naturwissenschaftlern wie dem Chemiker Robert Boyle, arbeitet mit dem Mediziner Thomas Sydenham, wird Mitglied der Royal Society in London und lernt dort Isaac Newton kennen. Er ist vielmehr ein Kind der neuen Zeit als Descartes. Während Descartes traditionell die Mathematik als Leitbild für Exaktheit ansieht und mit den Naturwissenschaften ein wenig fremdelt, kehren sich die Vorlieben bei Locke um. Er orientiert sich nicht nur an den Naturwissenschaften, er experimentiert selber. Als Arzt führt er sogar Operationen aus. Es erscheint geradezu zwingend, dass er zuallererst der Erfahrung vertraut, wenn es um Erkenntnis geht.

Dass ihn die Frage nach gesicherter Erkenntnis bewegt, wird während der Zeit in Oxford deutlich. 1664 verfasst er eine kleine Schrift, veröffentlicht sie jedoch nicht. Darin geht er der Frage nach, wie man das Naturgesetz erkennt. Damit meint er indes keine Gesetze der Chemie oder Physik. Der Begriff Naturgesetz meint zu seiner Zeit die Moral, wie sie uns die Natur vorgibt, mithin das moralische Naturgesetz oder Naturrecht. Locke betont bereits an dieser Stelle, dass sinnliche Erfahrungen notwendig sind, um das Naturgesetz zu erkennen.

Hier hält er zum ersten Mal das Schild mit der Aufschrift *Erfahrung* in die Höhe. Er nimmt es auch dann nicht herunter, als er sein Hauptwerk verfasst: *An Essay Concerning Human Understanding* (*Versuch über den menschlichen Verstand*). Sein Ziel ist es, *Ursprung, Gewißheit und Umfang der <u>menschlichen Erkenntnis</u> zu untersuchen (…)*[1]. Die ersten Vorarbeiten dazu beginnen 1671. In dieser Zeit trifft er sich regelmäßig mit einigen Freunden in seiner Wohnung. Gemeinsam erörtern sie verschiedene Themen, stoßen irgendwann auf Schwierigkeiten und kommen nicht weiter. An dieser Stelle beschließt der Gastgeber etwas Neues. Er will prüfen, *mit welchen <u>Objekten</u> sich zu befassen unser Verstand tauglich sei*[2]. Er notiert *einige flüchtige, unausgereifte Gedanken*[3] und präsentiert sie dem Freundeskreis. Sie *gaben den ersten Anstoß zu dieser Abhandlung*[4]. Zunächst entstehen mehrere Entwürfe, den fertigen Essay veröffentlicht Locke im Dezember 1689. Damit das Buch im Handel aktueller wirkt und sich besser verkauft, gibt er als Erscheinungsjahr 1690 an.

Zwar klingen *Essay* oder *Versuch* nach einem kurzen Text. Doch die deutsche Übersetzung bringt es auf mehr als 700 Seiten. *Ursprung, Gewißheit und Umfang* erfordern eben ihren Raum. Dem gibt Locke wohl gern nach. Er schweift häufig ab, lässt sich treiben, verliert sich in feinen Verästelungen und wiederholt Gedanken. Der Essay besteht eigentlich aus mehreren Büchern, denn Locke hat eine grobe Gliederung des Textes in vier *Bücher* vorgenommen, die weiter in Kapitel unterteilt sind und noch einmal in Paragrafen.

Im ersten Buch trennt sich Locke von der alten Reisegruppe. Unermüdlich schreibt er gegen die alte Elite an, gegen ihre staubige Gelehrsamkeit aus Büchern. Aber auch gegen die Position, an der Descartes festhält. Locke lehnt dessen Behauptung strikt ab, dass es angeborene Ideen gibt. Er ist dabei sehr eifrig, gründlich und umfangreich. Vieles von dem, was Locke kritisiert, hat Descartes in der Form wörtlich nicht vertreten. Es wird deutlich, dass Locke nicht nur eine andere Position kritisiert, sondern die eigene markieren will. Die Überschrift des ersten Buches lässt keinen Zweifel an seinem Standpunkt zu: *Weder Prinzipien noch Ideen sind angeboren*[5].

Prinzipien sind Grundsätze, Fundamente des Denkens. Sie bilden die logische Grundlage für alle Erkenntnis. Man versteht keine Gedanken darunter wie beispielsweise ‚heute ist schönes Wetter'. Prinzipien sind Sätze wie *was ist, das ist*[6] oder *kein Ding kann zugleich sein und nicht sein*[7]. Das sind zwei Beispiele für die *spekulativen Prinzipien*[8]. Locke begründet, warum sie nicht angeboren sind: Wären sie es, müsste ihnen jeder Mensch zustimmen. Was nicht der Fall ist, sie sind also nicht angeboren. Außerdem *ist es offensichtlich, daß alle Kinder und Idioten nicht im geringsten eine Vorstellung oder Gedanken von diesen Sätzen haben*[9]. Gerade bei Kindern, die sonst nicht viel wissen, müssten auf jeden Fall die angeborenen Inhalte erkennbar sein. Doch Kinder lernen zuerst, dass süß nicht bitter ist und weiß nicht schwarz. Dazu verhelfen ihnen die Sinne. Erst später erkennen sie mittels der Vernunft das allgemeine Prinzip.

Ebenso wenig sind moralische Prinzipien angeboren. Jeden Tag führen uns die Menschen vor Augen, dass sie sich anders verhalten, als es die angeblich angeborenen Prinzipien verlangen. Doch wenn etwas angeboren sein sollte, so müssten die Grundsätze das Handeln bestimmen. Sie würden keine Abweichungen dulden. Aber diese sieht man tagein, tagaus. Zudem nennen die Menschen selber viel zu viele widerstreitende Prinzipien. Der eine sagt dies, der andere das. Locke schließt daraus, dass Prinzipien nicht angeboren sein können. Sonst hätten die Menschen eine klare Linie, ein einziges, gemeinsames Prinzip. Für ihn ist es nicht denkbar, dass bei dem einen Menschen ein Grundsatz angeboren ist, bei seinem Nachbarn jedoch ein anderer.

An anderer Stelle blitzt so etwas wie der Revoluzzer in Locke auf. Er wendet sich dagegen, dass Vorgaben angeboren sein sollen. Es ist für Autoritäten sehr bequem, wenn sie behaupten, dass Vorschriften angeboren und damit alternativlos seien: *Es war für die, die sich als Meister und Lehrer aufspielten, von nicht geringem Vorteil, wenn sie das zum Prinzip aller Prinzipien machten, daß Prinzipien nicht in Zweifel gezogen werden dürften*[10]. Damit hatten sie etwas in der Hand, um den Menschen *den Gebrauch ihrer eigenen Vernunft und Urteilskraft (...)*[11] zu entziehen. Dagegen fordert Locke: *Der Mensch muß selbst denken und erkennen*[12].

Wie schade, wir kommen also doch ohne Wissen auf die Welt. Im Anfang ist der Geist des Menschen öd' und leer: *Nehmen wir also an, der Geist sei, wie man sagt, ein unbeschriebenes Blatt, ohne alle Schriftzeichen (...)*[13]. Das leere Blatt ist eine alte Metapher für Geist oder Seele im ursprünglichen Zustand. In der Antike prägte man dafür den Begriff *tabula rasa*, die Schreibtafel, von der alle Schriftzeichen entfernt waren und die (neu) beschriftet werden konnte. Locke übernimmt das Bild wohl von Pierre Gassendi, einem französischen Kleriker, an dem er sich in der Naturphilosophie orientiert. Er behauptet damit seinen Unterschied zur Konkurrenz: Descartes setzt ein Ich voraus. Dieses Ich ist schon ausgestattet mit Erkenntnis, vor allem mit Selbsterkenntnis. Es ist sich seiner selbst bewusst. Für Locke hingegen gibt es zu Beginn des Lebens kein bewusstes Ich.

Natürlich muss er jetzt Farbe bekennen. Das weiß er genau und stellt selbst die entscheidende Frage: *Woher hat (der Mensch) all das Material für seine Vernunft und für seine Erkenntnis? Ich antworte darauf mit einem einzigen Worte: aus der Erfahrung*[14]. Was im zweiten Buch folgt, ist die Entstehung des menschlichen Geistes, die ihren Ursprung in der Erfahrung findet. Lockes Methode unterscheidet sich erheblich von Philosophen, die nur mit Begriffen und Argumenten arbeiten. Im Grunde ist er weniger Philosoph als Psychologe. Er selber nennt sein Vorgehen historisch, weil er eine Art Schöpfungsgeschichte des menschlichen Bewusstseins darlegt: vom leeren Blatt hin zum komplexen Intellekt eines Erwachsenen, der abwägt, nachdenkt, urteilt, meint, glaubt oder weiß.

Alle Ideen entspringen aus Sensation oder Reflexion[15]. Die *Sensation* ist die erste Quelle, die äußere Erfahrung von Sinneswahrnehmungen. Äußere Eindrücke sprechen unsere Sinne an. Sie nehmen etwas auf und leiten es weiter über die Nerven bis in den *Audienzsaal des Geistes*[16]: das Gehirn. Für das, was wir dann im Kopf haben, übernimmt Locke von Descartes den Begriff *idea*, Idee oder Vorstellung. Die Idee ist das *Objekt des Verstandes*[17]. Mit ihnen denken die Menschen. Beispielsweise ertasten wir einen Körper, fassen ihn an und erhalten eine erste Vorstellung: Der Körper ist fest. Tastsinn und Sehsinn zusammen führen zur zweiten Vorstellung: Dieser Körper ist räumlich, ausgedehnt.

Die Sinne müssen für diese Fähigkeit materiellen Kontakt mit den Objekten haben. Locke kennt weder Schallwellen, Lichtwellen noch Duftmoleküle, die sich an Rezeptoren in der Nasenschleimhaut binden. Aber in seiner Welt gibt es schon Atome. Besser gesagt, sie sind wieder da, man hat sie wiederentdeckt. Denn die Atomtheorie im 17. Jahrhundert ist nicht neu, sie war nur im Mittelalter verpönt. Sie galt als unchristlich. Locke lernt sie vermutlich von seinem Lehrmeister Pierre Gassendi kennen. Im 17. Jahrhundert nennt man sie Korpuskulartheorie. Dahinter steckt die antike Atomtheorie von Demokrit und Epikur: Materie besteht aus Atomen. Die Atome oder Teilchen sind unteilbar und unveränderlich. Sie sind qualitativ identisch, aber sie unterscheiden sich nach Größe und Gestalt.

Gassendi rehabilitiert die Atomlehre, weil er den Ausdruck des göttlichen Willens darin erkennt. Mehr und mehr setzen sich die Zeitgenossen damit auseinander. Der Chemiker Robert Boyle übernimmt sie, und Locke gibt sie als eigentliche Ursache der Ideen oder Vorstellungen an: Wir können uns *in keinem sinnlich wahrnehmbaren Objekt etwas anderes vorhanden denken, wodurch es in uns die verschiedenen Ideen erzeugt, als die verschiedenartige Größe, Gestalt, Anzahl, Beschaffenheit und Bewegung seiner (…) Teilchen*[18]. Das vernimmt der Naturwissenschaftler von heute mit echter Freude und Genugtuung.

Damit die Objekte die Sinne ansprechen, muss Locke annehmen, dass sich Teilchen davon lösen und einen Impuls auf das Sinnesorgan ausüben. Die Physik des 17. Jahrhundert ist vor allem mechanisch. Um die Sinnesreizung erklären zu können, kann Locke nicht anders, als auf Bewegung und Impuls zurückzugreifen, *der einzigen für uns denkbaren Weise, wie Körper eine Wirkung ausüben*[19]. Zunächst lösen sich Teilchen und stoßen irgendwie auf das Sinnesorgan. Die Bewegung setzt sich dann fort *durch unsere Nerven oder Lebensgeister, durch bestimmte Teile unseres Körpers bis hin zum Gehirn, (…) um hier in unserem Geist die besonderen Ideen zu erzeugen, die wir von jenen äußeren Objekten haben*[20]. Sicher, das ist ein mechanisches Modell, aber wenn man Teilchen ersetzt durch Schall- oder Lichtwellen, klingt es durchaus vernünftig.

Eine zweite Quelle, der innere Sinn, ergänzt die Sensation. Darunter versteht Locke, dass wir innere Vorgänge wahrnehmen. Der Geist nimmt etwas wahr: Er denkt, er wird sich der Dinge bewusst und nimmt seine eigene Tätigkeit wahr. Er gewinnt einen Eindruck von dem, was er tut. Locke spricht von Reflexion (*reflection*). Es entstehen weitere Ideen. Der Anfang ist gemacht.

Dieser Anfang ist außerdem kinderleicht. Wir müssen uns nicht anstrengen, damit wir Ideen bekommen. Denn *hierbei verhält sich der Verstand rein passiv (…)*[21]. Es geschieht von allein. *Die Objekte unserer Sinne drängen vielfach unserem Geist ihre besonderen Ideen auf, ob wir wollen oder nicht (…)*[22]. Um sich verständlich zu machen, verwendet Locke eine weitere Metapher. Er spricht vom leeren Zimmer oder leeren Kabinett: *Zunächst lassen die Sinne partikulare Ideen ein und richten das noch leere Kabinett ein. Wenn dann der Geist allmählich mit einigen davon vertraut wird, werden sie im Gedächtnis untergebracht und mit Namen versehen. Später, nachdem der Geist weiter fortgeschritten ist, abstrahiert er sie und erlernt allmählich den Gebrauch allgemeiner Namen*[23]. Mit Hilfe des Gedächtnisses baut der Verstand einen *Vorrat*[24] an Ideen auf.

Damit endet Lockes empiristischer Ansatz im Grunde. Denn nach der Erfahrung kommt die Vernunft ins Spiel. Sie ist notwendig, wenn wir unser Wissen erweitern, wenn wir unterscheiden, ob wir etwas wissen oder bloß meinen. Im Gegensatz zu den fertigen Ideen ist die Vernunft, ist die menschliche Fähigkeit zum Denken tatsächlich angeboren.

Locke unterscheidet die Ideen nach einfachen und komplexen. Bei den einfachen Ideen ist der Verstand passiv. Sie resultieren entweder aus der Sensation, durch die Reflexion oder durch das gemeinsame Wirken von Sensation und Reflexion. Die einfachen Ideen der Reflexion sind die Wahrnehmung (das Denken) und der Wille (das Wollen). Sie werden gleichwohl erst *später erworben, weil sie Aufmerksamkeit erfordern*[25]. Oft wehen sie nur vorüber wie *flüchtige Visionen*[26]. Sie prägen sich nicht sofort ein, weil sich der Verstand erst dem eigenen Selbst zuwenden muss. Das geschieht noch nicht in jungen Jahren. Mit anderen Worten, Kinder nehmen nur äußere Sinneseindrücke auf. Dann werden sie älter. Sie wachsen heran, und sie beginnen, über die Vorgänge in ihrem Innern nachzudenken. Jedenfalls die meisten, denn *manche freilich tun dies überhaupt kaum jemals*[27].

Aus einfachen Vorstellungen werden komplexe. Hat der Verstand mehrere Ideen aufgenommen, beginnt seine konstruktive Arbeit. Er wiederholt die einfachen, vergleicht sie und/oder verbindet sie zu etwas Neuem, den komplexen Ideen. Anders als die einfachen sind die komplexen Vorstellungen oder Ideen nur vom Geist gebildet.

Ist damit schon alles getan? Ist das unser Wissen? Nicht ganz. Ideen sind noch keine Erkenntnis, sie bilden nur die Voraussetzung. Wir dürfen sie nicht gleichsetzen. Denn Erkenntnis ist an Wörter gebunden. Sie wird festgehalten in Wörtern, während Vorstellungen womöglich nur Bildern entsprechen. Aus Wörtern formulieren wir Sätze und Urteile. Und nur Urteile können wir dahingehend überprüfen, ob sie wahr sind oder falsch. Erkenntnis liegt vor, wenn wir schließlich wahrnehmen, dass unsere Ideen übereinstimmen oder nicht.

Wie wichtig Wörter und Sprache sind, war Locke noch gar nicht klar, als er seine Arbeit aufnahm. Für die zweite Auflage des *Essay* holt er das Thema nach und schiebt es als drittes Buch ein. Er sieht ein, dass Sprache sogar mehr ist als nur bloßer Wissensträger. Sie dient außerdem als *das hauptsächliche Werkzeug und das gemeinsame Band der Gesellschaft*[28]. Wenn wir sprechen, gehen wir stillschweigend davon aus, dass *Wörter auch Kennzeichen der Ideen im Geiste anderer sind*[29]. Mein Gegenüber hat grundsätzlich die gleichen Ideen und verwendet die gleichen Wörter. Darüber verständigen wir uns. Die Sprache erlaubt den Austausch der Ideen, vor allem der komplexen.

Als realistischer Mensch kennt Locke jedoch auch die Schattenseiten und weiß um die *Unvollkommenheit der Wörter*[30]. Begriffe sind zwar einerseits die gemeinsame Währung des Geistes, andererseits gibt es Falschgeld. Einige Menschen treiben Missbrauch mit der Sprache. Begriffe verursachen Missverständnisse. Locke klagt, dass man auf diese Weise erfolgreich die Menschen von der Erkenntnis fernhält, die wirklich etwas lernen und wissen wollen. Philosophen seien darin besonders gut.

Im Verlauf seiner Arbeit entpuppt sich Locke zunehmend als Skeptiker. Er zweifelt, ob wir so viel erkennen, wie wir meinen. Der optimistische Grundton Descartes', der auf Selbsterkenntnis und Gottvertrauen beruht, klingt in seinem Essay nicht durch. Nach John Locke ist der Umfang unseres Wissens begrenzt. Unsere Unwissenheit übersteigt letztlich unser Wissen. Das liegt an einem dreifachen Mangel: an fehlenden Ideen, daran, ihre Zusammenhänge nachzuweisen und an dem Mangel sie aufzuspüren und zu prüfen. Da alle Ideen von der Sinneswahrnehmung ausgehen, sind wir abhängig von ihr. Unsere Sinnesausstattung erlaubt uns nur, bestimmte, ihrer Natur gemäße Ideen wahrzunehmen. Hätten wir andere Sinne, könnten wir andere Ideen wahrnehmen. Vielleicht gibt es Aliens, andere Wesen im Weltall, die in der Lage sind, mehr wahrzunehmen. Uns bleibt ein tiefer Einblick in die Materie verwehrt. Die Entstehung der Ideen begrenzt unsere Erkenntnis. Dagegen können wir wenig unternehmen.

Das ist der Nachteil, dass Locke die Entstehung der Ideen an die Korpuskulartheorie knüpft. Alles beginnt mit der Sinneswahrnehmung. Die Teilchen der Objekte sind jedoch so winzig, dass wir sie nicht wahrnehmen können. Von bestimmten Eigenschaften können wir daher keine Ideen bekommen. Erst die Körper nehmen wir direkt wahr. Was kleiner ist, bleibt uns verborgen. Locke seufzt, auf wie viel Einsicht wir verzichten müssen, weil wir die Teilchen nicht erfassen: *Nehmen wir einmal an, wir würden die mechanischen Wirkungen der Partikel des Rhabarbers, des Schierlings, des Opiums und des menschlichen Körpers (…) genau kennen (…). Wir könnten dann ebensogut vorhersagen, daß Rhabarber beim Menschen abführend wirkt, daß Schierling ihn tötet und daß Opium ihn einschläfert (…)*[31].

Ersetzt man in diesem Zitat mechanisch durch biochemisch, so formuliert Locke ein Forschungsziel von heute. Wiederum hält der Skeptiker in ihm dieses für grundsätzlich uneinlösbar. Hier wirkt er zwiespältig. Einerseits schätzt er die Fortschritte der Wissenschaft und ihre neuen Entdeckungen. Unbedingt möchte er sie für die Menschen nutzbar machen. Andererseits sieht er nicht die Möglichkeit, dass damit erst ein Anfang gesetzt ist, dass wir die Wissenschaften vorantreiben und in der Zukunft ungeahnte Einblicke erhalten. Was immer an Erkenntnissen möglich sei, gelte nur für Einzelfälle. Die Verallgemeinerung schließt Locke aus. Man könne zwar etwas über diesen einen Goldklumpen sagen, nicht jedoch über *Gold*. Er verneint sogar, dass wir wissenschaftliche Kenntnisse erlangen: *Darum bin ich geneigt zu vermuten, daß die Naturkunde sich nicht zu einer Wissenschaft ausgestalten läßt. Es scheint mir, daß wir nur ein sehr geringes allgemeines Wissen über die Arten der Körper und ihre mancherlei Eigenschaften zu erwerben vermögen*[32].

Vielleicht macht Locke deswegen einen großen Bogen um den Geist als naturwissenschaftliches Problem. Er will sich *nicht auf eine naturwissenschaftliche Betrachtung des Geistes einlassen oder (sich) die Mühe machen zu prüfen, worin sein Wesen bestehe*[33]. Wenn er darlegt, wie Ideen von den Teilchen in den Geist gelangen, greift er zwar auf Materie und Lebensgeister zurück, doch erscheint ihm nicht möglich, die Bewegungen der Lebensgeister weiter zu bestimmen oder zu entscheiden. Er weiß einfach nicht, *wie die Ideen unseres Geistes gebildet werden, aus welchem Material sie gemacht sind*[34].

Jetzt werden Lockes Anhänger unruhig. In seiner Reisegruppe zur Erkenntnis rumort es. Manche stoßen sich daran, dass Ideen abhängig sind von zufälligen Wahrnehmungen. Dadurch haftet ihnen etwas Beliebiges an, etwas Austauschbares. Es fehlt die Verallgemeinerung hin zu notwendigem Wissen. Andere kritisieren, dass man mit diesem Modell gar nicht überprüfen kann, ob Ideen die Außenwelt korrekt repräsentieren. Einer dritten Gruppe kommt die Verknüpfung der Ideen zu kurz. Wieso verknüpfen wir Ideen überhaupt? Und wieso stimmt der Verstand manchmal spontan zu, auf welcher Grundlage?

Die ersten Anhänger lösen sich aus der Gruppe und überlegen, wie sie Lockes Schwächen korrigieren können. Die Reise geht weiter. Aus der zeitlichen Distanz von mehr als 300 Jahren darf man festhalten, dass Locke ein umfangreiches Modell vorschlägt, wie Inhalte im Geist entstehen, das aber viele Fragen aufwirft.

In einem letzten Punkt grenzt sich Locke von Descartes ab und wird modern: Wenn er Bewusstsein und *Person* verkoppelt: Nicht die Seele bestimmt die Person, sondern das Bewusstsein. *Bewußtsein ist die Wahrnehmung dessen, was im eigenen Geiste vorgeht*[35]. Seele und Geist verwendet Locke meist gleichbedeutend. Die Seele besitzt die Fähigkeit zu denken. Da sie aber nicht immer denkt, wie im Schlaf, ist das Denken nur eine Eigenschaft, aber nicht ihr Wesen. Wäre die Seele die denkende Substanz im Sinne von Descartes und wäre sie frei vom Körper, dann könnte es wohl sein, dass plötzlich eine fremde Seele in den Körper eindringt, wenn wir im Schlaf gerade nicht denken. Dann wären wir ein ganz anderer Mensch. Das geht nun wirklich gegen den gesunden Menschenverstand. Anders ist es mit dem Begriff der Person. Ist unser Bewusstsein getrübt, durch Krankheit oder Alkohol, so handeln wir anders - und wären vor Gericht anders zu beurteilen. Wir sind derselbe Mensch, aber eine andere Person. Der Körper gehört zwar ebenso zum Menschen wie die Seele, doch *das Ich hängt vom Bewußtsein, nicht von der Substanz ab*[36]. Das Blatt ist nicht mehr leer. Wir sind, was wir denken.

Anmerkungen

1 John Locke, Versuch über den menschlichen Verstand, Bd. 1, Hamburg: Felix Meiner (2006), S. 22.
2 John Locke, Versuch über den menschlichen Verstand, Bd. 1, Hamburg: Felix Meiner (2006), S. 7.
3 ebd.
4 ebd.

[5] John Locke, Versuch über den menschlichen Verstand, Bd. 1, Hamburg: Felix Meiner (2006), S. 29.

[6] John Locke, Versuch über den menschlichen Verstand, Bd. 1, Hamburg: Felix Meiner (2006), S. 30.

[7] ebd.

[8] John Locke, Versuch über den menschlichen Verstand, Bd. 1, Hamburg: Felix Meiner (2006), S. 29.

[9] John Locke, Versuch über den menschlichen Verstand, Bd. 1, Hamburg: Felix Meiner (2006), S. 31.

[10] John Locke, Versuch über den menschlichen Verstand, Bd. 1, Hamburg: Felix Meiner (2006), S. 103.

[11] John Locke, Versuch über den menschlichen Verstand, Bd. 1, Hamburg: Felix Meiner (2006), S. 104.

[12] John Locke, Versuch über den menschlichen Verstand, Bd. 1, Hamburg: Felix Meiner (2006), S. 102.

[13] John Locke, Versuch über den menschlichen Verstand, Bd. 1, Hamburg: Felix Meiner (2006), S. 107.

[14] John Locke, Versuch über den menschlichen Verstand, Bd. 1, Hamburg: Felix Meiner (2006), S. 108.

[15] John Locke, Versuch über den menschlichen Verstand, Bd. 1, Hamburg: Felix Meiner (2006), S. 107.

[16] John Locke, Versuch über den menschlichen Verstand, Bd. 1, Hamburg: Felix Meiner (2006), S. 130.

[17] John Locke, Versuch über den menschlichen Verstand, Bd. 1, Hamburg: Felix Meiner (2006), S. 28.

[18] John Locke, Versuch über den menschlichen Verstand, Bd. 1, Hamburg: Felix Meiner (2006), S. 347f.

[19] John Locke, Versuch über den menschlichen Verstand, Bd. 1, Hamburg: Felix Meiner (2006), S. 148.

[20] John Locke, Versuch über den menschlichen Verstand, Bd. 1, Hamburg: Felix Meiner (2006), S. 149.

[21] John Locke, Versuch über den menschlichen Verstand, Bd. 1, Hamburg: Felix Meiner (2006), S. 126.

[22] ebd.

[23] John Locke, Versuch über den menschlichen Verstand, Bd. 1, Hamburg: Felix Meiner (2006), S. 38.

[24] John Locke, Versuch über den menschlichen Verstand, Bd. 1, Hamburg: Felix Meiner (2006), S. 127.

[25] John Locke, Versuch über den menschlichen Verstand, Bd. 1, Hamburg: Felix Meiner (2006), S. 111.

[26] ebd.

[27] John Locke, Versuch über den menschlichen Verstand, Bd. 1, Hamburg: Felix Meiner (2006), S. 112.

[28] John Locke, Versuch über den menschlichen Verstand, Bd. 2, Hamburg: Felix Meiner (1988), S. 1.

29 John Locke, Versuch über den menschlichen Verstand, Bd. 2, Hamburg: Felix Meiner (1988), S. 7.

30 John Locke, Versuch über den menschlichen Verstand, Bd. 2, Hamburg: Felix Meiner (1988), S. 100.

31 John Locke, Versuch über den menschlichen Verstand, Bd. 2, Hamburg: Felix Meiner (1988), S. 209.

32 John Locke, Versuch über den menschlichen Verstand, Bd. 2, Hamburg: Felix Meiner (1988), S. 331.

33 John Locke, Versuch über den menschlichen Verstand, Bd. 1, Hamburg: Felix Meiner (2006), S. 22.

34 John Locke, Versuch über den menschlichen Verstand, Bd. 1, Hamburg: Felix Meiner (2006), S. 216.

35 John Locke, Versuch über den menschlichen Verstand, Bd. 1, Hamburg: Felix Meiner (2006), S. 122.

36 John Locke, Versuch über den menschlichen Verstand, Bd. 1, Hamburg: Felix Meiner (2006), S. 428.

VI Es gibt keine Materie

In George Berkeleys Welt (1685 bis 1753) existieren nur Ideen und Geister

Seine Gegner halten ihn für verrückt. Absurd und närrisch finden sie seine Gedanken. Als der Mitte 20-jährige Berkeley sein großes Werk veröffentlicht, erlebt er eine herbe Enttäuschung. Wenn er überhaupt zur Kenntnis genommen wird, dann sind es Kritiker, die ihm verständnislos entgegentreten und verspotten. Eine tiefe Skepsis äußert sich bis heute, wenn man ihn erwähnt, vornehmlich in Deutschland. Zu irritierend erscheinen seine Antworten auf die Frage nach Wissen und Erkenntnis. Berkeley leugnet eine der Grundlagen der Wissenschaft mit dem erklärten Ziel, die Wissenschaft zu fördern. Keinem seiner Widersacher gelingt es, Berkeleys Positionen zu widerlegen. Auf der anderen Seite formuliert er einen neuartigen Ansatz, der erst rund 200 Jahre später voll erblüht.

Ihn bewegen die Fragen, woher wir etwas wissen, was wir erkennen. Doch ist es kein Forschergeist, der ihn leitet. Er versteht sich als Mann Gottes und streitet für die Religion. Nach dem Besuch des Kilkenny Colleges in seiner irischen Heimat wechselt er ans Trinity College in Dublin, um Alte Sprachen und Philosophie zu studieren, aber auch Mathematik und Theologie. Dort wird er Master, Diakon und 1710 anglikanischer Priester. Letzteres ist die Voraussetzung, um lehren zu dürfen. Für Berkeley bleibt es nicht bei lebloser Pflichterfüllung. Er verteidigt beherzt den christlichen Glauben und bekämpft Atheisten, Skeptiker und Materialisten. Zu vernunftgläubig sind ihm viele Menschen, zu rational erscheint die Aufklärung.

Der Denker, auf dessen Schultern er steigt, um weiter zu sehen, ist John Locke. Er ist Berkeleys geistiger Ausgangspunkt. Berkeley will Locke korrigieren und fortführen. Von dem verstorbenen Engländer übernimmt der junge Ire die Grundgedanken: Wir haben Ideen, diese erhalten wir über die äußere und innere Wahrnehmung, *sensation* und *reflection*. Wir speichern die Ideen im Gedächtnis und bereichern sie durch Einbildungskraft. Allerdings streitet Berkeley in erster Linie für die wahre Religion. Anders als bei Locke steht das Streben nach Erkenntnis bei ihm unter dem Primat Gottes. Gott steht über allem. So kämpft Berkeley polemisch gegen die Mathematiker, weil sie so verliebt sind in ihren Begriff von Unendlichkeit. Das kommt einem Frevel gleich. Denn Unendlichkeit stehe nur Gott zu, keinem anderen.

Lächerlich bei den Mathematikern, die Sinne zu verachten[1] lautet eine von Berkeleys zahlreichen, mal amüsanten, mal böswilligen Spitzen gegen die Zahlenakrobaten. Berkeley hingegen ehrt die Erkenntnisquelle, aus der wir schöpfen: die Sinne. Die Mathematik kann nichts taugen, wenn sie die Sinne verachtet. Eine andere Notiz aus seinem *Philosophischen Tagebuch* von 1707/08 wiederholt den Angriff und präzisiert Berkeleys Position. *Die Mathematiker konnten nicht einmal so viel, daß sie sagen konnten, worin Wahrheit und Sicherheit besteht, bis Locke es ihnen sagte. Ich sehe die besten unter ihnen von Licht und Farben sprechen, als ob diese ohne den Geist wären*[2]. In der Sinneswahrnehmung durch den Geist findet Berkeley die Wahrheit und Gewissheit, die er sucht.

1709 wagt er sich mit seiner ersten Schrift in die Öffentlichkeit, einer Arbeit zur Psychologie der Wahrnehmung: *An Essay Towards a New Theory of Vision*. Ganz im Gegensatz zu seinen philosophischen Schriften entwickelt sich die *Neue Theorie des Sehens* zu einem Renner. Wissenschaftler verschiedener Provenienz berufen sich darauf. Rund 200 Jahre lang gilt sie als maßgebend. Berkeley untersucht darin, was wir dank unseres Gesichtssinnes wissen und was durch unseren Tastsinn. Er klärt seine Leser darüber auf, dass ihre Ansichten, was Wahrnehmung ist und was Erfahrung meint, auf einem Missverständnis beruht.

Dazu soll sich der Leser eine Person in einem Zimmer vorstellen. Draußen fährt eine Kutsche vorbei. Hört die Person in dem Zimmer die Kutsche vorbeifahren, dann sagt sie kurzerhand: ‚Ich höre eine Kutsche'. Doch was wir als simple Sinneswahrnehmung formulieren, ist viel mehr. Es ist eine komplexe Erfahrung. Denn sie bündelt mehrere verschiedene Wahrnehmungen aus der Vergangenheit. Das kommt uns nicht mehr ins Bewusstsein, weil wir seit der Kindheit gelernt haben, die Sinneseindrücke miteinander zu verknüpfen. So eng, dass sie verschmelzen zu einer Gesamtidee, in der wir die Glieder nicht mehr auseinanderhalten. Im Falle der Kutsche hörten wir irgendwann zunächst ein Geräusch, sahen hin, gingen darauf zu, öffneten eine Tür, stiegen ein, nahmen Platz, hörten vielleicht das Wort *Kutsche* und buchstäblich *er-fassten* wir, was eine Kutsche ist und wie sie sich anhört.

Ohne den Tastsinn ist der Gesichtssinn fast hilflos. Er liefert uns nur ein Gewimmel von Farben und Eindrücken. Solange wir etwas nur sehen, haben wir noch keinen Eindruck von Tiefe und Raum. Es mag ja irritieren, dass Berkeley den Erkenntnisgewinn dem Tastsinn zuordnet. Aber für ihn umfasst er mehr als die bloße Berührung. Wenn wir uns bewegen, die Muskeln spüren, eine Entfernung durchmessen und einen Gegenstand berühren, anfassen, spüren – so macht all das den Tastsinn aus und verschafft uns Erkenntnis.

Berkeley liebt Gedankenspiele auf diesem Feld: Für ihn hätte ein Mensch, der nur sieht ohne sich zu bewegen, keine Vorstellung vom dreidimensionalen Raum. Notwendig ist es ohnehin nicht, dass wir Eindrücke vom Sehen und Tasten zusammen erfahren und verbinden. Denn ein Blinder sieht die Welt nicht, er kann sie aber ertasten. *Durch Sehen wahrgenommene Bewegung, Gestalt und Ausdehnung sind verschieden von den durch Tasten wahrgenommenen Vorstellungen*[3]. Doch erscheinen sie stets gleichzeitig, sodass der Geist sie zu einer geschlossenen Erfahrung verknüpft und unter einem Namen führt. Die tägliche Verwendung der Sprache verwischt schließlich diesen Entstehungsgang.

1710, nur ein Jahr nach seinem Aufsatz über Sehen und Tasten, kommt Berkeleys philosophisches Hauptwerk heraus: *A Treatise concerning the Principles of Human Knowledge* (*Eine Abhandlung über die Prinzipien der menschlichen Erkenntnis*). Wie es der Zeit entspricht, verrät das Titelblatt, was das Buch behandelt: *Worin die Hauptursachen der Irrtümer und Schwierigkeiten in den Wissenschaften sowie die Grundlagen des Skeptizismus, Atheismus und der Religionsfeindschaft untersucht werden*[4]. Berkeley plant drei Teile. Doch als er sich auf eine Reise nach Italien begibt, verliert er das Manuskript von Teil zwei und belässt es bei dem ersten Teil. Die *Prinzipien* sind eine kleine Schrift aus einer Einführung und 156 Paragrafen, meist jeweils einen Absatz umfassend.

Die Prinzipien sind flüssig geschrieben, klar und eingängig. Schon in seinem Tagebuch ermahnt sich Berkeley immer wieder, in einem verständlichen Stil zu schreiben. Es nützt ihm freilich wenig. Das Buch wird dennoch ein Flop. Entweder wird es gar nicht zur Kenntnis genommen oder auf wenige Aussagen reduziert, die dem Autor nur Spott eintragen. Berkeley ist enttäuscht, lässt sich aber nicht entmutigen. Das Thema ist ihm so wichtig, dass er seine Gedanken sortiert und 1713 in anderer Form vorlegt. Angelehnt an den großen Platon wählt auch er jetzt die Dialogform. Berkeley selbst spricht aus der Figur, die er nicht sehr bescheiden Philonous nennt, Freund der Vernunft. Sein Gegenpart heißt Hylas (*hyle* ist der griechische Begriff für Stoff oder Materie), dahinter steht natürlich John Locke. Hylas ist in den Dialogen verunsichert. Philonous belehrt ihn und weist ihm den rechten Weg. Ohne Zweifel ist Hylas, John Locke, in der Debatte der Unterlegene.

Der Aufbau der Prinzipien erinnert an Lockes *Essay*. So wie Locke die falsche Lehre erst darstellt, dann verurteilt und schließlich seine eigenen Gedanken ausbreitet, so wiederholt Berkeley zu Beginn die Irrlehre, die es zu bekämpfen gilt, um dann die richtigen Ansichten darzulegen. In diesem Fall selbstverständlich seine eigenen. Die Irrlehre enthält Lockes abstrakte Ideen und seinen Materialismus, den Berkeley vehement bekämpft. Zunächst übernimmt er die Begriffe Sensation und Reflexion und die Rolle von Gedächtnis und Einbildungskraft, danach schlägt er einen anderen Weg ein.

Berkeley mag Locke nicht folgen, wenn dieser seine Lehre von abstrakten Ideen und Begriffen entwickelt. Locke behauptet, dass wir Menschen die Eigenschaften von einzelnen Gegenständen abstrahieren und daraus Allgemeinbegriffe schaffen. So haben wir den Begriff *Mensch* oder *Dreieck*. Damit ist kein konkreter Mensch gemeint: Haarfarbe, Größe, Geschlecht – alles unwichtig für den Begriff *Mensch*. Unter *Dreieck* soll man sich ebenfalls das theoretische Dreieck als solches vorstellen, ohne genaue Winkel oder Seiten. Die Wörter sind Zeichen dieser allgemein-abstrakten Ideen. John Locke legt Wert darauf, dass Menschen abstrahieren können. Tiere sind dazu nicht fähig. Wir unterscheiden uns von den Tieren dadurch, dass wir das Ergebnis dieses Denkens sprachlich als Begriff festhalten.

Das stimmt, sagt Berkeley, Tiere können nicht abstrahieren – aber Menschen auch nicht. Zumindest nicht so, wie Locke es behauptet. Wie soll man sich einen Menschen vorstellen ohne Haarfarbe, ohne Größe oder ohne Geschlecht? Wie soll man sich ein Dreieck ohne konkrete Winkel vorstellen? Man kann es schlichtweg nicht. Der Geist bildet keine abstrakten Ideen, weil wir uns Ideen ohne Eigenschaften nicht vorstellen können. Dass wir verallgemeinern, ja, das steht für Berkeley außer Frage. Aber dass wir abstrahieren, lehnt er ab: *Ich muß hier feststellen, daß ich nicht schlechthin bestreite, daß es allgemeine Ideen gibt, sondern nur, daß es* <u>*abstrakte, allgemeine*</u> *Ideen gibt*[5]. Es erscheint ihm viel zu verkopft, wenn wir nach Locke erst abstrakte Ideen formen und dann ein sprachliches Kleid dafür nähen. Jeder Blick darauf, wie Kinder sich verhalten, belehrt uns doch eines Besseren: *Sollen wir denn im Ernst glauben, ein Haufen Kinder könne nicht über seine Süßigkeiten und Spielsachen und sonstigen Krimskrams schwatzen, ohne vorher zahllose Unvereinbarkeiten zusammengezimmert und so im Geiste* <u>*abstrakte allgemeine*</u>

Ideen gebildet und diese an jeden Gemeinnamen, den sie gebrauchen, geheftet zu haben?[6]

Berkeley entscheidet an dieser Stelle einen alten Streit, der seit dem Mittelalter immer wieder aufflammt. Der Universalienstreit mit dem Problem: Existiert das Allgemeine wirklich oder sind die allgemeinen Begriffe nur Schöpfungen des menschlichen Verstandes? Realisten behaupten, das Allgemeine existiert. Nominalisten sagen, es existieren nur Einzelgegenstände. Ein Konzeptualist ist ein abgeschwächter Nominalist. Er sagt, dass wir Einzeldinge zu Begriffen abstrahieren. Sie sind im Geiste real und ihre Bedeutung existiert. Ein bekanntes Beispiel ist *der Name der Rose* des Scholastikers Pierre Abaelard (1079 bis 1142). Auch wenn keine Rosen mehr auf der Erde blühen, ihr Name existiert weiterhin. Der italienische Schriftsteller Umberto Eco spielt mit diesem Thema in seinem Roman *Der Name der Rose.*

Während Locke sich als Konzeptualist präsentiert hat, nimmt Berkeley wieder eine strengere Position ein. Er schmiedet seinen nominalistischen Dolch und sticht ihn tief in die Ideenlehre. Was Locke mit seiner Theorie schaffe, sei letztlich eine Verdoppelung der Welt. Es gebe die Sinnesobjekte zweifach, erstens real, in der Außenwelt. Durch Lockes Annahme von Substanzen und Abbildung der Objekte existieren sie jedoch ein zweites Mal im Geist. Das Konzept der Repräsentation behauptet, dass wir eine adäquate Abbildung der Sinnesobjekte im Geist haben. Doch woher wissen wir das? Woran können wir uns orientieren, wo finden und wie erkennen wir die Vorlage, um zu überprüfen, ob Original und Abbildung übereinstimmen? Letztlich, so Berkeley, wissen wir es nicht, können es gar nicht wissen. Damit öffnen wir jedoch dem Skeptizismus Tür und Tor. Alles nur, weil Locke sich auf den Materialismus stützt und von kleinsten Teilchen schwafelt, die Eigenschaften haben.

Materialismus ist damit als Quelle des Übels erkannt. Aus ihr sprudelt so ein Unsinn hervor wie primäre und sekundäre Qualitäten. Nach Ansicht der Materialisten haben Substanzen primäre und sekundäre Qualitäten oder Eigenschaften. Locke übernimmt diese Gedanken von seinem Freund, dem Chemiker Robert Boyle, und baut sie ein in seine Ideenlehre. Primäre Qualitäten sind beispielsweise Ausdehnung, Gestalt oder Größe. Es sind Eigenschaften, die die Atome haben, die wir aber nicht direkt an ihnen wahrnehmen können. Sie existieren trotzdem, unabhängig von unserer Wahrnehmung. Sekundäre Qualitäten sind beispielsweise Farbe, Klang oder die Temperatur. Wir nehmen sie wahr, aber in den Substanzen kommen sie nicht vor. Sie sind daher abhängig von unserer Wahrnehmung. Locke nennt als Beispiel dafür die Farbe eines Haares, die mit bloßem Auge eine andere ist als unter dem Mikroskop betrachtet.

Wenn Berkeley Lockes Unterscheidung der Qualitäten kritisiert, nimmt sein Denken eine entscheidende Wendung. Bisher ist es erkenntnistheoretisch angelegt. Berkeley geht der Frage nach, was wir erkennen und wie. Jetzt fragt er nach dem, was es gibt, was überhaupt vorhanden ist. Er schwenkt von der Erkenntnistheorie zur Metaphysik. In seiner Radikalität steigert er sich zu Aussagen, die für seine Zeitgenossen nicht nachvollziehbar sind. Denn obwohl sich das mechanische Weltbild schon durchgesetzt hat, nachdem die Materie als Begriff in der Diskussion akzeptiert ist, kehrt Berkeley wieder um. Er leugnet die Existenz der Materie: Locke hat nicht Recht, wenn er behauptet, es gebe Substanzen, losgelöst und unabhängig von unserer Wahrnehmung. Sie existieren zwar, aber *nur* in unserer Wahrnehmung, nicht ohne sie.

Das wird Berkeley selber schon früh deutlich, in seinem *Philosophischen Tagebuch* liest man dazu: *Die Annahme, Ausdehnung sei verschieden von allen anderen tastbaren und sichtbaren Qualitäten und mache durch sich selbst eine Idee aus, hat die Menschen zur Annahme gebracht, sie sei ohne den Geist*[7]. Ein schwerwiegender Irrtum, den Berkeley korrigieren will. Es gibt keine Materie mit eigener, gewissermaßen selbstständiger Ausdehnung, ohne dass wir sie wahrnehmen. Was existiert, ist nur unsere Idee oder Vorstellung von Ausdehnung. In dem letzten seiner *Drei Dialoge* sagt Philonous-Berkeley zu Hylas-Locke: *Ich bestreite daher, daß es ein ungeistiges <u>Substrat</u> der Gegenstände der Sinne gibt und (…) daß es eine materielle Substanz gibt*[8].

Berkeley nennt sich fortan selbst einen Immaterialisten. Anders als manche Denker sagt er nicht, dass es eine Außenwelt geben könnte, die wir einfach nicht korrekt erkennen. Es gibt nur Ideen und die Geister, die solche Ideen wahrnehmen. Eine zweite, gewissermaßen originale Dingwelt hinzuzudenken, ergäbe gar keinen Sinn. Berkeley hat das mit der griffigen Wendung ausgedrückt: Sein ist wahrgenommen Werden oder Wahrnehmen: *Existenz ist percipi (wahrgenommenwerden) oder percipere (wahrnehmen)*[9]. Bewiesen hat er es nicht. Muss er auch nicht, sagt er: *Ich wundere mich, wie die Menschen eine so offensichtliche Wahrheit nicht sehen können wie die, daß Ausdehnung nicht ohne eine denkende Substanz existieren kann*[10]. Seine Schlussfolgerung ist also offensichtlich. Und das Evidente, gerade weil es sichtbar ist, muss nach Berkeleys Logik stärker sein als ein mit der Vernunft geführter Beweis. Er empfindet seine Ansicht als Ausdruck des gesunden Menschenverstands.

Lösen sich also die Dinge auf, wenn wir nicht hinsehen? Sind sie weg und tauchen aus dem Nichts wieder auf, wenn wir uns ihnen zuwenden? Derartige Hexerei schließt auch Berkeley aus: *Das Pferd steht im Stall, die Bücher im Studierzimmer wie vorher*[11]. Wie kann das sein, wenn etwas nur als Wahrgenommenes existiert, aber kein Mensch im Stall oder im Studierzimmer steht? Berkeleys Erklärung wirkt heute, in unserer aufgeklärten Welt, wie ein fauler Argumentationszauber. Schlüssig wird sie allenfalls, wenn man Berkeleys tiefe Glaubensüberzeugung bedenkt: Die Ideen existieren weiter, weil sie in Gott als wahrnehmendem Geist weiter existieren. Gott ist der ewige Geist, der uns endliche Geister mit dem Vermögen ausgestattet hat, Ideen wahrzunehmen. Gott sieht alles, er steht sozusagen immer im Stall und gleichzeitig im Studierzimmer.

Da es hinter diesen Ideen keine Materie gibt, erübrigt sich der Streit darüber, ob wir die Welt so wahrnehmen, wie sie ist. Wir erkennen die Ideen, wie sie sind. Für Skeptizismus besteht kein Anlass. Wir sind in der Lage, die Dinge zu erklären, mehr ist nicht erforderlich. In den *Drei Dialoge(n)* fasst Berkeleys Alter Ego Philonous zusammen: *Ich bin der Meinung, daß die wirklichen Dinge eben jene Dinge sind, die ich sehe und taste und mit meinen Sinnen wahrnehme. Diese kenne ich, und da ich feststelle, daß sie allen Bedürfnissen und Zwecken genügen, habe ich keinen Grund, hinter irgendwelchen anderen unbekannten Entitäten her zu sein*[12]. Damit hat Berkeley gleichzeitig gegen Materialisten, Skeptiker und Atheisten gesiegt und sein Ziel erreicht. Hofft er jedenfalls.

So recht will ihm aber keiner den Siegeslorbeer aufs Haupt setzen. Diese schrägen Ansichten können einfach nicht richtig sein. Was die Gegner hingegen verblüfft: Sie sehen sich nicht in der Lage, Berkeley seinen Irrtum nachzuweisen. Berühmt geworden ist dazu die Anekdote zwischen dem Schriftsteller James Boswell und dem Gelehrten Samuel Johnson. Boswell berichtet, wie sie beide aus einer Kirche kommen und über Berkeley sprechen. Boswell merkt an, dass daran etwas nicht stimmen könne, dass Berkeley aber unmöglich zu widerlegen sei. Daraufhin tritt Johnson so heftig mit einem Fuß gegen einen Stein, dass der Fuß zurückprallt und Johnson schmerzhaft kommentiert: *Ich widerlege sie so*[13].

So wie sich zu Berkeleys Lebzeiten kaum Anhänger finden, so setzen sich auch nach seinem Tod nur wenige Philosophen mit ihm auseinander. Immanuel Kant tut dies erst spät, ohne ihm zuzustimmen. David Hume schätzt ihn sehr und kritisiert ihn doch. Arthur Schopenhauer immerhin weist ihm das große Verdienst zu, dass Berkeley erkannt habe, es könne kein Objekt ohne ein Subjekt geben.

Wenn etwas wahrgenommen werden soll, muss es auch einen Geist geben, der wahrnimmt.

In den *Prinzipien der menschlichen Erkenntnis* stellt sich Berkeley die Frage nach den Konsequenzen seiner Lehre: *Schwierige und dunkle Fragen*[14], um die sich die Philosophen seit langem bemüht hätten, seien durch ihn *ein für allemal aus der Philosophie verbannt*[15] worden. *Kann die körperliche Substanz denken?*[16] *Und wie wirkt sie auf den Geist?*[17] Diese Probleme hält er für erledigt. Ironischerweise ist es genau umgekehrt. Es sind diese Fragen, die stets neu gestellt, diskutiert, erforscht werden und bis heute nicht abgeschlossen sind.

Seine Vorreiterrolle schätzt man statt dessen auf einem anderen Gebiet. Mit seiner Ablehnung der Sprachbedeutung bei Locke und seinen eigenen Gedanken nimmt er Ansätze zur Sprachphilosophie im 20. Jahrhundert vorweg. Die abstrakte Idee, wie von Locke vorgeschlagen, kommt nicht als Bedeutungsträger für Wörter in Frage. *Wir kennen die Bedeutung unserer Wörter nicht*[18], trägt er schon in das *Philosophische Tagebuch* ein. Sie trennen uns und unsere Ideen voneinander, schieben sich zwischen uns und den Ideen. Der Begriff *Existenz* wird oft verwendet, aber er ist im Verstand unklar. Die Bedeutung erklärt sich erst im Gebrauch, im Kontext, in dem wir Begriffe verwenden. Wer sich in der Sprachphilosophie auskennt, hört hier schon den späten Ludwig Wittgenstein heraus.

Gern verwenden wir sinnliche Ausdrücke, um Operationen des Geistes zu beschreiben. Wir nehmen sie dann wörtlich und laufen in die Irre, weil wir an etwas festhalten, das es so nicht gibt. *Wir kennen viele Dinge, bei denen uns Worte fehlen, um sie auszudrücken. Aufgrund dieses Prinzips lassen sich große Dinge entdecken. Mangels seiner Beachtung haben sich verschiedene Menschen in vielfache Irrtümer verrannt: bemüht, ihre Erkenntnis durch Laute darzustellen (...), dachten sie, der Mangel liege in ihrer Erkenntnis, während er in Wahrheit in ihrer Sprache lag*[19].

Anmerkungen

1 George Berkeley, Philosophisches Tagebuch, Hamburg: Felix Meiner (1979), S. 40.
2 George Berkeley, Philosophisches Tagebuch, Hamburg: Felix Meiner (1979), S. 47.
3 George Berkeley, Philosophisches Tagebuch, Hamburg: Felix Meiner (1979), S. 5.
4 George Berkeley, Eine Abhandlung über die Prinzipien der menschlichen Erkenntnis, Hamburg: Felix Meiner (2004), S. 1.

[5] George Berkeley, Eine Abhandlung über die Prinzipien der menschlichen Erkenntnis, Hamburg: Felix Meiner (2004), S. 13.

[6] George Berkeley, Eine Abhandlung über die Prinzipien der menschlichen Erkenntnis, Hamburg: Felix Meiner (2004), S. 15.

[7] George Berkeley, Philosophisches Tagebuch, Hamburg: Felix Meiner (1979), S. 46.

[8] George Berkeley, Drei Dialoge zwischen Hylas und Philonous, Hamburg: Felix Meiner (2005), S. 96.

[9] George Berkeley, Philosophisches Tagebuch, Hamburg: Felix Meiner (1979), S. 54.

[10] George Berkeley, Philosophisches Tagebuch, Hamburg: Felix Meiner (1979), S. 33.

[11] George Berkeley, Philosophisches Tagebuch, Hamburg: Felix Meiner (1979), S. 54.

[12] George Berkeley, Drei Dialoge zwischen Hylas und Philonous, Hamburg: Felix Meiner (2005), S. 86.

[13] Anthony Kenny, Geschichte der abendländischen Philosophie, Bd. 3, Neuzeit, Darmstadt: Primus Verlag/WBG (2012), S. 90.

[14] George Berkeley, Eine Abhandlung über die Prinzipien der menschlichen Erkenntnis, Hamburg: Felix Meiner (2004), S. 69.

[15] ebd.

[16] ebd.

[17] ebd.

[18] George Berkeley, Philosophisches Tagebuch, Hamburg: Felix Meiner (1979), S. 72.

[19] George Berkeley, Philosophisches Tagebuch, Hamburg: Felix Meiner (1979), S. 27.

VII Schottischer Buddhismus

Für David Hume (1711 bis 1776) ist das Ich nichts weiter als ein Bündel von Erfahrungen

Wer verfolgt, welche Philosophen was und wann gesagt haben, fühlt sich irgendwann wie in einer ewigen Talkshow: Was der Erste sagt, weist der Zweite zurück und behauptet das Gegenteil. Ein Vorredner hat sowieso nie Ahnung und nur dummes Zeug verzapft. Aber nun kommt endlich die Wahrheit ans Licht. Bis der nächste Redner anhebt und genau das Gleiche von sich behauptet. So geht das hin und her, mal munter, mal mau – Beleidigungen nicht ausgeschlossen. Irgendwann überlegt der Zuschauer, ob sich alles immer nur im Kreise dreht und er nicht besser in ein anderes Programm zappt.

1739 sollte man auf keinen Fall umschalten. In diesem Jahr tritt David Hume auf mit seinem *Traktat über die menschliche Natur* (*A Treatise of Human Nature*). Die ersten zwei Bände *Über den Verstand* und *Über die Affekte* erscheinen gleichzeitig, ein Jahr darauf kommt der dritte Band *Über Moral* heraus. Hume ist stolz auf sein Buch, doch die Leser bleiben aus. Das Publikum ignoriert den 28-jährigen Schotten und er bleibt unbekannt. Trost findet er in Selbstmitleid: *Als Totgeburt fiel er (der Traktat) aus der Presse und fand nicht einmal so viel Beachtung, um wenigstens unter den Eiferern ein leises Murren zu erzeugen*[1]. Aber von seinen Vorläufern Descartes und Berkeley weiß Hume, dass man in solchen Fällen am besten seine Gedanken etwas eindampft, knackiger formuliert und ein zweites Buch daraus macht. So entsteht *Eine Untersuchung über den menschlichen Verstand* (*An Enquiry concerning Human Understanding*). Dieses Buch gilt heute vielen Lesern tatsächlich als einer der besten klassischen Texte der Philosophie.

Auch Hume geht in dieser Jahrhundert-Talkshow nach bekanntem Muster vor. Er kritisiert, was er vorfindet: den allgemeinen *Aberglauben*[2], den verbreiteten *Irrtum*[3], das Durcheinander und die verfahrene Situation. *Auch die Menge draußen kann an dem Lärm und Geschrei, das sie vernimmt, merken, daß drinnen nicht alles in Ordnung ist*[4]. Und wer wie auf dem Markt sich unermüdlich anpreist, der scheint genug Zustimmung zu erhalten. Egal ob es vernünftig ist, was er sagt. *In diesem Toben trägt nicht die Vernunft den Sieg davon, sondern die Beredsamkeit, und niemand braucht die Hoffnung aufzugeben, Anhänger auch für die gewagtesten Hypothesen zu finden, wenn er nur Geschicklichkeit genug besitzt, sie in vorteilhaftem Lichte darzustellen*[5]. Hume ist aber kein Marktschreier. Zwar wettert er gegen den metaphysischen Mumpitz, namentlich in seiner cartesianischen Variante. Aber an einigen Vorrednern orientiert er sich durchaus. Er nimmt den Faden des Empirismus auf, den John Locke angefangen und den der von ihm geschätzte George Berkeley weitergesponnen hat.

Anfang 20 ist Hume, als er 1731 nach einem thematischen Gerüst sucht, an dem sich sein Denken emporranken kann. Er hat das öde Jurastudium satt und bricht es ab. Zum Entsetzen der Mutter, angeblich hält sie ihren Sohn ohnehin für schwachsinnig, will David nun nichts anderes als Philosoph werden und Bücher schreiben. Er liest schon früh die großen Gelehrten. Er kennt daher sowohl ihre Moral- als auch ihre Naturphilosophie. Beide Gebiete kranken allerdings an einer Schwäche: Sie sind zu spekulativ, im Grunde zu abstrakt. Die Denker stehen nicht mit beiden Beinen auf dem Boden der Lebenswelt.

Wer Fragen zur Moral stellt, muss zuallererst den Menschen beobachten. Man sollte den Menschen genau studieren und nicht ins Blaue hinein philosophieren. *Ich entschloß mich daher, die menschliche Natur zum Hauptgegenstand meines Studiums zu machen*[6], gesteht Hume in seinem *Letter to a Physician* von 1734. In der menschlichen Natur spiegeln sich alle wichtigen Fragen. *Alle Wissenschaften haben offenbar mehr oder weniger Bezug zur menschlichen Natur*[7]. In der Einleitung zu seinem Traktat formuliert er forsch: *Es gibt keine Frage von Bedeutung, deren Lösung in der Lehre vom Menschen nicht miteinbegriffen wäre*[8].

Hume hat sein Thema gefunden. Um in Ruhe zu denken, zieht er sich zurück. Zeitweise übersiedelt er nach Frankreich. Unter anderem lebt er zwei Jahre in la Flèche, in dem Ort, wo René Descartes das jesuitische Internat besucht hatte. Hier beginnt er zu schreiben. Auf den ersten Seiten der *Untersuchung über den menschlichen Verstand* begründet Hume sein Programm: Die bisherige *unzugängliche Philosophie und das metaphysische Kauderwelsch*[9] erwecken nur den Anschein von Wissenschaft. Doch gibt es einen Weg, um dem ganzen Unsinn zu entgehen: *Die einzige Methode, die Wissenschaft mit einem Male von solch unzugänglichen Fragen frei zu machen, besteht in einer ernstlichen Untersuchung der Natur des menschlichen*

Verstandes und in dem aus genauer Zergliederung seiner Kräfte und Fähigkeiten gewonnenen Nachweis, daß er keineswegs für solche entlegenen und dunklen Gegenstände geeignet ist[10].

Seltsam. Noch bevor er richtig Fahrt aufnimmt, bremst er sich schon aus? Sein Statement klingt nicht sehr optimistisch: Der menschliche Verstand ist beschränkt. Nach ehrgeizigem Erkenntniswillen hört sich das nicht an. Doch Radikalität ist Hume fremd. Wohltemperierte Menschlichkeit ist eher der Charakterzug, der ihn bestimmt und seine Philosophie kennzeichnet. *Fröhne deiner Liebe zur Wissenschaft, spricht* (die Natur), *aber deine Wissenschaft sei menschlich und lasse sich in unmittelbare Beziehung zum tätigen und geselligen Leben setzen. Unzugängliche Gedanken und tiefbohrende Forschungen untersage ich. (…) Sei ein Philosoph; aber inmitten all deiner Philosophie bleibe Mensch!*[11] Hume will nicht als Ikarus der Sonne des Wissens entgegenfliegen und abstürzen.

Wenn Hume von den Grenzen des menschlichen Verstandes spricht, erinnert er den Leser stets daran, dass dieser einen Skeptiker vor sich hat. Andererseits ist Hume kein Ideologe. Den Skeptizismus aus Prinzip hält er nicht für durchführbar. Wäre man dauernd skeptisch und zweifelte an allem, wäre man gar nicht mehr alltagstauglich. Den radikalen Zweifel von Descartes lehnt er daher ab: *Der cartesianische Zweifel also, wäre er einem menschlichen Wesen zu erreichen möglich (was er ersichtlich nicht ist), würde vollkommen unheilbar sein; keine Vernunfttätigkeit könnte uns je einen Zustand der Sicherheit und Überzeugung über irgendeinen Gegenstand verschaffen*[12]. Würden wir systematisch an allem zweifeln, welchen Sinn hätte es dann, dass wir morgens aufstehen, dass wir eine Entscheidung treffen, dass wir handeln? An die Stelle einer radikalen Skepsis setzt Hume eine gemäßigte, die den Menschen im Alltag begleitet. Sie soll es ihm erlauben, von bestimmten Grundsätzen auszugehen, wohl wissend, dass letzte Zweifel an der Erkenntnis bestehen bleiben.

Da die Lehre vom Menschen eine eminent wichtige Rolle einnimmt und alle Fragen sich letztlich um den Menschen drehen, muss sich Hume mit dem auseinandersetzen, was den Menschen so einzigartig, so besonders macht. Seit Jahr und Tag besteht Konsens unter Naturforschern ebenso wie unter Philosophen, dass das der Geist des Menschen ist. Folgerichtig lenkt der Autor den Blick des Lesers auf den Geist. Doch er will ihm nicht zu viel versprechen. *Das eigentliche Wesen des Geistes ist uns ebenso unbekannt, wie das der Körper außer uns*[13].

Warum lohnt es sich trotzdem, den Traktat weiterzulesen? Weil Hume zwar nicht den Geist, aber das Denken erhellt. Wie der Verstand arbeitet, das sollte sich klären lassen. Wie er seine Informationen verarbeitet und wie er Schlüsse zieht. In dieser Hinsicht setzt Hume die Linie der Empiristen fort: durch Erfahrung und Beobachtung, auch Selbstbeobachtung. Sein Leitmotiv lautet: *Wie die Lehre vom Menschen die einzig feste Grundlage für die anderen Wissenschaften ist, so liegt die einzig sichere Grundlage, die wir dieser Wissenschaft geben können, in der Erfahrung und Beobachtung*[14].

Was in den Kopf kommt, nehmen wir vorher durch die Sinne auf. In den Verstand gelangen als Erstes Wahrnehmungen oder *Perzeptionen*. Humes *to perceive* meint gleichwohl nicht nur wahrnehmen, sondern bemerken, erfassen, verstehen, empfinden und erkennen. Hume wählt also einen sehr umfassenden Begriff. Die Perzeptionen sind sowohl Eindrücke (*impressions*) als auch Vorstellungen (*ideas*). *Erster Grundsatz für die Lehre von der menschlichen Natur*[15] ist die Beziehung zwischen den beiden. Erst kommen die Eindrücke: sinnliche Wahrnehmung und Selbstwahrnehmung. Eindrücke sprudeln immer frisch und stark, sind unmittelbar und heftig. Die schwächeren und blasseren Vorstellungen folgen darauf. Sie sind nur Abbilder der Eindrücke, haben etwas Abgestandenes. Obwohl Vorstellungen gemeinhin schwächer sind, können sie im Schlaf, im Fieber oder im Wahnsinn irritierend intensiv werden.

René Descartes vertrat in seinen Büchern felsenfest die Ansicht, dass einige Ideen angeboren seien. John Locke war ebenso sicher vom Gegenteil überzeugt. Auf diese Diskussion, ob wir angeborene Vorstellungen besitzen oder nicht, will Hume nicht viel Zeit verschwenden. Er widmet sich ihr nur in einer Fußnote. Darin kritisiert er, dass nicht klar ist, was angeboren eigentlich bedeuten soll. Soll es so viel heißen wie *natürlich*, dann *müssen wir jede Auffassung und Vorstellung des Geistes als angeboren oder natürlich anerkennen*[16]. Meint man damit aber von Geburt an, so erscheint der Streit *leichtfertig; es lohnt sich auch nicht der Mühe zu untersuchen, in welchem Zeitpunkt das Denken beginnt, ob vor, bei oder nach der Geburt*[17]. Diesen letzten Punkt könnten heutige Hirnforscher zwar korrigieren, aber es vergeht noch viel Zeit, bis sie soweit sind. Insgesamt ist Hume die Diskussion eher lästig. Er scheint verärgert, weil John Locke den *Schulgelehrten*[18] auf den Leim gegangen ist, die nie auf den Punkt kommen und viel zu lange schwafeln.

Zu den Vorstellungen ist noch nicht alles gesagt. Der Verstand archiviert nicht nur die Eindrücke. Menschen sind nicht nur graue Chronisten, deren Gehirne alles aufzeichnen und aus irgendeiner Ablage hervorkramen. Sie sind auch Gaukler und Zauberer, sind kreativ und einfallsreich. Kein Mensch hat je einen leibhaftigen

Drachen gesehen. Wenn niemand davon einen Eindruck hat, wer oder was hat die Fabelwesen auf die Welt gebracht? Die Fantasie, die sich nicht zügeln lässt. Die Einbildungskraft, die sich nicht an Regeln hält. Sie staubt die Vorstellungen ab, setzt sie neu zusammen und jongliert mit ihnen. Die Einbildungskraft genießt die Freiheit, *Vorstellungen umzustellen und zu ändern*[19]. Sie schafft das fantastische Bild eines Drachen wie dasjenige der duftenden, roten, saftig-süßen, aromatischen Frucht, wenn wir bloß das Wort Erdbeere hören.

Und wer *Ernie* hört, denkt an … Natürlich geistern Hume nicht die Bewohner der Sesamstraße durch den Kopf, wenn er erkennt, dass einige einfache Vorstellungen stets zu gleichen komplexen Vorstellungen kombiniert werden. Als ob sie immer dicht beieinander lägen. Sie zeigen immer die gleichen Verknüpfungen. Umgekehrt sind andere Kombinationen geradezu unvorstellbar. Wer an der Nordsee im Regen auf dem Deich steht, denkt eher an die Südsee als an den Mond über Wanne-Eickel. Wer einen Blitz sieht, wartet auf den Donner und nicht darauf, dass ein Hahn dreimal kräht. Wie kombinieren wir Gedanken? *Es liegt hier eine Art Anziehung vor, welche (…) in der geistigen Welt ebenso außerordentliche Wirkungen hat wie in der natürlichen und sich in ebenso vielen und ebenso verschiedenen Formen darstellt*[20]. Dahinter vermutet Hume ein herrschendes Prinzip, eine *sanfte Macht*[21], die *gewöhnlich die Herrschaft*[22] hat. Genau genommen sind es drei Prinzipien, welche unsere Gedanken verbinden: Ähnlichkeit, Zusammenhang und Ursache/Wirkung. Der Verstand verknüpft also Vorstellungen, weil sie etwas Ähnliches gemeinsam haben wie Nord- und Südsee, weil sie räumlich oder zeitlich zusammenhängen wie Ernie und Bert oder weil sie in einem Verhältnis von Ursache und Wirkung stehen wie Blitz und Donner.

Bei den Stichworten Ursache/Wirkung ist es an der Zeit, wieder skeptisch nachzuhaken. Wieso behaupten wir eigentlich so sicher, dass nach dem hellen Blitz der Donner kracht? Es könnte auf den Donner auch einmal der Blitz aufzucken. Wir sehen Rauch aufsteigen, also brennt es irgendwo. Wir sehen eine Eisdecke auf dem See, also schließen wir, dass es gefroren hat. Beweisen können wir die Abfolge nicht. Woher kommt die Gewissheit dieses *also*? Wer zum ersten Mal eine Eisdecke auf einem See sieht, kann keine Ursache mit einer Wirkung verbinden. Wie kommt man von einzelnen Fällen zu allgemeinen Aussagen? *(W)as ist die Grundlage aller Schlüsse aus der Erfahrung?*[23], fragt Hume und antwortet selbst: *Dies Prinzip ist Gewohnheit oder Übung*[24]. Mehr nicht, keine Naturgesetze, nur Gewohnheit. Ursachen und Wirkungen sind nicht durch die Vernunft, *sondern durch die Erfahrung zu ent-*

decken[25]. Und *alle Ableitungen aus Erfahrung sind daher Wirkungen der Gewohnheit, nicht der Vernunfttätigkeit*[26].

Gleichermaßen dämpft Hume die Hoffnung, dass wir eines Tages die Wirkungen aus den Ursachen ablesen könnten oder dass wir Ursachen hinter den ersten Ursachen finden: Denn *Ursachen dieser allgemeinen Ursachen würden wir vergeblich zu entdecken suchen, und wir werden auch niemals imstande sein, in irgendeiner bestimmten Erklärung derselben Befriedigung zu finden. Diese letzten Grundkräfte und Prinzipien sind ganz und gar der menschlichen Wißbegierde und Forschung verschlossen*[27]. Hume schließt die Möglichkeit sogar für die Zukunft aus. Wie schon John Locke vor ihm so steckt auch David Hume gedanklich im Weltbild der Mechanik fest. Er kann nicht über ihre Grenzen hinausdenken. Ihre Prinzipien und Ursachen sind wahrscheinlich die letzten, die man entdecken kann. Falls es noch grundlegendere geben sollte, bleiben sie verborgen.

Leider bleibt uns die Verbindung von Körper und Geist nicht minder verborgen. Die Verbindung zunächst ist für Hume eine Tatsache, die jeder erfahren kann: Wir wollen den Bus erreichen, also laufen wir los. Der Wille bewegt den Körper. Wir sind uns zwar jederzeit bewusst, dass die Bewegung unseres Körpers dem Willen gehorcht. *Aber die Mittel, durch die dies bewirkt wird, die Energie, vermöge deren der Wille eine so außerordentliche Wirksamkeit entfaltet, sie sind uns so wenig unmittelbar bewußt, dass sie sich vielmehr für immer unserem eifrigsten Forschen entziehen*[28]. Abermals stoßen wir an Grenzen.

Das Problem steht deutlich vor Augen, lässt sich mit dem Kraftbegriff der Mechanik und dem biologischen Wissen der Zeit aber nicht aufschließen. Zu kompliziert ist das Zusammenspiel von *Muskeln, Nerven*, Gliedern und *Lebensgeistern*[29]. Dieser letzte Begriff soll erklären, wie unsere Irrtümer zustande kommen: Wenn der Geist eine Vorstellung hervorrufen will, schickt er dazu Lebensgeister in die Gegend des Gehirns, wo die Vorstellung ruht. Wenn diese *genau die richtigen Bahnen einschlagen und eben die Zelle aufstören, welche der Vorstellung zugehört*[30], so wecken sie die Vorstellung. Kommen die Lebensgeister jedoch vom Weg ab, so rufen sie nur eine verwandte Vorstellung wach. Wir bemerken die Vertauschung nicht einmal.

Im 18. Jahrhundert ist der Begriff Lebensgeister als Erklärungsmodell sehr beliebt. Sie bewegen sich durch den Körper und das Gehirn, wo die Vorstellungen ihren Sitz haben, und aktivieren diese. Heute verwenden wir den Begriff allenfalls metaphorisch. Aber der tieferliegende Gedanke, wonach Erinnerungen ihren festen Platz im Gehirn haben, der ist weiterhin aktuell.

Humes Auffassung von Geist bleibt verschwommen. Irgendwie ist er eine Macht, der die Lebensgeister befehligt und der hierarchisch über den Vorstellungen steht. Jedenfalls zählen die Vorstellungen nicht zum Geist. Wohnt der Geist im Gehirn wie ein König in seinem Schloss? Ist er Bestand-Teil des Gehirns? Das muss nicht sein. Schließlich ist es möglich, *daß ein Gegenstand existieren kann, ohne doch irgendwo zu sein*[31]. Nach Hume ist das sogar weit verbreitet. Ob Geist oder Seele körperliche Substanzen sind, ob sie ausgedehnt oder teilbar sind – diese Fragen sind wie Glatteis, auf dem man zu schnell ausrutscht. Zumindest die Seele kann nicht körperlich sein. Denn was körperlich ist, hat eine Ausdehnung. Was ausgedehnt ist, kann in kleinere Teile geteilt werden. Aber dann wäre die Seele teilbar wie eine Wurst. Existieren womöglich drei Zentimeter dicke Gefühle? Und finden wir unteilbare Gedanke auf der linken oder der rechten Seite des Körpers, oben oder unten?

Hume macht sich lustig über diese Seelenfrage, weil sie nicht relevant ist. Ihn interessiert vielmehr die räumliche Verbindung mit der Materie. Perzeptionen, die Inhalte unseres Bewusstseins, haben jedenfalls keine. Sie sind *einer örtlichen Verbindung mit einem Körper oder materiellen Gegenstand, der ausgedehnt und teilbar ist, unfähig*[32]. Um den Geist und die Perzeptionen zu verstehen, entwirft Hume ein Bild. *Der Geist ist eine Art Theater, auf dem verschiedene Perzeptionen nacheinander auftreten, kommen und gehen*[33]. Obwohl wir nichts wissen *von einem Material, aus dem dieser Schauplatz gezimmert wäre*[34].

Wer schon einmal meditiert hat, der ist mit diesem Vergleich sicher vertraut. Zur Einstimmung macht sich der Meditierende bewusst, dass die Gedanken kommen und gehen, nacheinander auftreten wie auf einer Bühne. In Humes Theorie zu Geist und Bewusstsein finden sich Parallelen zum Buddhismus. Wie ein weiser Buddhist beantwortet Hume, was denn der menschliche Geist sei: *nichts als ein Bündel oder ein Zusammen verschiedener Perzeptionen, die einander mit unbegreiflicher Schnelligkeit folgen und beständig in Fluß und Bewegung sind*[35]. Ein Bündel von Eindrücken und Vorstellungen, immer wieder neu zusammengestellt.

Descartes hatte das Ich zum Maßstab der Gewissheit und der Zweifelsfreiheit gemacht. Dieses Ich wird von Hume nun aufgelöst: *Es gibt einige Philosophen, die sich einbilden, wir seien uns dessen, was wir unser Ich nennen, jeden Augenblick aufs unmittelbarste bewußt*[36]. Wir könnten seine Existenz und seine Dauer fühlen. Das Ich wäre wie ein Fels, gegen den die Sinnesreize und Affekte wie Wellen schlagen. Ein gravierender Irrtum: Wir können keine Vorstellung von einem Ich haben, weil eine Vorstellung immer auf einen Eindruck zurückgeht. *Unser Ich oder die Persönlichkeit aber ist kein Eindruck. Es soll ja vielmehr das sein, worauf unsere verschiedenen Eindrücke und Vorstellungen sich beziehen. Wenn ein Eindruck die Vorstellung des Ich veranlaßte, so müßte dieser Eindruck unser ganzes Leben lang unverändert derselbe bleiben; denn das Ich soll ja in solcher Weise existieren. Es gibt aber keinen konstanten und unveränderlichen Eindruck*[37]. Es gibt kein konstantes Ich.

Möglicherweise sind diese Gedanken zur Identität und zum Ich dem bodenständigen Schotten selbst nicht ganz geheuer. Wir lesen sie nur in dem *Traktat über die menschliche Natur*. In die *Untersuchung über den menschlichen Verstand* nimmt Hume sie nicht mehr auf.

Anmerkungen

1 zitiert nach: Jens Kulenkampff, David Hume, München: C. H. Beck (2. Auflage 1989), S. 11.

2 David Hume, Eine Untersuchung über den menschlichen Verstand, Hamburg: Felix Meiner (2015), S. 17.

3 ebd.

4 David Hume, Ein Traktat über die menschliche Natur, Buch 1, Hamburg: Felix Meiner (2013), S. 3.

5 ebd.

6 zitiert nach: Gerhard Streminger, Hume, Reinbek: Rowohlt (4. Auflage 2011), S. 20.

7 David Hume, Ein Traktat über die menschliche Natur, Buch 1, Hamburg: Felix Meiner (2013), S. 4.

8 David Hume, Ein Traktat über die menschliche Natur, Buch 1, Hamburg: Felix Meiner (2013), S. 5.

9 David Hume, Eine Untersuchung über den menschlichen Verstand, Hamburg: Felix Meiner (2015), S. 12.

10 ebd.

11 David Hume, Eine Untersuchung über den menschlichen Verstand, Hamburg: Felix Meiner (2015), S. 9.

12 David Hume, Eine Untersuchung über den menschlichen Verstand, Hamburg: Felix Meiner (2015), S. 165.

13 David Hume, Ein Traktat über die menschliche Natur, Buch 1, Hamburg: Felix Meiner (2013), S. 6.

14 ebd.

15 David Hume, Ein Traktat über die menschliche Natur, Buch 1, Hamburg: Felix Meiner (2013), S. 17.

16 David Hume, Ein Traktat über die menschliche Natur, Buch 1, Hamburg: Felix Meiner (2013), S. 23.

17 ebd.

18 ebd.

19 David Hume, Ein Traktat über die menschliche Natur, Buch 1, Hamburg: Felix Meiner (2013), S. 20.

20 David Hume, Ein Traktat über die menschliche Natur, Buch 1, Hamburg: Felix Meiner (2013), S. 24.

21 David Hume, Ein Traktat über die menschliche Natur, Buch 1, Hamburg: Felix Meiner (2013), S. 21.

22 ebd.

23 David Hume, Eine Untersuchung über den menschlichen Verstand, Hamburg: Felix Meiner (2015), S. 42.

24 David Hume, Eine Untersuchung über den menschlichen Verstand, Hamburg: Felix Meiner (2015), S. 52.

25 David Hume, Eine Untersuchung über den menschlichen Verstand, Hamburg: Felix Meiner (2015), S. 37.

26 David Hume, Eine Untersuchung über den menschlichen Verstand, Hamburg: Felix Meiner (2015), S. 53.

27 David Hume, Eine Untersuchung über den menschlichen Verstand, Hamburg: Felix Meiner (2015), S. 40.

28 David Hume, Eine Untersuchung über den menschlichen Verstand, Hamburg: Felix Meiner (2015), S. 75.

29 David Hume, Eine Untersuchung über den menschlichen Verstand, Hamburg: Felix Meiner (2015), S. 76.

30 David Hume, Ein Traktat über die menschliche Natur, Buch 1, Hamburg: Felix Meiner (2013), S. 80.

31 David Hume, Ein Traktat über die menschliche Natur, Buch 1, Hamburg: Felix Meiner (2013), S. 290.

32 ebd.

33 David Hume, Ein Traktat über die menschliche Natur, Buch 1, Hamburg: Felix Meiner (2013), S. 309.

34 ebd.

35 ebd.

36 David Hume, Ein Traktat über die menschliche Natur, Buch 1, Hamburg: Felix Meiner (2013), S. 307.

37 David Hume, Ein Traktat über die menschliche Natur, Buch 1, Hamburg: Felix Meiner (2013), S. 307f.

VIII Die Seele ist hier fehl am Platz

Immanuel Kant (1724 bis 1804) ergründet, was wir ohne Erfahrung wissen können

Manchmal stehen Bäume dem Denken im Wege. Wie soll Immanuel Kant seinen Gedanken nachhängen, wenn die Pappeln im Garten seines Nachbarn so hoch sind, dass sie ihm die Sicht versperren? Nur wenn sein Blick auf dem nahen Kirchturm ruht, ist ihm ein gedeihliches Nachdenken möglich. Der Nachbar hat schließlich ein Einsehen. Er lässt die Bäume stutzen. Kant genießt wieder die freie Sicht aus seinem Arbeitszimmer. Wie gut, dass sein Nachbar, Friedrich Nicolovius, nicht nur Kants Verleger ist, sondern auch sein Schüler war. Er sollte wissen, wie sehr sein Lehrer Beständigkeit und Vertrautheit schätzt. Kant mag es gern geregelt, ruhig, ohne Aufregung, ohne Veränderung. Die Aussicht, bald keine Aussicht zu haben, brächte nur Unruhe in sein Leben.

Wer immer über Kants Leben spricht, erwähnt gern die Beständigkeit und seinen Tagesablauf nach der Uhr. In einem Gespräch rühmt Kant selber, dass er sich seit Jahrzehnten jeden Morgen um fünf Uhr wecken lässt und es sich versagt, weiterzuschlafen oder nur liegenzubleiben, sonst könnte er womöglich träge und nachlässig werden. Nach dem Aufstehen nimmt er seine Arbeit auf, hält Vorlesungen, isst mit Freunden zu Mittag, macht einen Spaziergang, liest, arbeitet wieder und geht ins Bett. Ein Tag verläuft wie der andere, stets nach dem gleichen Muster. Man könne die Uhr nach ihm stellen, meint ein Zeitgenosse, so vorhersehbar seien seine Schritte. Kant hat sich dieses Mittel selbst verschrieben, weil er dann ungestört und effektiver arbeitet.

Ebenso legendär ist Kants Verbundenheit mit seiner Heimatstadt Königsberg. Dass er sie niemals verlässt, wie gern behauptet wird, ist allerdings nicht richtig. Er hat zumindest Anstellungen im Umland, kehrt aber wieder in die Stadtmauern zurück. Berufungen nach Erlangen oder Jena lehnt er ab. Auch illustre Bildungsreisen in andere Länder, um sein Leben zu bereichern oder zu schmücken, unternimmt dieser Geistesarbeiter nicht. Diszipliniert, berechenbar, charakterfest, beständig – so will er leben und anderen gegenübertreten.

Prägen Leben und Charakter das Werk? Ist Denken vorgezeichnet durch die Art, wie wir leben? Oder ist es eher umgekehrt? Lenken die Gedanken das Leben? Wer zum ersten Mal Kant auf seinen Wegen begleitet und die Schriften liest, wird schnell zu der Annahme verführt, dass ein so unaufgeregter Mensch nur Philosoph werden kann. Er wird weder Kaufmann oder Mediziner geschweige denn Dichter, sondern begibt sich auf die Suche nach den Grundlagen des Denkens.

Seine frühen Schriften lassen zunächst den Naturwissenschaftler erahnen. Inspiriert von Isaac Newton ist sein erstes Arbeitsgebiet die Physik. Mit einer Theorie zur Planetenentstehung macht er sich in der Astronomie einen Namen. Er arbeitet auch über die Passat- und Monsunwinde. Seine Vorlesungen lassen schon ein weit gespanntes Denken erkennen. Nachdem er 1755 Privatdozent für Philosophie an der Universität Königsberg wird, lehrt er auch Naturwissenschaft und selbst physische Geografie. Er schreibt und veröffentlich fleißig über diese Gebiete, wendet sich aber immer mehr der Metaphysik zu. Dank einer Schrift zum Erkenntnisvermögen erhält er 1770 die ersehnte Ordentliche Professur für Logik und Metaphysik an der Universität seiner Heimatstadt.

Dann verstummt er. Man hört nichts mehr von ihm. Als ob er befriedigt die Beine hochlegt, nachdem er sein Ziel, die Professur, endlich erreicht hat. Doch Kant zieht sich nur in sein Nachdenken über die Welt zurück. Er arbeitet an einem großen Projekt. Für vorläufige Ergebnisse ist es zu früh. Die Freunde, ebenso ungeduldig wie erwartungsfroh, fragen nach und werden auf später vertröstet. Kant ist nicht der Typ Mensch, der akademische Appetithäppchen serviert. Erst will er alles gründlich und systematisch gelöst haben.

Dass es Zeit ist für eine tiefschürfende, große Arbeit, erkennt er, als er sich mit dem geistigen Erbe seiner Vorgänger auseinandersetzt. Ihre Ansichten erscheinen ihm so haarsträubend, dass sie ihn zu einem satirischen Kommentar herausfordern. Er schreibt die *Träume eines Geistersehers, erläutert durch die Träume der Metaphysik*. Der Geisterseher ist der Schwede Emanuel Swedenborg (1688 bis 1772). Die Bezeichnung ist wörtlich zu nehmen. Swedenborg gab vor, er könne mit den Geistern der Verstorbenen Kontakt aufnehmen und mit ihren Seelen kommunizieren. Hinter dem träumenden Metaphysiker steckt der Philosoph Christian Wolff (1679 bis 1754), immerhin ein Universalgelehrter und nach dem Tod von Gottfried Wilhelm Leibniz (1646 bis 1716) einer der wichtigsten Philosophen der Aufklärung. Doch seine aufklärerische Ausrichtung bewahrte ihn in Kants Augen nicht davor, sich der *Scheingründe der Vernunft*[1] aus dem *Schlaraffenland der Metaphysik*[2] zu bedienen.

Kant erkennt Parallelen zwischen Swedenborg, dem *Erzphantast unter allen Phantasten*[3], und dem rationalen Wolff. Beide behaupten, dass die Seelen unsterblich seien. Einfache Wesen ohne Materie sollen es sein. In Anbetracht der Geister, von denen in ihrem Werk ständig die Rede ist, zeigt sich Kant etwas ratlos. *Ich weiß also nicht, ob es Geister gebe, ja, was noch mehr ist, ich weiß nicht einmal, was das Wort Geist bedeute*[4]. Da die Menschen, Kant eingeschlossen, das Wort wiederum ständig gebrauchen, könne ja etwas dran sein von dem Gerede über immaterielle Wesen und Kant will dem nachgehen.

Vielleicht existieren Wesen ohne Körper, wie Swedenborg und Wolff das von der geisterhaften Seele annehmen. Doch man kann es weder beweisen noch widerlegen. Seelen sind nichts Erfahrbares, das uns direkt begegnet und einer direkten Ansprache zugänglich wäre. Wenn sie immateriell sind, besitzen sie weder eine Form noch eine Gestalt. Ein Tisch und ein Stuhl sind materiell. Wir können sie sehen. Solche Gegenstände haben eine Form und Gestalt und bleiben Tisch und Stuhl. Sie werden wohl kaum von allein miteinander verschmelzen und ein neues Wesen ergeben, einen Tihl oder Stusch. Bei Seelen sieht das anders aus. Wenn sie nicht aus Materie bestehen und weder Form noch Gestalt besitzen, dann sind sie räumlich nicht abgegrenzt, also verschmelzen sie womöglich. Möglicherweise gibt es wirklich ein einziges Geisterreich. Auch diese Behauptung kann man weder beweisen noch widerlegen. *Man kann demnach die Möglichkeit immaterieller Wesen annehmen ohne Besorgnis widerlegt zu werden, wiewohl auch ohne Hoffnung, diese Möglichkeit durch Vernunftgründe beweisen zu können*[5].

Swedenborg und Wolff fordern Kants kritischen Verstand heraus. Dringend notwendig wird es, gründlich zu überprüfen, was der Mensch denn überhaupt erkennen kann. Kant steckt die Grenzen des menschlichen Verstandes neu ab. Nach elf Jahren, in denen er denkt, analysiert, grübelt und forscht, ist es soweit. 1781 erscheint die *Kritik der reinen Vernunft*, kurz KrV. Ein epochales Werk. Doch erst einmal passiert nichts. Keine Resonanz, kein Lob, kein Weltumsturz. Nach einem Jahr endlich die erste Rezension: eine Enttäuschung. Sie offenbart ein krasses Missverständnis. Denn sie rückt Kant in die Nähe zu George Berkeley und dessen Idealismus, wonach alles ohne Materie sei.

Die Geschichte scheint sich zu wiederholen. Wie schon Descartes, Berkeley und Hume vor ihm sieht auch Kant sich genötigt, mehr an seine Leser zu denken. Er präsentiert sein Gedankengebäude ein zweites Mal nach gleichem Grundbauplan, aber luftiger, im Ganzen zugänglicher und – ein wenig – leichter zu besteigen. Er reduziert die Seitenzahl, der Titel wird dafür länger. Er heißt *Prolegomena zu einer jeden künftigen Metaphysik, die als Wissenschaft wird auftreten können*. Die *Prolegomena* – oder Vorübungen – sind eine abgespeckte Version der *Kritik der reinen Vernunft*. Jetzt finden seine Gedanken rasch Anklang. Seine Theorien setzen sich mehr und mehr durch. Man versteht seinen neuen, revolutionären Ansatz und würdigt ihn. Er wird nicht nur bekannt, er wird berühmt. 1789 erscheint die zweite Auflage der KrV, nachdem Kant die erste überarbeitet und an einigen Stellen erweitert hat. Moses Mendelssohn, Philosoph in Berlin (1729 bis 1786), nennt ihn jetzt einen Alleszermalmer, der die bisherige Metaphysik geradezu pulverisiert. Arthur Schopenhauer (1788 bis 1860) spricht ehrfurchtsvoll vom wichtigsten Buch, das jemals in Europa geschrieben worden ist.

Kant macht anfangs das, was seine Vorgänger auch taten. Er verurteilt, was er vorfindet: den *veralteten wurmstichigen Dogmatismus*[6]. In den Wissenschaften herrschen *Überdruß*[7], *die Mutter des Chaos und der Nacht*[8], die Metaphysik sei ein *Kampfplatz dieser endlosen Streitigkeiten*[9]. Ihm geht es nicht um Versöhnung, indem er einen Streit schlichtet. Nicht über einzelne Thesen oder Schriften von Wolff oder Swedenborg ärgert er sich noch. Dieses Kleinklein lässt er nun hinter sich. Er vermisst eine grundsätzliche Reflexion, ein Nachdenken darüber, wie sehr Metaphysik geeignet ist, Erkenntnisse zu liefern. Wolff begründete seine Träumereien und Hirngespinste metaphysisch. Kant räsoniert, ‚*ob auch so etwas, als Metaphysik, überall nur möglich sei*'[10]. Was er vornehmen möchte, ist *nicht eine Kritik der Bücher und Systeme, sondern die des Vernunftvermögens überhaupt, in Ansehung aller Erkenntnisse (…) unabhängig von aller Erfahrung (…)*[11].

Immer wieder fragt die Philosophie danach, was man überhaupt wissen kann. John Locke hatte in seinem *Versuch über den menschlichen Verstand* eine Skizze entworfen, wie Gedanken in den Kopf kommen. Er beschrieb, wie wir Erkenntnis aufbauen. Kant vergleicht sein Vorhaben selber mit dem des bekannten Engländers und sieht dessen Untersuchung des menschlichen Verstandes schon auf gutem Wege. Aber im Grunde betrieb Locke noch gar keine echte Philosophie, sondern mehr Psychologie.

Kant interessiert sich nicht für Sinnenreize. Er sucht Denkgesetze. Nicht den Weg, wie wir zu Wissen gelangen, sondern die Voraussetzungen, damit Wissen möglich wird. Seine Vorgänger schauten auf das Leben, auf die Menschen. Sie beobachteten, wie Kinder lernen und wie wir zu Begriffen kommen – das ist Kants Sache nicht. Das lockende Leben bleibt außen vor. Locke behauptete noch, dass andere Lebewesen als der Mensch mit anderen Sinnesorganen andere Dinge wahrnehmen. Ja, möglicherweise, das ist aber nicht relevant, sagt Kant. Die Vernunft soll die Klarheit schaffen, wie der Verstand beschaffen ist, wie er vorgeht. Was muss man theoretisch voraussetzen, damit Erkenntnis möglich ist? Wie sehen die *Bedingungen der Möglichkeit von Erkenntnis* aus? Vielleicht resultiert die strenge Konzentration auf die Vernunft doch aus seinem Temperament und seiner Lebensführung.

Kant beginnt mit einem konkreten Problem. Er fragt, wie wir neue Erkenntnisse erlangen, ohne dass wir die Welt mit unseren Sinnen wahrnehmen. Die tatsächliche Formulierung klingt weniger eingängig. Sie lautet *Wie sind synthetische Urteile a priori möglich?*[12] Auf Anhieb erschließt sich der Sinn dieser Geheimsprache nicht. Aber man kann sie übersetzen. Ein Urteil oder ein Satz macht eine Aussage. Synthetische Urteile (oder Sätze) sind Aussagen, die etwas Neues liefern. Sie vermehren unser Wissen und erweitern die Erkenntnis. Das Gegenteil sind analytische Urteile: Aussagen, die bloß erläutern. Jedes Lehrbuch greift gern auf das Standardbeispiel zurück: *Junggesellen sind unverheiratet.* Dass sie unverheiratet sind, steckt in der Bedeutung von Junggeselle drin. Die Aussage oder das Urteil erläutert nur den Begriff. Sie liefert nichts Neues. A priori heißt ohne Erfahrung oder sinnliche Wahrnehmung. Im Gegensatz dazu liefern Erkenntnisse a posteriori neues Wissen mit oder durch Erfahrung. Letztere sind das Metier der Naturwissenschaften. Diese beobachten, experimentieren und sind dazu auf die Sinne angewiesen. Kurzum: Wie kommen wir ohne Erfahrungen zu Erkenntnissen und neuem Wissen? Für die Metaphysik steht der Nachweis aus. Kant macht sich an die Arbeit.

Den Schlüssel liefern zwei Begriffe, die so grundlegend sind, dass wir sie nie hinterfragen. Raum und Zeit. Wir nehmen sie schlechterdings als selbstverständlich hin. Kant hält jedoch inne und macht seine Leser darauf aufmerksam: Die Voraussetzung für neue Erkenntnisse liegt darin, dass wir etwas räumlich und zeitlich anschauen. Würden wir uns nicht – noch vor jeder Erfahrung, die wir mittels der Sinne bekommen – einen Raum vorstellen und ihn damit voraussetzen, könnten wir zum Beispiel keine Geometrie betreiben. Hätte der Verstand kein zeitliches Vorstellungsvermögen, ergäben Aussagen über die Bewegung gar keinen Sinn. Nur wenn man überhaupt voraussetzt, dass es einen Raum und dass es Zeit gibt, ist es sinnvoll, Erfahrungen für möglich zu halten. Der Weltraum um die Erde herum mag ja leer sein, aber dass wir in einer Welt ohne Raum und ohne Zeit leben, das sprengt unser Vorstellungsvermögen.

Zu dieser Einsicht gelangen wir allein durch Nachdenken. Erfahrung ist nicht notwendig, um das zu erkennen. *Der Raum ist eine notwendige Vorstellung, a priori, die allen äußeren Anschauungen zum Grunde liegt*[13], heißt es. Einige Absätze danach folgt die Ergänzung, dass im gleichen Maße die Zeit eine notwendige Vorstellung ist. Sie ist ebenfalls a priori gegeben, nur in ihr *ist alle Wirklichkeit der Erscheinungen möglich*[14]. Raum und Zeit sind keine empirischen Begriffe, sondern *reine Anschauungsformen. Rein* verwendet Kant im Sinne von *ohne Erfahrung* oder *a priori.* Raum und Zeit ordnen die sinnlichen Eindrücke. Sie bilden die Voraussetzung für die Wahrnehmung der Dinge.

Raum und Zeit bleiben nicht die einzigen Begriffe. Kant findet weitere Eigenschaften, die der Verstand von vornherein mitbringt, um Inhalte im Kopf zu ordnen und zu strukturieren. Kausalität beispielsweise. Weder Augen, Ohren noch andere Sinne nehmen sie wahr. Aber der Verstand erkennt eine Ursache und die Wirkung, die daraus erfolgt. Dazu sind natürlich Inhalte notwendig. Der Verstand denkt zwar, aber womit? Er muss gefüttert werden. Dazu bedarf es dann doch der sinnlichen Wahrnehmung. Ein Beispiel: Sonne, Stein, kalt, warm – das sind zunächst nur Eindrücke, unverbunden aufgezählt. Sie hängen wie lose Fäden in der Luft. Nun kommt der Verstand zu seinem Recht. Er legt in diese gesammelten Wahrnehmungen eine Struktur hinein und verbindet die losen Fäden, sodass wir ein gehaltvolles Urteil fällen. Die Sonne erwärmt den kalten Stein. Dieser Satz drückt aus, dass die Sonne die Ursache ist für die Erwärmung und die Erwärmung folgt. Die Sinneseindrücke stehen zueinander in einer Beziehung von Ursache und Wirkung.

Wenn Sinneseindrücke von außen den Verstand nicht reizen, ist er buchstäblich alleingelassen. Aber ohne ihn würden wir in der Flut von Sinneseindrücken untergehen. In der Kritik der reinen Vernunft formuliert Kant diese *win-win*-Situation so griffig, dass daraus eine der meistzitierten Stellen wird: *Ohne Sinnlichkeit würde uns kein Gegenstand gegeben, und ohne Verstand keiner gedacht werden. Gedanken ohne Inhalt sind leer, Anschauungen ohne Begriffe sind blind*[15]. Erst die glückliche Symbiose aus Sinnen und Verstand ermöglicht Erkenntnis. Anders ausgedrückt: Liegen uns keine Sinneseindrücke vor, erhalten wir keine Erkenntnis davon.

Kant hebt sich von seinen Vorgängern so deutlich ab, weil er sich keiner der alten Streitparteien anschließt. Er geht weder allein von den Sinnen aus noch allein von der Vernunft. Er findet einen dritten Weg und überbrückt den bisherigen Graben. Die Einleitung zur zweiten Auflage der KrV erinnert an John Locke und seinen Empirismus. *Daß alle unsere Erkenntnis mit der Erfahrung anfange, daran ist gar kein*

Zweifel[16], beginnt der erste Satz von Kant. Bei Locke hieß es: Nichts ist im Verstand, was nicht zuvor in den Sinnen war. Nach Locke, aber noch vor Kant, weist Gottfried Wilhelm Leibniz darauf hin, dass aber der Verstand schon immer da ist.

Kant denkt aber weiter und systematischer als Locke und Leibniz. Das wird deutlich, wenn man seinen Eingangssatz weiterliest: *(…) Denn wodurch sollte das Erkenntnisvermögen sonst zur Ausübung erweckt werden, geschähe es nicht durch Gegenstände, die unsere Sinne rühren und teils von selbst Vorstellungen bewirken, teils unsere Verstandestätigkeit in Bewegung bringen (…)*[17]. Raum und Zeit ordnen die Sinneseindrücke. Der Verstand verarbeitet und verknüpft sie mittels seiner eingeborenen Fähigkeiten. Erfahrungen formulieren wir als Wissen. Die neue Theorie überzeugt viele Zeitgenossen. Anschauungen aus den Sinnen und Begriffe aus dem Verstand sind die zwei Säulen der Erkenntnis. Die eine kommt nicht ohne die andere aus. *Die Sache der Sinne ist, anzuschauen; die des Verstandes, zu denken*[18], schreibt er in den *Prolegomena*.

Allmählich gewinnt die neue Perspektive eine Kontur und ihre Radikalität wird deutlich. Es ist ein Wechsel wie vom mittelalterlichen Weltbild, in dem die Sonne um die Erde kreist, hin zum neuzeitlichen heliozentrischen Weltbild des Nikolaus Kopernikus. Kant ist selbstbewusst genug, um diesen Vergleich zu ziehen. Anders als es heute geschieht, spricht er zwar nicht von der kopernikanischen Wende, aber er vergleicht seine Revolution mit der des großen Astronomen. In der Vorrede zur zweiten Auflage der KrV schreibt er: *Es ist hiemit eben so, als mit den ersten Gedanken des Kopernikus bewandt, der, nachdem es mit der Erklärung der Himmelsbewegungen nicht gut fort wollte, wenn er annahm, das ganze Sternheer drehe sich um den Zuschauer, versuchte, ob es nicht besser gelingen möchte, wenn er den Zuschauer sich drehen, und dagegen die Sterne in Ruhe ließ*[19].

Konsequent weitergedacht, treten nun die Grenzen der menschlichen Erkenntnis scharf hervor. Das Vermögen, die Dinge zu ordnen, enthält der Verstand schon, bevor er Erfahrungen sammelt. Diese Art und Weise, wie der Verstand tickt, seine Denkweise, ist eben a priori gegeben. Die Denkweise mit ihren Kategorien bestimmt, was für Erkenntnisse wir anschließend erlangen. Der Wahrnehmende bildet die Erkenntnis. Es ist eine aktive Tätigkeit des Verstandes. Erkenntnis fliegt dem Menschen nicht einfach zu. Er konstruiert sie im Rahmen der Anlagen seines Verstandes. Das bedeutet ebenfalls, dass er nicht mehr erkennen kann, als ihm möglich ist. Der Verstand erkennt Dinge, wie sie ihm erscheinen. Niemals jedoch gelingt es ihm, die Dinge so zu erkennen, wie sie sind. Was die Naturwissenschaften gern verdrängen: Sie sind ebenfalls ein Produkt des menschlichen Verstandes und seine Begrenztheit gilt auch für sie. Sie mögen noch so sehr experimentieren, forschen, analysieren – das *Ding an sich* bleibt ihnen verborgen.

Kant nimmt eine Haltung ein zwischen Optimismus und Pessimismus. Er ist nicht grenzenlos erkenntnisgläubig wie andere, aber auch nicht so skeptisch wie David Hume, sein philosophischer Wecker. Der Schotte hatte Immanuel Kant einst aus seinen Denkgewohnheiten gerissen wie aus einem langen Schlaf. Hume behauptete, dass sich unsere Erkenntnis auf Erfahrung gründe und nur a posteriori zu erlangen ist. Erkenntnis geschieht einfach durch Gewöhnung. David Hume betrachtete die Kausalität sehr eingeschränkt. Wenn wir etwas als Folge eines Ereignisses einstufen, so assoziieren wir nur, weil wir uns daran gewöhnt haben, es immer so zu sehen. Keine Erkenntnis von Ursache und Wirkung, sondern bloß eine Frage der Gewöhnung. Eine Naturgesetzlichkeit schloss Hume aus. Kant kommentiert: David Hume *brachte kein Licht in diese Art von Erkenntnis, aber schlug doch einen Funken, bei welchem man wohl ein Licht hätte anzünden können, wenn er einen empfänglichen Zunder getroffen hätte (…)*[20]. Gut gesprungen, aber zu früh gelandet, David.

Kant steht den Skeptikern selbst skeptisch gegenüber. Sie sind für ihn *eine Art Nomaden, die allen beständigen Anbau des Bodens verabscheuen*[21]. Kant jedoch sät und will auch ernten. Gleichwohl überlegt er, wie hoch der Ertrag sein kann. Hume schloss die Naturgesetzlichkeit aus. Kant schreibt, dass der menschliche Verstand sie erkennt. Doch immer nur im Rahmen seiner naturbedingten Art zu denken.

Dass Kant jegliche Erkenntnis mit den Sinnen beginnen lässt, hat auch unangenehme Konsequenzen. Innerhalb der Kirche macht er sich jedenfalls keine Freunde. Denn letztlich, schreibt er, können wir Gott oder die Seele nicht erkennen. Notwendig ist als erster Schritt stets die sinnliche Wahrnehmung. Ohne diese wird das Versprechen der Erkenntnis nicht eingelöst. Davon gibt es keine Ausnahmen, weder für Gott noch für die Seele. Kant weist nach, dass alle Beweise zur Existenz des allerhöchsten Wesens Humbug sind.

Damit zerschlägt er endgültig die Träume der Geisterseher. Da wir keine Sinneseindrücke von der Seele bekommen, können wir über sie nur spekulieren. Jegliches fromme Gerede, dass sie unsterblich sei, ist auf Sand gebaut. Bei René Descartes ist das Wesen unserer Existenz die unkörperliche, unsterbliche geistige Substanz. Seine Rede vom *ich denke* fällt mit der Seele zusammen und ist eins mit ihr. Es ist Descartes' Beweis für die Existenz. Kant analysiert nüchtern, was *ich denke* eigentlich nur bedeutet: nichts weiter als eine logische Voraussetzung, damit wir ein Subjekt sind. Die Seele, diese Umschreibung für *ich denke* ist nicht der Gegenstand, den wir erkennen sollten, sondern die Bedingung, dass wir etwas erkennen können.

Das denkende Ich als Subjekt unterscheidet sich von dem empirischen Ich, *von dem Ich, das sich selbst anschauet*[22]. Etwas zugespitzt, ist das Selbstbewusstsein das Gefäß, das aufnimmt, was ihm aus verschiedenen Quellen zuströmt. Die Grenzen der Erkenntnis gelten auch für die Wahrnehmung vom Ich, wenn wir uns selbst betrachten. Das Bewusstsein unserer selbst ist in der inneren Anschauung demnach keine *Erkenntnis von mir, wie ich bin, sondern bloß, wie ich mir selbst erscheine. Das Bewußtsein seiner selbst ist also noch lange nicht ein(e) Erkenntnis seiner selbst (…)*[23].

Die Seele als unsterbliches Wesen ist erledigt. Das heißt indes nicht, dass Kant das Interesse an ihren Fähigkeiten, den Seelenvermögen, verliert. Die Frage, was die Seele ist, berührt ihn nicht, was sie kann umso mehr. Nur nimmt er die Funktionen der Seele aus ihrer bisherigen Heimat, der empirischen Psychologie, heraus. Eines seiner Grundprobleme der Philosophie fragt, was der Mensch überhaupt ist. Die empirische Psychologie zeigt sich nicht in der Lage, darauf eine befriedigende Antwort zu liefern. Sie kann nicht einmal erklären, wie geistige Vorgänge aus der körperlichen Grundlage, dem physiologischen Substrat, entspringen.

Es ist Zeit für eine neue, grundlegende Lehre vom Menschen, die auch die Seelenvermögen aufgreift. Denn dass die Seele drei Vermögen besitzt, dass sie erkennt, begehrt und empfindet, gehört zum Menschen. Wir nehmen allenthalben innere Zustände wahr, verfügen über eine Art inneren Sinn. Eine neue Lehre, die Anthropologie, schickt sich an, die Kenntnisse vom Menschen zu vermehren. Sie darf die Seelenvermögen deshalb nicht ignorieren. Allein aus dem Grunde nicht, um der Physiologie nicht das Feld zu überlassen. Diese körperlich orientierte Fachrichtung betrachtet nur, was die *Natur aus dem Menschen macht*[24]. Der Mensch ist aber mehr als reine Natur, und die Anthropologie ermittelt, was der Mensch aus seiner Natur macht.

Kant ist einer der Begründer der Anthropologie. Er prägt die Geschichte des Faches. Von Anfang an stellt er sie breit auf. Daher finden sich schon die ersten Ansätze dort, wo man sie wohl nicht ohne weiteres vermutet. In seinen Vorlesungen zur physischen Geografie. Darin unterrichtet er seine Schüler, dass die Vorurteile der Menschen und ihre Art zu Denken zusammenhängen mit der Gegend, in der sie leben. Ob Reisen und Reisebeschreibungen, die Geschichte, ja selbst Romane und Schauspiele, alles kann der neuen Lehre zugeschlagen werden, wenn es nur die Kenntnis vom Menschen mehrt. Schließlich wollen wir klüger werden, wenn wir den Menschen studieren. Die Anthropologie ist sehr allgemein, durchaus pragmatisch und empirisch ausgerichtet. Sie nimmt den Kontakt zur Sinnenwelt auf. Immanuel Kant, der leibliche Mensch, mag aus Königsberg nicht herausgekommen sein. Aber sein Geist verlässt das kleine Arbeitszimmer mit Blick auf den Kirchturm und bereist die weite Welt. Obwohl Kant gar nicht weiß, *was das Wort Geist bedeute.*

Angegeben ist nach der Seitenzahl die Textstelle der Akademie-Ausgabe.

Siglenverzeichnis nach der Akademie-Ausgabe (AA): Immanuel Kant, Gesammelte Schriften, Preussische Akademie der Wissenschaften (Hrsg.), Berlin (1900ff.).

KrV: Kritik der reinen Vernunft.

Prol: Prolegomena zu einer jeden künftigen Metaphysik (AA 04).

TG: Träume eines Geistersehers, erläutert durch Träume der Metaphysik (AA 02).

Anth: Anthropologie in pragmatischer Hinsicht (AA 07).

Anmerkungen

1 Immanuel Kant, Werke in sechs Bänden (hrsg. von Wilhelm Weischedel), Bd. 1, Darmstadt: WBG (7. Auflage 2011), S. 968, TG AA 02, A 89.
2 ebd.
3 Immanuel Kant, Werke in sechs Bänden (hrsg. von Wilhelm Weischedel), Bd. 1, Darmstadt: WBG (7. Auflage 2011), S. 966, TG AA 02, A 84.
4 Immanuel Kant, Werke in sechs Bänden (hrsg. von Wilhelm Weischedel), Bd. 1, Darmstadt: WBG (7. Auflage 2011), S. 926, TG AA 02, A 9.
5 Immanuel Kant, Werke in sechs Bänden (hrsg. von Wilhelm Weischedel), Bd. 1, Darmstadt: WBG (7. Auflage 2011), S. 929, TG AA 02, A 16.
6 Immanuel Kant, Werke in sechs Bänden (hrsg. von Wilhelm Weischedel), Bd. 2, Darmstadt: WBG (7. Auflage 2011), S. 12, KrV A X.
7 ebd.
8 ebd.
9 Immanuel Kant, Werke in sechs Bänden (hrsg. von Wilhelm Weischedel), Bd. 2, Darmstadt: WBG (7. Auflage 2011), S. 11, KrV A VIII.
10 Immanuel Kant, Werke in sechs Bänden (hrsg. von Wilhelm Weischedel), Bd. 3, Darmstadt: WBG (7. Auflage 2011), S. 113, Prol AA 04, A4.
11 Immanuel Kant, Werke in sechs Bänden (hrsg. von Wilhelm Weischedel), Bd. 2, Darmstadt: WBG (7. Auflage 2011), S. 13, KrV A XII.
12 Immanuel Kant, Werke in sechs Bänden (hrsg. von Wilhelm Weischedel), Bd. 2, Darmstadt: WBG (7. Auflage 2011), S. 59, KrV B 19.
13 Immanuel Kant, Werke in sechs Bänden (hrsg. von Wilhelm Weischedel), Bd. 2, Darmstadt: WBG (7. Auflage 2011), S. 72, KrV B38, A24.

14 Immanuel Kant, Werke in sechs Bänden (hrsg. von Wilhelm Weischedel), Bd. 2, Darmstadt: WBG (7. Auflage 2011), S. 78, KrV B46, A31.

15 Immanuel Kant, Werke in sechs Bänden (hrsg. von Wilhelm Weischedel), Bd. 2, Darmstadt: WBG (7. Auflage 2011), S. 98, KrV B76, A52.

16 Immanuel Kant, Werke in sechs Bänden (hrsg. von Wilhelm Weischedel), Bd. 2, Darmstadt: WBG (7. Auflage 2011), S. 45, KrV B1.

17 ebd.

18 Immanuel Kant, Werke in sechs Bänden (hrsg. von Wilhelm Weischedel), Bd. 3, Darmstadt: WBG (7. Auflage 2011), S. 171, Prol AA 04, A88.

19 Immanuel Kant, Werke in sechs Bänden (hrsg. von Wilhelm Weischedel), Bd. 2, Darmstadt: WBG (7. Auflage 2011), S. 25, KrV B XVI.

20 Immanuel Kant, Werke in sechs Bänden (hrsg. von Wilhelm Weischedel), Bd. 3, Darmstadt: WBG (7. Auflage 2011), S. 115, Prol AA 04, A 7.

21 Immanuel Kant, Werke in sechs Bänden (hrsg. von Wilhelm Weischedel), Bd. 2, Darmstadt: WBG (7. Auflage 2011), S. 12, KrV A X.

22 Immanuel Kant, Werke in sechs Bänden (hrsg. von Wilhelm Weischedel), Bd. 2, Darmstadt: WBG (7. Auflage 2011), S. 151, KrV B 155.

23 Immanuel Kant, Werke in sechs Bänden (hrsg. von Wilhelm Weischedel), Bd. 2, Darmstadt: WBG (7. Auflage 2011), S. 153, KrV B158.

24 Immanuel Kant, Werke in sechs Bänden (hrsg. von Wilhelm Weischedel), Bd. 6, Darmstadt: WBG (7. Auflage 2011), S. 399, Anth AA 07, BA IV.

IX *Das wunderbare Gewebe unserer Gedanken*

Karl Philipp Moritz (1756 bis 1793), der erste Individualpsychologe, gründet das *Magazin zur Erfahrungsseelenkunde*

Wenn die Ideen der Kindheit bei mir erwachen, so ist es mir oft, als ob ich über die kurze Spanne meines Daseins zurückschauen könnte, und als ob ich nahe dabei wäre, einen Vorhang aufzuziehn, der vor meinen Augen hängt[1]. Als Erwachsener zieht Karl Philipp Moritz oft in seinem Leben diesen Vorhang zurück. Er hofft, sich selbst und sein Leben besser zu verstehen. Die Kindheit ist ihm der Schlüssel, um die Gedanken des Erwachsenen aufzuschließen. Ist es nicht sogar möglich, fragt er sich, mit diesem Ansatz den Menschen besser zu verstehen und seine Gedanken zu erraten? Wenn man *Erinnerungen aus den frühesten Jahren der Kindheit von mehreren Personen nebeneinander*[2] *stellt, so kann man auf die Weise vielleicht dem geheimen Gange nachspüren, wie das wunderbare Gewebe unsrer Gedanken entstanden ist*[3].

Karl Philipp Moritz ist in der Zeit der Spätaufklärung der große Seelenerkunder. Die Zitate stammen aus dem *Magazin zur Erfahrungsseelenkunde*. Moritz gründet das Magazin 1783. Damit gilt es als die erste psychologische Fachzeitschrift. Sie erscheint zehn Jahre lang bis zu seinem Tod 1793. Dem deutschen Titel voran steht auf Griechisch das Motto: *Gnothi sauton*, erkenne dich selbst! Es ist der uralte Spruch aus dem Tempel des Orakels in Delphi.

Noch betreiben im 18. Jahrhundert vor allem die Philosophen das Geschäft, die Seele zu analysieren. Sie versuchen sie eher einzuordnen, als zu verstehen. Doch mehr und mehr löst sich die Psychologie aus dem Schoße der mütterlichen Philosophie. Der Rationalist Christian Wolff schreibt mehrere Abhandlungen über die Seele. Er unterscheidet die rationale von der empirischen Richtung. Kant macht jedoch kurze Zeit später mit dem Seelenbegriff der rationalen Psychologie kurzen

Prozess. Die Seele ist ihm nichts Empirisches, philosophisch kann man daher nur über sie spekulieren, sie aber nicht erkennen. Und die empirische Psychologie zählt bei ihm nicht zum Kernbestand der Weisheitsliebe.

Moritz ist absolut kein Anhänger Kants. Mit seinem ganzen Eifer widmet er sich der empirischen Erfahrungsseelenkunde. Schon sein äußeres Leben präsentiert sich wie ein Gegenentwurf zu dem des Philosophen. Von den Eltern ungeliebt, wächst der 1756 in Hameln geborene Karl Philipp auf; unruhig und unstet verläuft sein Leben. Kaum ist er an einem Ort angekommen, flammt Fernweh auf und er zieht weiter – oder flieht er nur vor sich selbst? Oft ist er krank, er leidet und man sorgt sich um ihn. Er muss viel schreiben, arbeitet an mehreren Projekten gleichzeitig, weil er lange Zeit keinen gesicherten Lebensunterhalt hat. Er reibt sich auf. Der Preis dafür ist hoch, sein Leben endet mit 36 Jahren.

Will man das Bild der Philosophie als Mutter aufgreifen, aus deren Schoß sich die Psychologie löst, dann ist das *Magazin zur Erfahrungsseelenkunde* der Kreißsaal und Moritz ein tatkräftiger Geburtshelfer. Einer von vielen, denn er richtet sich mit seiner Zeitschrift an alle interessierten Zeitgenossen. Freunde und Kollegen, einfache Bürger und Akademiker sind eingeladen, sich zu beteiligen. Ein Jahr vor Erscheinen des ersten Bandes wendet sich Moritz *an alle Verehrer und Beförderer gemeinnütziger Kenntnisse und Wissenschaften*[4] und formuliert das Programm. Er wünscht sich *wahre moralische Ärzte, welche so wie die phisikalischen sich mehr mit*[5] dem einzelnen Menschen beschäftigen. Das einzelne Individuum soll im Blickpunkt stehen, nicht aus reiner Neugier oder wissenschaftlichem Interesse, sondern um es zu verstehen, um ihm zu helfen.

Moritz verfolgt kein Interesse an philosophischen Denkgesetzen und Prinzipien. Er ruft nicht zum Studium der Sinne auf, erforscht nicht das Gehirn. Seine Fragen lauten: Wie bestimmen frühe Erfahrungen unser späteres Denken, wie leiten sie unser Handeln und prägen uns? Es soll nicht beim Fragen bleiben, dem Menschen soll auch geholfen werden. Im Grunde entwirft Moritz das Berufsbild von Psychologen und Therapeuten heutigen Zuschnitts. Mit klarer Ausrichtung: *Da die Krankheiten der Seele aus verschiednen Ursachen entstehen, so gibt es auch gewiß gegen dieselben kein Universalmittel, sondern der moralische Arzt muß diese Krankheiten nach ihren Erscheinungen, nach ihren Ursachen und Folgen studieren, wenn er es unternehmen will, sie zu heilen*[6]. Moritz betont, dass er *Fakta, und kein moralisches Geschwätz, keinen Roman und keine Komödie*[7] liefere.

Tatsächlich liefert er den Roman an anderer Stelle. Es ist der Roman des eigenen Lebens, das wahrlich keine Komödie war. In vier Teilen erscheint er unter dem Titel *Anton Reiser. Ein psychologischer Roman* in den Jahren von 1785 bis 1790. Die zeitgenössischen Leser erkennen schnell, dass hinter Anton Reiser der Verfasser selbst steckt. Moritz will sich gar nicht verbergen: *Dieser psychologische Roman könnte auch allenfalls eine Biographie genannt werden, weil die Beobachtungen größtenteils aus dem wirklichen Leben genommen sind*[8]. Aus Karl Philipps Leben, im Großen und Ganzen kann man statt Reiser auch Moritz einsetzen. Der Autor zieht den Vorhang auf und führt auch dem Leser sein Leben vor Augen.

Er entwickelt sehr früh ein feines Talent, sich selbst zu beobachten. Der Auslöser, der diesen Drang fördert, ist gleichzeitig auch der Auslöser für frühes Leiden. Moritz wird von seinem Vater im Geiste des Quietismus erzogen. Die Anhänger dieser religiösen Splittergruppe stützen sich auf die Schriften von Jeanne Marie Guyon du Chesnoy (1648 bis 1717). In Deutschland ist Johann Friedrich von Fleischbein Vermittler und anerkannte Autorität. Im *Anton Reiser* nennt Moritz ihn *das Haupt einer Sekte*[9]. Ein Besuch bei ihm ist so eindrücklich, dass Moritz den Hausstand und die Anhänger des Herrn von Fleischbein schon auf den ersten Seiten des *Anton Reiser* charakterisiert. Er schildert sie wie geistlose Zombies. *Das ganze Hauswesen (...) bestand aus lauter solchen Personen, deren Bestrebungen nur dahin ging, oder zu gehen schien, in ihr <u>Nichts</u> (wie es die Mad. Guion nennt) wieder einzugehen, alle Leidenschaften zu ertöten, und alle <u>Eigenheit</u> auszurotten*[10]. Das christliche Gebot von der Liebe zu sich selbst und zum Nächsten ist untersagt. Die Lehre verbietet *<u>Eigenheit</u> oder <u>Eigenliebe</u>*[11]. Das Ziel ist *eine völlig uninteressierte Liebe zu Gott, worin sich auch kein Fünkchen Selbstliebe mehr mischen darf (...)*[12]. Moritz lernt, sich selbst zu beobachten, zu kontrollieren, ob er die Lehre strikt befolgt. Unentwegt schult er seine Selbstbeobachtung und wird dabei traumatisiert.

Da Moritz' Mutter sich nicht zu den Lehren bekennen kann, entfremden sich die Eheleute immer mehr bis zur Feindseligkeit. Derjenige, der unter dieser Spannung zu leiden hat, ist der Sohn. Er wächst auf ohne das Gefühl elterlicher Liebe und Geborgenheit. Moritz lässt seinen Stellvertreter Anton Reiser klagen, dass er *nie die Liebkosungen zärtlicher Eltern geschmeckt, nie nach einer kleinen Mühe ihr belohnendes Lächeln*[13] bekommen hat. Es ist der Anfang seines seelischen Leidens: *Diese ersten Eindrücke sind nie in seinem Leben aus seiner Seele verwischt worden, und haben sie oft zu einem Sammelplatze schwarzer Gedanken gemacht, die er durch keine Philosophie verdrängen konnte*[14].

Seine Herkunft macht es ihm ebenfalls nicht leicht, sich im Leben zurechtzufinden und Freunde zu gewinnen. Sein Vater ist Militärmusiker und gehört damit einem niederen Stande an. Während des Siebenjährigen Krieges muss der Vater die Familie verlassen, Karl Philipp zieht mit der Mutter aufs Land. Nach Ende des Krieges findet die Familie in Hannover wieder zusammen. Einen ersten Unterricht erhält Karl Philipp von seinem Vater. Er lernt schnell lesen. Heimlich bekommt er von seiner Mutter Bücher, sodass er nicht allein auf die seelenvernichtenden Schriften der Madame Guyon angewiesen ist. Der kleine Junge lebt in seiner Phantasiewelt. Aufgrund des Standes kann er sich keine Hoffnung auf eine höhere Schulbildung machen. Herr von Fleischbein vermittelt ihn in die Lehre zu dem Hutmacher Lobenstein nach Braunschweig. Der Vater will sicherstellen, dass sein Sohn nicht vom religiösen Kurs abrückt. Es wird ein Desaster. Karl Philipp wird von Lobenstein fortwährend gedemütigt, seine Seele flüchtet sich in Krankheit. Karl Philipp/Anton Reiser ist mit 13 Jahren *ein völliger Hypochondrist geworden, von dem man im eigentlichen Verstande sagen konnte, daß er in jedem Augenblick lebend starb*[15].

Sein Chef quält ihn weiter, bis Karl Philipp einen Selbstmordversuch begeht. Woraufhin der Vater ihn nach Hannover zurückholen muss. Erst nach einigen Jahren scheint die Rettung nahe. Als der Jugendliche den Konfirmationsunterricht besucht, wird man auf seine besonderen Fähigkeiten aufmerksam. Dank einer glücklichen Fügung und seines Talents bekommt er vom Prinzen Carl von Mecklenburg-Strelitz, dem Stellvertreter des hannöversch-englischen Königs, ein Stipendium zugesprochen. Doch es entpuppt sich mehr als Fluch und ist kein Segen. Denn man ist knauserig. Der Stipendiat hat nicht einmal Geld für das Lebensnotwendige. Zum Anziehen bekommt Karl Philipp nur die einfachste, graue Kleidung. Er gleicht darin mehr einem niederen Dienstboten als einem Schüler einer höheren Schule. Er ist dem Spott schutzlos ausgeliefert, der Ausgrenzung und den Hänseleien der Mitschüler. Mobbing würde man heute dazu sagen.

Auf Unterstützung seiner Eltern kann der Minderjährige nicht hoffen, weil die gescheiterte Lehre bei dem Hutmacher das Zerwürfnis mit dem Vater bedeutet. Er bekommt einen Schlafplatz bei Fremden zugewiesen und sogenannte Freitische: Seine Mahlzeiten muss er fortan in täglich wechselnden Häusern einnehmen. Die Demütigungen wollen kein Ende nehmen. Später erkennt er den Zusammenhang zwischen sozialem und geistigem Leben nur zu gut. Frei nach Karl Marx könnte man sagen: Das Sein bestimmt sein Bewusstsein. Er beginnt, sich selbst zu verachten. *Durch tausend unverdiente Demütigungen kann jemand am Ende so weit gebracht werden, daß er sich selbst als einen Gegenstand der allgemeinen Verachtung ansieht, und es nicht mehr wagt, die Augen vor jemanden aufzuschlagen (...)*[16].

Heimlich verlässt er vorzeitig die Schule. Nach weiteren Irrungen und Wirrungen, er versucht sich als Schauspieler, hat dabei aber ebenfalls kein Glück, wird er 1776 in Erfurt als Theologiestudent angenommen. Endlich ist er dem doppelten Kerker Hannover und Schule entflohen. Ruhiger wird sein Leben dadurch nicht. Er gibt das Studium in Erfurt bald auf, will sich 1777 der Herrnhuter Brüdergemeinde anschließen, setzt dann jedoch das Studium in Wittenberg fort, versucht sich ab 1778 in verschiedenen Städten als Lehrer und gelangt im November des Jahres an das Gymnasium zum Grauen Kloster in Berlin.

Äußerlich geht es nun aufwärts. 1789 wird Moritz Professor der Theorie der schönen Künste in Berlin und erreicht 1791 die Ernennung zum Königlich Preußischen Hofrat. In den Jahren zuvor ist er schnell unzufrieden mit sich und bleibt unruhig, denkt über berufliche Wechsel nach, reist viel durch Deutschland, aber auch durch England und nach Italien. In Rom lässt er sich von Goethe pflegen, nachdem er sich den Arm gebrochen hat und wieder einmal krank ist. Goethe bedauert ihn und schreibt in einem Brief an Charlotte von Stein: Moritz *ist wie ein jüngerer Bruder von mir, von derselben Art, nur da vom Schicksal verwahrlost und beschädigt, wo ich begünstigt und vorgezogen bin*[17].

In einem Wort fasst Moritz zusammen, wie er auf die wiederkehrenden Erniedrigungen reagiert: mit *Seelenlähmung*[18]. Im *Anton Reiser* charakterisiert er mehrfach Situationen, in denen er sich unfähig zu einer Reaktion sieht. Den Auslöser für sein Erstarren erkennt er in der Kälte seiner Eltern, wie lieblos sie sich ihm gegenüber verhielten. *Es war die unverantwortliche Seelenlähmung durch das zurücksetzende Betragen seiner eignen Eltern gegen ihn, die er von seiner Kindheit an noch nicht hatte wieder vermindern können*[19].

Moritz möchte *die <u>innere</u> Geschichte des Menschen schildern*[20]. Er ahnt nicht, wie sehr er anhand seines eigenen Lebens vorwegnimmt, was die Individualpsychologie später an Einzelphänomenen beschreibt. Moritz gelingt jedoch noch mehr. Er beschreibt Gedächtnisphänomene, die man erst heute, aufgrund der Neurobiologie, richtig versteht: Um die Fakten über griechische Feldherren auswendig zu lernen, prägt er sie sich als Schüler abends ein, bevor er schlafen geht. Denn er stellt fest, dass er am nächsten Morgen, *wenn er aufwachte, die Ideen weit heller und besser geordnet, als den Abend vorher, in seinem Gedächtnis wiederfand, gleichsam, als ob die*

Seele während dem Schlafen fortgearbeitet, und das, was sie einmal angefangen, nun während der gänzlichen Ruhe des Körpers, mit Muße vollendet hätte[21].

Er stellt fest, dass das Gehirn Erinnerungen von verschiedenen Sinneseindrücken besonders dann eng miteinander verknüpft, wenn er aufgeregt und emotional angespannt ist. Noch Jahre später reicht ein vertrauter Anblick oder Geruch aus, um das ganze Gewebe der Erlebnisse lebendig werden zu lassen. Während des Martyriums bei dem Hutmacher in Braunschweig wird eine Wand *überfirnißt – die Erinnerung an den Geruch davon, welcher einige Wochen dauerte, war bei Anton nachher beständig mit der Idee von seinem damaligen Zustande vergesellschaftet. So oft er einen Firnisgeruch empfand, stiegen unwillkürlich alle die unangenehmen Bilder aus jener Zeit in seine Seele auf; und umgekehrt, wenn er zuweilen in eine Lage kam, die mit jener einige zufällige Ähnlichkeiten hatte, glaubte er auch, einen Firnisgeruch zu empfinden*[22].

Ungeachtet der Seelenlähmung, die Moritz beklagt, wird er nicht verbittert. Seine Erfahrungen hätten ihn zu einem wahren Menschenfeind machen können. Es wäre allzu verständlich gewesen, wenn er sich von seiner Umwelt, seinen Mitmenschen abgewendet hätte. Das Gegenteil war der Fall. Andere sollen aus seinem Leiden lernen und Hilfe erhalten. Damit zeigt sich Moritz durchaus als Kind seiner Zeit. Gerade im 18. Jahrhundert blühen Freundschaft und Menschenfreundlichkeit auf. Dieser Geist erfüllt auch das frisch gegründete *Magazin zur Erfahrungsseelenkunde.* Es ist ein neues Medium, nicht nur als Zeitschrift, sondern als Art des Austauschs ungewöhnlich. Die Zeitschrift grenzt keine Menschen aus und öffnet sich dem gegenseitigen Gespräch.

Wie Moritz es unbeabsichtigt im *Anton Reiser* macht, nehmen die Mitwirkenden viele Strömungen, Ideen der Psychologie, auch der Psychotherapie, vorweg. Man spürt, wie sich die Beitragenden wechselseitig unterstützen und ermuntern. Sie berichten sich gegenseitig von eigenen Erlebnissen und fremden Absonderlichkeiten. Hier gärt etwas, hier entsteht etwas Neues. Denn die Wissenschaft hat noch keine Fachbegriffe geschaffen, das Denken ist nicht von Regeln gebändigt. Erst die erwachsen werdende Psychologie des 19. und 20. Jahrhunderts liefert die Begriffe nach. Aus Moritz moralischem Arzt wird dann der Psychologe oder Psychotherapeut und damit ein eigenständiger Beruf.

In dem Magazin weht ein neuer Geist, der auch die Betroffenen ansieht. Manche Phänomene sind gar nicht neu, aber man wendet sich ihnen zu und sucht nach Erklärungen. Nach Ursachen, die nicht mehr religiös verortet werden. Das Denken wird säkularisiert. Wenn der Beobachter nach der Erklärung sucht für eine Auffälligkeit, einen Vorfall, dann schlägt er nicht mehr in der Bibel nach, um von Gottes Strafen zu lesen. Die wissenschaftliche Neugier ist erwacht und stärker als die Theologie.

Marcus Herz (1747 bis 1803), Moritz' Arzt in Berlin, außerdem der Lieblingsschüler von Kant, schildert in seinem Beitrag, wie er selbst an der Schwelle zum Tode stand. 17 Tage lang war Herz über den Jahreswechsel 1780/81 krank. Er litt unter Kopfschmerzen, Schlaflosigkeit, Fieber und Wahnvorstellungen. Seine Ärzte konnten nichts für ihn tun und gaben ihn auf, aber er überlebte. Im Rückblick berichtet er von zwei Abschnitten und seltsamen Beobachtungen. In der ersten Phase ist Herz bei völligem Bewusstsein, im *Gebrauch (s)einer Seelenkräfte*[23] und unterhält sich mit Freunden, ohne beeinträchtigt zu wirken. Seltsamerweise kann er sich nach diesen sieben Tagen an nichts mehr erinnern. Was er später dazu weiß und schildert, weiß er nur von den Berichten der Freunde. Herz ist völlig verblüfft. Von dem zweiten Abschnitt berichtet er: *Ich fühlte mich stark und schmerzlos, aber meine Seele bekam einen Stoß aus dem wirklichen Zusammenhang der Dinge. Die wahren Gegenstände um mich, und die Klarheit ihrer Wirkung verschwanden, bis zur unsichtbarsten Entfernung*[24]. Herz sieht sich woanders, hat Wahnvorstellungen.

Nüchtern und sachlich sucht er plausible Erklärungen. Er verknüpft sie zu einer Kette, die ohne Gott auskommt und die sich auch nicht auf das mechanische Weltbild stützt. Den *Ursprung dieser Einbildung*[25] sieht er in seinem neuen Schlafplatz: *Es ist eine bekannte Sache, daß wir die erste Nacht in einem fremden Bette oder in einer fremden Stube, selbst im gesunden Zustande, schlaflos und unruhig zubringen. Der Mangel der gewöhnten Gegenstände, deren Vorstellung die Seele bei ihrem Geschäft, (…) des Zurückziehens aus dem Gewebe der Ideen, zu begleiten pflegt, von der einen Seite, und die stärkere Wirkung der neuen und ungewöhnlichen von der anderen Seite, beides fesselt die Aufmerksamkeit der Seele*[26].

Als weiterer Punkt kommt ein rein organischer hinzu: Herz ist in einem krankhaften Zustand, *wo die sinnlichen Organe übermäßig gespannt sind, der Umlauf des Blutes durch das Gehirn, und folglich die Absonderung der Lebensgeister sehr schnell geschieht*[27]. Deswegen können sich Ideen vor allem schnell mit vielen anderen verbinden, die der ruhige Geist trennen könnte. Schließlich beachtet Herz die physikalischen Umstände: In seinem Arbeitszimmer ist es dunkel. Er sieht also nicht viel, schärft daher die anderen Sinne und nimmt schneller Geräusche von außen auf: Der Nachtwächter, der blasende Postillion, Musik von den Nachbarn *versetzten meinen Auffenthalt auf einen öffentlichen Platz, wo Musik und Tanz war*[28]. Kein böser Dämon, sondern äußere und innere Umstände verursachen die inneren Bilder.

Der Philosoph Moses Mendelssohn (1729 bis 1786) nimmt vorweg, wie uns unbewusst Ideen in den Sinn kommen. In seinem Beitrag erklärt Mendelssohn eine Eigenbeobachtung des Oberkonsistorialrats Johann Joachim Spalding. Dieser hatte an einem Nachmittag, modern gesprochen, jede Menge Bürokram abzuarbeiten. Er war ihm lästig und hatte mit seiner eigentlichen theologischen Geistesarbeit wenig zu tun. Als er auf ein Schreiben ‚*funzig Taler halbjährige Zinsen*'[29] setzen wollte, wurde daraus jedoch die seltsame ‚*Heiligung des Bra-*'[30]. Spalding war völlig irritiert. Wieso notiert er *Heiligung des Bra-*? Für Momente war er wie gelähmt. Was sollte geheiligt werden, ein religiöses Bra-ndopfer? Er konnte sich keinerlei Reim darauf machen.

Mendelssohn skizziert eine Erklärung. Grundsätzlich hält er Multitasking für möglich – freilich ohne diesen Ausdruck zu verwenden: Wir können wirksame Ideen im Kopf haben, die zu Handlungen werden. Haben wir diese eingeübt, *ist das deutliche Bewußtseyn der Seele bei jeder einzelnen Handlung nicht mehr nöthig*[31], wir arbeiten automatisch und können andere Ideen und Handlungen vorbereiten. Erfordert jedoch etwas plötzlich und unerwartet mehr Aufmerksamkeit, gerät die automatisierte Abarbeitung durcheinander. Andere Ideen schieben sich nach vorn und verlangen Aufmerksamkeit. Vor allem wenn wir aufgeregt sind, vor anderen sprechen müssen oder im Stress sind, unterlaufen uns Fehler. *Wir sind zwar Meister über unsere Aufmerksamkeit, und im Stande, sie nach unserem Vorsatze zu lenken; aber nur bis auf einen gewissen Grad. Die Gewalt der Ideen kann aber so sehr zunehmen, daß wir mit aller Anstrengung die Aufmerksamkeit von ihnen nicht abrufen können*[32]. In tieferen Schichten steckte Oberkonsistorialrat Spalding vielleicht noch in seinem regelmäßigen Gedankenaustausch mit Mendelssohn fest, was ihn unbewusst so beschäftigte, dass sich die Gedanken nach vorn ins Bewusstsein mogelten.

Leser und Rezensenten nehmen das *Magazin zur Erfahrungsseelenkunde* aufmerksam wahr. Sie loben Moritz' Unternehmen, begleiten es aber auch mit Kritik, teils mit Skepsis. Sie erkennen seine Verdienste für die Psychologie an, bemängeln aber seinen schwärmerischen, ausschweifenden Geist. Viele Ideen sind ihnen nicht stichhaltig genug. Als Mensch der Gegenwart hätte Moritz eine Fachgesellschaft gegründet, zu Kongressen eingeladen und wäre mit Preisen überhäuft worden. Dazu war die Zeit noch nicht reif. Bis weit ins 19. Jahrhundert muss sich die Psychologie behaupten zwischen erstarkenden Naturwissenschaften auf der einen und der alten

Mutter Philosophie auf der anderen Seite. Nach und nach schält sie sich als erfolgreiche Disziplin heraus. Der Mensch des 21. Jahrhunderts zieht oft den Vorhang auf, der vor seinen Augen hängt. Ein *moralischer Arzt* steht zur Seite, um nachzuspüren, *wie das wunderbare Gewebe unsrer Gedanken entstanden ist.*

Anmerkungen

1 Karl Philipp Moritz, Werke, Dichtungen und Schriften zur Erfahrungsseelenkunde, Heide Hollmer/Albert Meier (Hrsg.), Frankfurt a. M.: Deutscher Klassiker Verlag (1999), S. 821.

2 Karl Philipp Moritz, Werke, Dichtungen und Schriften zur Erfahrungsseelenkunde, Heide Hollmer/Albert Meier (Hrsg.), Frankfurt a. M.: Deutscher Klassiker Verlag (1999), S. 823.

3 ebd.

4 Karl Philipp Moritz, Werke, Dichtungen und Schriften zur Erfahrungsseelenkunde, Heide Hollmer/Albert Meier (Hrsg.), Frankfurt a. M.: Deutscher Klassiker Verlag (1999), S. 793.

5 Karl Philipp Moritz, Werke, Dichtungen und Schriften zur Erfahrungsseelenkunde, Heide Hollmer/Albert Meier (Hrsg.), Frankfurt a. M.: Deutscher Klassiker Verlag (1999), S. 794.

6 Karl Philipp Moritz, Werke, Dichtungen und Schriften zur Erfahrungsseelenkunde, Heide Hollmer/Albert Meier (Hrsg.), Frankfurt a. M.: Deutscher Klassiker Verlag (1999), S. 815.

7 Karl Philipp Moritz, Werke, Dichtungen und Schriften zur Erfahrungsseelenkunde, Heide Hollmer/Albert Meier (Hrsg.), Frankfurt a. M.: Deutscher Klassiker Verlag (1999), S. 811.

8 Karl Philipp Moritz, Werke, Dichtungen und Schriften zur Erfahrungsseelenkunde, Heide Hollmer/Albert Meier (Hrsg.), Frankfurt a. M.: Deutscher Klassiker Verlag (1999), S. 86.

9 Karl Philipp Moritz, Werke, Dichtungen und Schriften zur Erfahrungsseelenkunde, Heide Hollmer/Albert Meier (Hrsg.), Frankfurt a. M.: Deutscher Klassiker Verlag (1999), S. 87.

10 ebd.

11 Karl Philipp Moritz, Werke, Dichtungen und Schriften zur Erfahrungsseelenkunde, Heide Hollmer/Albert Meier (Hrsg.), Frankfurt a. M.: Deutscher Klassiker Verlag (1999), S. 88.

12 ebd.

13 Karl Philipp Moritz, Werke, Dichtungen und Schriften zur Erfahrungsseelenkunde, Heide Hollmer/Albert Meier (Hrsg.), Frankfurt a. M.: Deutscher Klassiker Verlag (1999), S. 91.

14 ebd.

15 Karl Philipp Moritz, Werke, Dichtungen und Schriften zur Erfahrungsseelenkunde, Heide Hollmer/Albert Meier (Hrsg.), Frankfurt a. M.: Deutscher Klassiker Verlag (1999), S. 158.

16 Karl Philipp Moritz, Werke, Dichtungen und Schriften zur Erfahrungsseelenkunde, Heide Hollmer/Albert Meier (Hrsg.), Frankfurt a. M.: Deutscher Klassiker Verlag (1999), S. 226.

17 zitiert nach: Willi Winkler, Karl Philipp Moritz, Reinbek: Rowohlt (2006), S. 99.

18 Karl Philipp Moritz, Werke, Dichtungen und Schriften zur Erfahrungsseelenkunde, Heide Hollmer/Albert Meier (Hrsg.), Frankfurt a. M.: Deutscher Klassiker Verlag (1999), S. 226.

19 Karl Philipp Moritz, Werke, Dichtungen und Schriften zur Erfahrungsseelenkunde, Heide Hollmer/Albert Meier (Hrsg.), Frankfurt a. M.: Deutscher Klassiker Verlag (1999), S. 402.

20 Karl Philipp Moritz, Werke, Dichtungen und Schriften zur Erfahrungsseelenkunde, Heide Hollmer/Albert Meier (Hrsg.), Frankfurt a. M.: Deutscher Klassiker Verlag (1999), S. 86.

21 Karl Philipp Moritz, Werke, Dichtungen und Schriften zur Erfahrungsseelenkunde, Heide Hollmer/Albert Meier (Hrsg.), Frankfurt a. M.: Deutscher Klassiker Verlag (1999), S. 214.

22 Karl Philipp Moritz, Werke, Dichtungen und Schriften zur Erfahrungsseelenkunde, Heide Hollmer/Albert Meier (Hrsg.), Frankfurt a. M.: Deutscher Klassiker Verlag (1999), S. 134.

23 Marcus Herz, Psychologische Beschreibung meiner eignen Krankheit, in: Stefan Goldmann (Hrsg.), Berühmte Fälle aus dem *Magazin zur Erfahrungsseelenkunde*, Gießen: Psychosozial-Verlag (2015), S. 28.

24 ebd.

25 Marcus Herz, Psychologische Beschreibung meiner eignen Krankheit, in: Stefan Goldmann (Hrsg.), Berühmte Fälle aus dem *Magazin zur Erfahrungsseelenkunde*, Gießen: Psychosozial-Verlag (2015), S. 30.

26 ebd.

27 ebd.

28 ebd.

29 Stefan Goldmann, Nachwort, in: Stefan Goldmann (Hrsg.), Berühmte Fälle aus dem *Magazin zur Erfahrungsseelenkunde*, Gießen: Psychosozial-Verlag (2015), S. 216.

30 ebd.

31 Moses Mendelssohn, Psychologische Betrachtungen auf Veranlassung einer von dem Herrn Oberkonsistorialrath Spalding an sich selbst gemachten Erfahrung, in: Stefan Goldmann (Hrsg.), Berühmte Fälle aus dem *Magazin zur Erfahrungsseelenkunde*, Gießen: Psychosozial-Verlag (2015), S. 177.

32 Moses Mendelssohn, Psychologische Betrachtungen auf Veranlassung einer von dem Herrn Oberkonsistorialrath Spalding an sich selbst gemachten Erfahrung, in: Stefan Goldmann (Hrsg.), Berühmte Fälle aus dem *Magazin zur Erfahrungsseelenkunde*, Gießen: Psychosozial-Verlag (2015), S. 187.

X *Die Nacht des Unbewußtseins*

Carl Gustav Carus (1789 bis 1869) fragt sich, wie Gedanken aus dem Unbewussten auftauchen und macht das Bewusstsein von der Hirnmasse abhängig

Nur die Spitze eines Eisbergs ragt aus dem Wasser und ist sichtbar. Die große, schwere Masse liegt unter der Oberfläche und ruht verborgen in der Tiefe. Ein Siebtel der Gesamtmasse von Eisbergen, sagt man, macht die Spitze aus. Das ist viel, wenn man sich vor Augen führt, wie viel im Menschen unter der Oberfläche ruht. Wie unfassbar weit und tief das Unbewusste in uns ist und dass daraus nicht ein Siebtel aller möglichen Gedanken herausragt, sondern stets nur ein einziger. Anders als bei einem Eisberg sinkt dieser bewusste Gedanke unvermittelt herab. Dann drängt ein neuer aus dem Unbewussten ans Licht, bis auch dieser zurückfällt ins Dunkle.

Der Schlüssel zur Erkenntnis vom Wesen des bewußten Seelenlebens liegt in der Region des Unbewußtseins[1]. Was für ein ungewöhnliches Ansinnen. Es verkehrt ein jahrhundertealtes Bemühen der Denker in sein Gegenteil. Die Aufklärer des 18. Jahrhunderts wollten die Sonne der Vernunft strahlen sehen. Auch nachfolgende Generationen erklärten den sich seiner selbst bewussten Geist zum Leitstern, ob als Weltgeist oder in seiner irdisch-menschlichen Ausprägung. Plötzlich soll man die Kellertreppe nehmen, um zu diesem Höhepunkt der Schöpfung aufzusteigen? Nur aus dem ewigen Dunkel des Unbewussten heraus versteht man das Licht?

Wir besitzen zu jeder Zeit, während wir nur einiger wenigen Vorstellungen uns wirklich bewußt sind, Tausende von Vorstellungen, welche doch durchaus dem Bewusstsein entzogen sind, welche in diesem Augenblicke nicht gewußt werden und doch da sind, und folglich zeigen, daß der größte Teil des Seelenlebens in die Nacht des Unbewußtseins fällt[2]. Nachzulesen in *Psyche* – dem psychologischen Hauptwerk des vielseitigen Carl Gustav Carus, erschienen 1846. So gegensätzlich die Vernunftverliebtheit der Aufklärung und Carus' Beschwörung des Unbewussten erscheinen, im

Grundsatz haben sie etwas gemeinsam: Sie sind Ausdruck des geistigen Programms ihrer Zeit.

Carl Gustav Carus ist einer der letzten großen Romantiker. Seinen Bildern sieht man das sofort an. Denn Carus ist auch Maler und nicht nur Naturforscher, Arzt und Naturphilosoph. Wie der berühmtere Caspar David Friedrich (1774 bis 1840), mit dem Carus mehrere Jahre lang befreundet ist, malt dieser gern sehnsuchtsschwere Landschaften, einsame Menschen vor leeren, weiten Tälern, den Blick in die Ferne gerichtet. Im Falle von Carus sind viele Bilder gemalter Ausdruck seines Seelenlebens, Äquivalente eines introvertierten Charakters. ‚*Eigentümliche, tiefmelancholische Stimmungen*[3] suchen ihn regelmäßig heim. Trost und Ablenkung verschaffen ihm seine Malerei und die Natur: *Natur und Kunst, sie waren der Balsam, der allmählich mich heilte*[4].

Die Bilder der Romantik, Gedichte von Eichendorff oder die Musik Robert Schumanns schätzen wir auch heute. Gefühl und Empfindung verbinden wir mit ihnen. Doch wie sollte sich eine romantische Einstellung in der Erforschung der menschlichen Natur und seines Geistes äußern? Geht es nicht um Ergebnisse, die nüchtern angesehen und sachlich beurteilt werden wollen. Fakten stehen für sich allein und bedürfen keiner Einstellung. Genau hier liegt der Hund begraben: Die Suche nach harten Fakten ist dem Romantiker fremd. Nach belastbaren Daten rufen erst die Wissenschaftler einer kühlen Moderne, die dem Reduktionismus huldigen. Das Wissen von Struktur und Funktion zählt für sie mehr als die romantische Schwärmerei vom Wesen der Dinge.

Carus sieht in der Natur, wie in der Antike, die Ordnung des Kosmos. Dieser Kosmos ist ein großer, lebendiger Organismus. Von dem Philosophen Friedrich Wilhelm Joseph Schelling (1775 bis 1854) übernimmt Carus die Vorstellung einer *Weltseele*: die ganze Welt ist ein beseelter Organismus. Dem antiken Denken vergleichbar ist die Seele das Prinzip des Lebens. Mit dieser Vorstellung folgt Carus nicht mehr den Spuren der vorherigen Philosophen, für welche die Seele stets zum Denken und zum Bewusstsein gehört. Manche trennen nicht einmal scharf zwischen Seele oder Bewusstsein. Nach Belieben tauschen sie die Begriffe gegeneinander aus. Carus hingegen fasst die Seele viel großzügiger auf, und Bewusstsein ist nur ein kleiner Teil des (Seelen-)Lebens. Jedes Bemühen, die Seele im Körper ausfindig zu machen, muss daher nicht nur erfolglos bleiben, es ist letztlich sinnlos. Die Seele bewohnt kein eigenes Studierzimmer. Der Leib als solcher ist ihr Zuhause.

Carus' Naturbegriff ist deutlich von Johann Wolfgang von Goethe beeinflusst. Der Universalgelehrte aus Weimar untersucht die einzelne Lebensform im Gefüge des Gesamten. Carus folgt Goethe in diesem ganzheitlichen Ansatz. In *Natur und Idee oder das Werdende und sein Gesetz*, seinem wichtigsten Werk zur Naturphilosophie von 1861, weist er der Naturwissenschaft ihre Aufgabe zu. Die einzelnen Kenntnisse zu sammeln und zu vermehren ist zwar wichtig, reicht aber nicht. Sie müssen auch geordnet zusammengefasst werden. Der Naturforscher darf nicht im Kleinklein versauern, er muss das große Ganze, den Zusammenhang sehen. Methodisch folgt Carus seinem Vorbild Goethe. Das einzelne Leben prägt seine Gestalt aus nach einem ewigen Gesetz. Es ist Teil einer Ordnung und entwickelt sich innerhalb dieser.

1818 beginnt der Briefwechsel mit Goethe. Wechselseitig legen Carus und Goethe ihren Briefen Fundstücke bei. Seien es naturkundliche Abbildungen oder Artikel, Zeitschriften oder sogar ganze Bücher, wie das gerade erschienene *Lehrbuch der Zootomie* von Carus. Der Naturforscher Carus ist fleißig, vielfältig sind seine Interessen. Er verfasst Arbeiten über Weichtiere, über Schnecken und Insekten, studiert ebenso Knochen- wie Schalengerüste. Mit den Jahren verschiebt er jedoch seinen Schwerpunkt. Im November 1831 schreibt er Goethe von seinem *Versuch einer genetischen Psychologie*[5]. Genetisch ist hier im entwicklungsgeschichtlichen Sinne gemeint und steht nicht für Erbanlagen. Carus hat schon seit längerer Zeit Vorarbeiten zu seiner Psychologie geleistet. 1829 schreibt er seinem Freund Johann Gottlob Regis von dem Vorhaben, *nachdem ich mit so vielfältigen Entwicklungsgeschichten und Metamorphosen mich herumgeschlagen habe, einmal die Entwicklungsgeschichte der menschlichen Seele recht einfach und klar zu verfolgen (...)*[6].

Die neuen Interessen gehen einher mit einem Einschnitt in seiner Biographie. 1827 wird Carus zu einem der Leibärzte des sächsischen Königshauses ernannt. Seine bisherige Professur für Geburtshilfe in Dresden gibt er auf. Mit Prinz Johann von Sachsen unternimmt er im Folgejahr eine viermonatige Reise nach Italien. Besiegelt wird der Austritt aus dem akademischen Leben, als er zwar noch einen Lockruf auf eine lukrative Professur in Berlin erhält, diese aber ablehnt. Nähme er die Professur an, wäre er eingezwängt in das akademische Korsett der Pflichten und hätte wenig Zeit für eigene Gedanken und Studien. Doch auf die persönliche Freiheit, die er als Leibarzt genießt, verbunden mit der Möglichkeit, sich geistig zu entwickeln, kann er nicht verzichten.

Der Gegenstand seines Denkens ändert sich, das Fundament bleibt. Seine umfangreichen Vorarbeiten sind die Stützpfeiler für das neue Gebäude. Carus verortet das Bewusstsein naturgeschichtlich. Naturforschung und -geschichte sind seine geistige Heimat. Er distanziert sich gar nicht erst von der Philosophie, weil er keinen Bezug auf die bisherige Geschichte der Philosophie des Geistes nimmt. Er argumentiert nicht gegen alte Positionen, er ignoriert sie weitestgehend. Die Zeit, in der nur Philosophen über Bewusstsein nachdenken, ist Vergangenheit. In *Natur und Idee* hält er seine fundamentale Kritik fest: *Man versuchte von jeher (...) gleich Gullivers Gelehrten von Logado, den Hausbau vom Dache anzufangen und (um im Gleichnisse zu bleiben) vom Gipfelpunkte der Dachfirste – d. i. vom Ich – ausgehend so nach abwärts bis zur Grundlage hinunter, das philosophische System zu konstruieren, wobei man dann freilich häufig in die größten Naturwidrigkeiten verfallen mußte!*[7] Buchstäblich stellt Carus die bisherigen Gedanken zum Bewusstsein auf den Kopf. Oder eigentlich stellt er sie überhaupt erst auf die Füße, auf eine solide Basis.

Das Phänomen Bewusstsein ist keine Auszeichnung, welche dem Menschen durch göttliche Gnade geschenkt wird. Der Vorstellung von etwas Göttlichem hängt allerdings auch Carus an. Das Göttliche ist ihm eher eine Idee, die durch die Geschichte der Natur hindurch wirkt. Dieses Göttliche ist der Urgrund des Daseins, das Urbild. Es liegt allen Lebensvorgängen zu Grunde und entfaltet sich: von der Pflanze hin zu den Menschen einerseits und vom Embryo hin zum reifen, ausgebildeten Ich andererseits. Hier sehen wir wieder den Grundgedanken des Wandels und der Entwicklung aller Lebensformen. Zum Abschluss seiner *Einleitung* in *Psyche* spricht er seinen Standpunkt deutlich aus. Es ist an der Zeit *das Göttliche in unserem Innern in seiner Entfaltung aus dem Unbewußten zum Bewußten zu verfolgen (...)*[8].

Dieses Unbewusste ist nicht das Unterbewusstsein der späteren Psychoanalyse eines Sigmund Freud. Carus versteht darunter mehr, auch körperliche Abläufe, die wir nie bewusst erfassen können. In diese *Region des Seelenlebens*[9] dringt *kein Strahl des Bewußtseins*[10]. Daher rührt die Bezeichnung des *absolut Unbewußte(n)*[11]. Dem stellt Carus das *relativ Unbewußte*[12] gegenüber. Das ist wie eine frühere Eisbergspitze, die abbricht und untergeht. Das Bewusste wird auf ungewisse Zeit wieder unbewusst. Damit geht es keineswegs verloren. Es wirkt weiterhin, nur eben im Verborgenen und bestimmt aus der Tiefe unser Denken. *Gleich dem durchaus Unbewußten wirken nämlich alle bereits früher einmal zum Bewußtsein gelangten, dann aber wieder unbewußt in der Seele schlummernden Gefühle und Erkenntnisse immerfort auf das bewußte Seelenleben (...)*[13].

Vor seinem naturwissenschaftlichen Hintergrund konstatiert Carus sachlich, dass die erste Bedingung für das Bewusstsein ein Nervensystem sei. Im Menschen bedeutet eine geringe Hirnsubstanz, von Geburt an oder als Folge einer Verletzung, auch eingeschränkteres Denkvermögen. Natürlich weiß der Arzt und Naturforscher, dass auch niedere Tiere über ein Nervensystem verfügen. Doch ihre Fähigkeiten sind deutlich begrenzt, weil die *Nervenmassen*[14] noch zu gering und nicht zentralisiert sind.

Fast scheint es, Carus werde im Folgenden erklären, dass das hochentwickelte Gehirn des Menschen seinen Geist erklärt. Als wolle er Bewusstsein auf die Tätigkeit von Nerven zurückführen, darauf reduzieren. Dann könnten heutige Materialisten Carus begeistert in ihren Kreis aufnehmen. Doch er lässt sich nicht so einfach vereinnahmen. Das Gehirn ist die Voraussetzung für das Bewusstsein, aber es erzeugt es nicht. Das ist ein entscheidender Unterschied. Unausgesprochen liefert er damit einen Beitrag für das philosophische Streitthema der Leib-Seele-Diskussion. Die scharfe Abgrenzung zwischen Körper und Geist oder Leib und Seele ist Carus schlicht unpassend. Die Gegenüberstellung zeugt von einem Missverständnis. Nerven sind Teil des Körpers. Sie empfangen wichtige Reize von den Fingerspitzen oder den inneren Organen und leiten sie in das Gehirn. Umgekehrt sendet das Gehirn über die Nerven Impulse an Hände, Füße oder die Organe. Mit anderen Worten: Unbewusste Körperfunktionen beeinflussen bewusste Gedanken. Atmung, Verdauung, Blutkreislauf – alle diese Strahlen aus den Regionen des Körpers wirken auf das zentrale Bewusstsein. Ohne Umschweife spricht Carus aus, dass auch chemische Stoffe von außen dazu zählen. Medikamente oder Drogen lenken das Denken in andere Bahnen.

Das organisierte Nervensystem ist die erste Bedingung, damit sich Bewusstsein entwickeln kann. Er nennt zwei weitere. Die zweite Bedingung ist die Außenwelt. Ohne ein Äußeres, das auf Sinnes- und Nervenzellen einwirkt, gäbe es keine Wahrnehmung und keine Reaktion darauf. Darin liegt eine Voraussetzung, um zu einem Ich zu kommen. Der Mensch erfährt das Äußere, die Außenwelt, und erkennt mit der Zeit, dass das Äußere etwas anderes ist als sein Inneres. Also ist die Sinneswahrnehmung unabdingbar für das Bewusstsein des Menschen. So gesehen ist Carus Empirist.

Mit der dritten Bedingung entfernt er sich wieder von philosophischen Positionen. Carus greift auf die griechische Mythologie zurück und bedient sich bei ihr, um sich verständlich zu machen. Er spricht vom epimetheischen Prinzip. Benannt nach Epimetheus, dem Bruder des Prometheus, welcher den Menschen das Feuer brachte, indem er es vom Olymp auf die Erde holte. Während Prometheus vorausschauend handelt, weil er das Künftige sieht, denkt Epimetheus nach über das Geschehene. Er agiert zwar unbesonnen, auch kurzsichtig, vermag sich später aber zu besinnen und seine Taten zu bedenken. Kurzum, das epimetheische Prinzip als dritte Bedingung für das Bewusstsein umfasst Erinnerung und Gedächtnis. Da der Mensch auch in der Lage ist, sein Handeln zu planen, zu kalkulieren und Folgen mehr oder weniger vorauszusehen, besitzt er ebenso die prometheische Eigenschaft. Epimetheus und Prometheus, beide Brüder leben in der menschlichen Brust.

Planen, Besinnen oder Erinnern erfolgen bewusst. Es sind bewusste Tätigkeiten. Zuweilen ahnen wir jedoch etwas, ohne zu wissen, was es ist. Benennen können wir es nicht. Carus stellt der bewussten Erinnerung eine unbewusste Vorstufe gegenüber. Er sucht nach einem neuen, passenden Begriff. Da diese Vorstufe ja in der Erinnerung mündet, lässt er die erste Silbe weg und spricht von Innerung. Auch die bewusste Voraussehung formt sich aus einer unbewussten Vorstufe, der Ahnung. Ein gleiches Verhältnis liegt auf der affektiven Ebene: Der bewussten Empfindung geht das unbewusste Erfühlen voraus. Am Beispiel des Embryos verdeutlich er, dass ein Nervensystem allein nicht ausreicht für Bewusstsein. Es muss organisiert und komplex entwickelt sein, um Bewusstsein zu ermöglichen. Denn der Embryo nimmt Reize nur auf oder sammelt sie. Er verdichtet und ordnet sie aber nicht, weil sein Nervensystem nicht dazu in der Lage ist. Ein Embryo erfühlt nur, empfindet aber noch nicht. Das schafft erst der erwachsene Mensch. Wieder treffen wir auf Carus' Grundgedanken von Reifung und Entwicklung.

Jedermann macht die Erfahrung, wie schnell uns etwas gedanklich entgleitet. Etwas Neues, Unerwartetes nimmt unsere Aufmerksamkeit in Anspruch und fordert die volle Konzentration. Die eben noch brennenden Gedanken verlöschen schon wieder. Andere Gedanken entzünden sich. Oft tauchen unbewusste Gedanken in neuer Schönheit wieder auf. Manchmal ist es etwas Unscheinbares, Unwichtiges, dem wir keine Beachtung schenken, dessen Schönheit oder Relevanz uns aber später bewusst wird. Nicht viel anders verhält es sich im Schlaf. Wir entgleiten dem Bewusstseinsstrom, wachen aber mit präzisen Gedanken wieder auf.

Zur Illustration zitiert Carus wieder einen antiken Mythos. Dieser zweite Mythos handelt von Deukalion, dem Sohn des Prometheus. Deukalion sammelt auf seinem Weg Steine auf. Er wirft diese toten Steine über seine Schulter hinter sich. Sie fallen zu Boden, und es werden lebendige Menschen daraus. Wir lassen Gedanken hinter uns, vergessen sie scheinbar, doch sie werden wieder bewusst. Als direkte Erfahrung alltäglich – und geheimnisvoll. Die Erforschung, wie das Gehirn Gedanken hervorbringt, hält Carus für ausgeschlossen. Darin gleicht er seinen Vorgängern, die nicht minder skeptisch dem wissenschaftlichen Fortschritt gegenüber waren. *Es wird der Physiologie und Psychologie nie gelingen, ganz im einzelnen nachzuweisen, warum hiebei gerade in dieser oder einer andern Folge die Vorstellungen sich zum Bewußtsein drängen und wieder ins Unbewußte zurückkehren, da wir früher schon gezeigt haben, wie dunkel das Verhältnis der Hirnsubstanz zum Vorstellungsleben überall uns bleibt (…)*[15]. Carus tröstet sich und seine Leser damit, dass er die Ebbe und Flut, sein Bild für das Kommen und Gehen, als natürlich festhält. Es entspricht dem Rhythmus des Lebens, dass Gedanken kommen und gehen. Offensichtlich spielt eine gewisse nervliche Spannung in der Hirnmasse eine bedeutende Rolle. Doch genauer darauf einzugehen, das ist Carus nicht möglich.

Die große Zeit der Physiologie, der naturwissenschaftlichen Psychologie hebt gerade erst an. Carus wird sie nicht mehr erleben. Als Carus an seiner Psychologie der Entwicklungsgeschichte feilt, gelingt einem jungen Chemiker in Berlin ein Kunststück, das nachhaltig das Verständnis von Leben verändert. Friedrich Wöhler stellt 1828 aus toten Substanzen einen Stoff des Lebens her. Aus anorganischer Substanz gewinnt er zum ersten Mal eine organische, den Harnstoff. Seine Synthese des Harnstoffs fegt ein vertrautes Vorstellungsbild beiseite. Sie revolutioniert die Naturforschung. Bisher glaubte man, dass nur Organismen solche Stoffe wie den Harnstoff herstellen können und dass es dazu einer geheimnisvollen Lebenskraft (*vis vitalis*) bedarf. Jetzt wird der Irrtum offenkundig. Wöhlers chemische Lehrstunde erschüttert den Glauben nachhaltig, wonach man Übersinnliches postulieren muss, um Lebensvorgänge zu erklären.

In dem Jahr, in dem Carus einen Aufsatz *Über Begriff und Vorgang des Entstehens* verfasst, erscheint von Charles Darwin auf Englisch *Über die Entstehung der Arten im Thier- und Pflanzen-Reich durch natürliche Züchtung.* Darwins Epochenwerk vertreibt das Göttliche, das Carus beschwört. Entstehungsgeschichte heißt künftig Evolution. Carus' Idee, die in allem Leben wirkt, taugt nunmehr bestenfalls als Metapher für biologische Prinzipien.

Sein naturwissenschaftlicher Zugriff auf das Thema Geist und Bewusstsein hat jedoch nichts an Gültigkeit eingebüßt. Sein Blick auf die physiologischen Grundlagen für das Unbewusste ist frisch und unverbraucht. Dass Körpervorgänge Prozesse im Gehirn beeinflussen und somit Gedanken nähren, ist nicht von der Hand zu weisen.

Aber seine Aussagen im Detail und seine romantische Haltung zur Natur haben keine Konjunktur mehr. Er ist in dieser Hinsicht wirklich der letzte Romantiker und wird überrollt vom Wissenschaftszug. Vom Verstehen des Wesens kehrt man sich ab und wendet sich Fakten zu, dem Denken in den Kategorien von Ursache und Wirkung. Das szientistische Weltbild hat keinen Raum mehr für das Göttliche oder die sich in allem ausprägenden Ideen. Wer jedoch den Menschen allein mit seinen Vorgängen im Gehirn erklären will und seine leibliche Seite missachtet, der erleidet Schiffbruch wie die Titanic an einem Eisberg.

Anmerkungen

1 Carl Gustav Carus, Psyche. Zur Entwicklungsgeschichte der Seele, Stuttgart: Alfred Kröner (1941), S. 1.
2 ebd.
3 Stefan Grosche, Zarten Seelen ist gar viel gegönnt. Naturwissenschaft und Kunst im Briefwechsel zwischen C. G. Carus und Goethe, Göttingen: Wallstein (2001), S. 179.
4 Stefan Grosche, Zarten Seelen ist gar viel gegönnt. Naturwissenschaft und Kunst im Briefwechsel zwischen C. G. Carus und Goethe, Göttingen: Wallstein (2001), S. 193.
5 Stefan Grosche, Zarten Seelen ist gar viel gegönnt. Naturwissenschaft und Kunst im Briefwechsel zwischen C. G. Carus und Goethe, Göttingen: Wallstein (2001), S. 98.
6 Stefan Grosche, Zarten Seelen ist gar viel gegönnt. Naturwissenschaft und Kunst im Briefwechsel zwischen C. G. Carus und Goethe, Göttingen: Wallstein (2001), S. 202.
7 Hans Kern, Die Philosophie des Carl Gustav Carus. Ein Beitrag zur Metaphysik des Lebens, Celle: Niels Kampmann (1926), S. 34.
8 Carl Gustav Carus, Psyche. Zur Entwicklungsgeschichte der Seele, Stuttgart: Alfred Kröner (1941), S. 12.
9 Carl Gustav Carus, Psyche. Zur Entwicklungsgeschichte der Seele, Stuttgart: Alfred Kröner (1941), S. 65.
10 ebd.
11 ebd.
12 Carl Gustav Carus, Psyche. Zur Entwicklungsgeschichte der Seele, Stuttgart: Alfred Kröner (1941), S. 66.
13 Carl Gustav Carus, Psyche. Zur Entwicklungsgeschichte der Seele, Stuttgart: Alfred Kröner (1941), S. 75.
14 Carl Gustav Carus, Psyche. Zur Entwicklungsgeschichte der Seele, Stuttgart: Alfred Kröner (1941), S. 107.
15 Carl Gustav Carus, Psyche. Zur Entwicklungsgeschichte der Seele, Stuttgart: Alfred Kröner (1941), S. 202.

XI Die Vermessung der Seele beginnt

Im 19. Jahrhundert will die Psychologie eine exakte Wissenschaft werden

Kinder haben Eltern. Das weiß jeder. Wer die Eltern sind, ist zuweilen umstritten. Manchmal weiß das Kind nicht genau, wer der Vater ist. Mehrere Kandidaten stehen zur Wahl. Der Erste hätte das liebreizende Kind gern in die Welt gesetzt, der Zweite weist die Vaterschaft von sich, der Dritte erfährt nichts von seinem tatsächlichen Glück. Auch die Psychologie kennt ihren Vater nicht genau. Der Vaterschaftstest für sie als exakte Wissenschaft fällt nicht eindeutig aus. Wenn dieses Kind des 19. Jahrhunderts heranwächst und sprechen lernt, will es sogleich das Leib-Seele-Problem lösen. Wer hat ihm eigentlich das Sprechen beigebracht?

Es existieren mehrere Geburtsurkunden. Eine datiert von 1860, ausgestellt von Gustav Theodor Fechner (1801 bis 1887), für das Kind, das später experimentelle Psychologie gerufen wird. Fechner, der ein hingebungsvoller Vater ist, weist diese Rolle in der Urkunde aber von sich und schiebt die Vaterschaft Ernst Heinrich Weber zu. Fechner nennt den älteren Weber (1795 bis 1878) *überhaupt den Vater der Psychophysik*[1]. Er tauft das Kind auf diesen Namen und bestimmt es als *exacte Lehre von den Beziehungen zwischen Leib und Seele*[2]. Das Geburtsdokument ist sein zweibändiges Lehrbuch *Elemente der Psychophysik*. Das Kind bekommt eine Aufgabe zugewiesen, die zwar *uralt*[3] ist, aber im 19. Jahrhundert neu gestellt werden muss. Erfahrungen sollen nicht länger wischi-waschi besprochen, sondern präzise analysiert werden. Fechner will die Seele oder den Geist, wie er an anderer Stelle sagt, vermessen. Dazu bestimmt er psychische Größen. Sein Lehrbuch betrachtet er als *Darstellung der Anfänge einer Lehre*[4]. Das Kind ist eben noch klein und muss noch wachsen.

Wenn Fechner Ernst Heinrich Weber als Vater ansieht, muss er ihn entsprechend würdigen. Er rühmt das *erfahrungsmässige Gesetz*[5] seines Vorläufers. Weber führte Versuche mit Gewichten und Zirkeln durch. Seine Versuchspersonen bekamen ein Gewicht auf den Handrücken gelegt. Anschließend tauschte Weber dieses gegen ein zweites Gewicht aus. Die Teilnehmer mussten vergleichen: Ist das zweite Gewicht genauso schwer oder schwerer? Weber stellte fest, dass nicht jeder Unterschied als solcher wahrgenommen wurde. Wog das erste Gewicht 50 g, dann erschienen 54 g schwerer. Betrug das erste Gewicht jedoch 500 g, so fühlten sich 510 g noch gleich an, während erst 540 g eindeutig als schwerer eingestuft wurden. Die Versuchspersonen erlebten erst dann den Unterschied, wenn das zweite Gewicht relativ um einige Prozent schwerer war als das erste.

Die Versuche zeigten mehr als nur das Balancieren mit kleinen Gewichten. Die Ergebnisse widerlegten eine früher vorherrschende Meinung. Weber zeigte, dass wir keine exakte Abbildung der äußeren Wirklichkeit im Kopf haben. Aus dem einfachen Grunde, weil wir nicht alles wahrnehmen. Die Wahrnehmung beginnt erst ab einer bestimmten Schwelle, und ein Reiz muss über dieser Schwelle liegen.

Eine zweite Versuchsreihe führte Weber mit Zirkeln durch. Dafür pikste er seine Versuchskaninchen mit den zwei Enden eines gewöhnlichen Schulzirkels. Je weiter er den Zirkel öffnete, umso weiter lagen die Einstichpunkte auseinander und wurden als zwei getrennte Pikser wahrgenommen. Je mehr er den Zirkel schloss, umso enger lagen die Stichpunkte beieinander. Irgendwann wurde der Abstand so gering, dass sie wie ein einziger Einstich wirkten. Wie groß dieser Abstand sein darf, hängt von der Hautpartie ab. Er ist für jedes Areal ein anderer: Auf der Fingerkuppe können wir ihn millimetergenau unterscheiden, auf dem Oberschenkel muss der Abstand erheblich größer sein. Man könnte sagen, Fingerkuppen haben eine genauere Auflösung, diese Stellen können wir viel feiner kartieren. Während die Oberschenkel nur grob gerastert werden. Heute wissen wir, dass die Kartierung an den Fingerkuppen so genau möglich ist, weil im Gehirn größere Areale mit mehr Nervenzellen dafür zur Verfügung stehen.

Ernst Heinrich Weber ist typisch für die Entwicklung im 19. Jahrhundert. Wer sich mit Geist/Seele beschäftigt, fragt nicht mehr danach, was das überhaupt ist. Man geht pragmatisch vor und fragt, wie man Geist/Seele untersuchen kann. Die Frage nach der Arbeitsweise drängt nach vorn, die Frage nach dem Wesen rückt aus dem Blickfeld. Die Geist- oder Seelenforscher sind Naturwissenschaftler, vornehmlich Physiker, oder Mediziner. Weber ist Mediziner. Nach seinem Studium wird er 1818 in Leipzig Professor der vergleichenden Anatomie, 1821 Professor für menschliche Anatomie. 1829 beginnt er seine Zirkelexperimente. Als er 1851 seine *Lehre vom Tastsinne und Gemeingefühle* veröffentlicht, ist er Professor für Physiologie.

Um 1860 arbeiten Weber und Gustav Theodor Fechner in Leipzig zusammen. Fechners Lebensweg verläuft nicht so geradlinig. Er studiert zwar Medizin, so recht erwärmen kann er sich für die Zunft jedoch nicht. Kräftig lästert er über die vermeintlichen Kollegen. Unter dem Pseudonym *Dr. Mises* schreibt er mehrere Satiren. Hinter ihrer seriösen Maske macht sich Fechner lustig über die Möchtegernforschung der Mediziner. In seiner Studie über die *Anatomie der Engel* belehrt *Dr. Mises* seine Leser, dass Engel natürlich kugelförmig aussehen. Alles andere wäre doch lächerlich, denn die besten Körperteile des Menschen sind kugelförmig, der Kopf beispielsweise oder das Auge. In einer anderen Schrift stellt *Dr. Mises* die lebenswichtige Frage: *Warum wird die Wurst schief durchschnitten?*[6] Wer seine Kollegen für aufgeblasen hält und sie nicht ernst nehmen kann, taugt wohl kaum zum Arzt. In kritischer Selbsterkenntnis befindet Fechner außerdem, dass er schlecht ausgebildet sei. Er klagt, er könne nicht einmal *den einfachsten Verband anlegen*[7] und sehe sich nicht in der Lage, *das irgendwie nachzuholen*[8]. Ermuntert durch die literarischen Erfolge seines Alter Ego und getrieben von seinem Wissensdurst schwenkt er um und studiert Physik und Mathematik.

Ein Todesfall macht ihn endgültig zum Naturwissenschaftler. Als der Physiker Ludwig Wilhelm Gilbert 1824 stirbt, tritt Fechner dessen Nachfolge an und übernimmt die Vorlesungen. Mit eigenen Experimenten erzieht er sich zu einem exakt arbeitenden Denker. So sichert er sich seinen Ruf als Naturwissenschaftler. Den braucht er, wenn er später eigenwillige Positionen zur Seele vertritt und nicht als spinnerter Philosoph gelten will, den die exakten Wissenschaften nicht ernst nehmen müssen.

Nach seinem Wechsel in die Physik widmet sich Fechner ganz der neuen Aufgabe. Dabei überarbeitet er sich. Zusätzlich zum Professorenamt übersetzt er mehrere Lehrbücher und schreibt an einem *Hauslexicon* in acht Bänden. Er übernimmt sich, arbeitet bis zur völligen Erschöpfung. 1840 bricht er zusammen. Die Krise beginnt mit einer Lichtallergie. Sie schränkt ihn zunehmend ein, bis er sich nur noch im abgedunkelten Haus aufhalten kann. Der Zustand verschlimmert sich, als zu dem körperlichen Leiden der psychische Kollaps kommt. *Im November 1842 stieg die Schwäche meines Kopfes so hoch, dass ich nicht nur mein Tagebuch schließen mußte, da es mir nicht mehr möglich war, die Gedanken und Erinnerungen dazu genügend zu sammeln, sondern auch weder Vorlesen noch Erzählungen mehr vertrug, ja selbst Gespräche konnte ich weder anhören noch selbst führen, ohne daß lästige Gefühle im oder am Kopfe eintraten (...)*[9].

Fechner verliert die Kontrolle über seine Gedanken. Er verfällt in zwanghaftes Grübeln: *Ein Hauptsymptom meiner Kopfschwäche bestand darin, daß der Lauf meiner Gedanken sich meinem Willen entzog. Wenn ein Gegenstand mich nur einigermaßen tangierte, so fingen meine Gedanken an, sich fort und fort um denselben zu drehen, kehrten immer wieder dazu zurück, bohrten, wühlten sich gewissermaßen in mein Gehirn ein, so daß ich das deutliche Gefühl hatte, mein Geist sei rettungslos verloren (...)*[10]. Zum Glück täuscht ihn sein Gefühl. In einem Kraftakt stemmt er sich gegen das düstere Kopfkino, diszipliniert sich, reißt sich zusammen, vertreibt die Gedanken und bringt das Gedankenkarussell nach einem Jahr zum Stoppen. Ende 1843 fühlt sich der 42-Jährige wieder gesund.

Nach einer so schweren Krankheit ist kein Mensch wie vorher. Dass Fechner die Bedrohung überstanden hat, stärkt sein Selbstbewusstsein enorm. Er wird geradezu euphorisch, fühlt sich *im Besitze außerordentlicher physischer und psychischer Kräfte*[11]. *Gewiß ist, daß ich damals glaubte, von Gott selbst zu außerordentlichen Dingen bestimmt (...) zu sein*[12]. Sein Denken schlägt eine neue Richtung ein. Er grübelt über die Dinge, die ihm am Herzen liegen, die berühmten letzten Dinge, schreibt über *Das höchste Gut*, über *Das Seelenleben der Pflanzen*, über *Die Dinge des Himmels und des Jenseits* und hält Vorlesungen darüber. Die reine Physik gibt er auf.

Seine Idee zur Psychophysik kommt Fechner so schlagartig, dass er die Situation genau erinnert. Am Morgen des 22. Oktober 1850, er liegt noch im Bett, schlägt der Geistesblitz ein: Wie intensiv wir eine neue Empfindung wahrnehmen, hängt davon ab, wie sich die Zunahme zur vorhandenen Kraft verhält. Fechner knüpft damit direkt an Weber an. Aber er dehnt dessen Versuchskonzept aus. Seine Begeisterung ist so groß, dass er Tausende Versuche allein für den Tastsinn mit Gewichten durchführt. Weitere Sinne kommen an die Reihe, bis er die Zusammenhänge erkennt und ein mathematisches Gesetz formuliert. Es ist heute bekannt als Weber-Fechnersches-Gesetz: Jeder unserer Sinne hat eine charakteristische Reizschwelle. Ein Reiz muss stark genug sein, damit wir ihn wahrnehmen. Liegt er unterhalb dieser Schwelle, existiert dieser Reiz für uns nicht. Sind zwei Reize unterschiedlich, muss die Differenz groß genug sein und eine Schwelle überschreiten, damit wir zwei getrennte Reize wahrnehmen.

Von diesem Zusammenhang lebt seine neue Lehre. Er begründet die *Lehre von den Beziehungen zwischen Körper und Geist oder Leib und Seele*[13]. Hier taucht sie wieder auf, die mehr als 2000 Jahre alte Frage nach dem Verhältnis von Körper und Geist. Das Rätsel, ob der Geist aus dem Körper hervorgeht, ob er an ihn gebunden ist wie der Sklave an seinen Herrn oder frei und ungebunden lebt. Am Anfang seines Buches begründet Fechner den neuen Ansatz. Er gesteht ein, dass die *Lehre von der Körperwelt*[14] recht gut erforscht ist. Chemie und Physiologie haben erheblich dazu beigetragen. Andererseits hat die *Lehre vom Geiste*[15] dank der Psychologie und Logik ihre feste Grundlage gefunden. Was fehlt, ist das Bindeglied, das Körper und Geist verknüpft. Es fehlen neue Methoden zur Erforschung. Fechner will Abhilfe schaffen und – geboren aus dem Geiste des exakten Naturwissenschaftlers – die Seele auszählen und vermessen. Das Ziel ist *eine exacte Lehre von den functionellen oder Abhängigkeitsbeziehungen zwischen Körper und Seele, allgemeiner zwischen körperlicher und geistiger, physischer und psychischer, Welt*[16].

Was der eine fordert, lehnt der andere ab. Fechner führt Experimente mit Menschen durch, ein anderer Vater der Psychologie schließt sie kategorisch aus. *Die Psychologie darf mit den Menschen nicht experimentieren*[17], schreibt Johann Friedrich Herbart (1776 bis 1841) in seinem *Lehrbuch zur Psychologie*, erstmals erschienen 1816. Auch die Selbstbeobachtung beäugt er kritisch. Denn: *Die Selbstbeobachtung verstümmelt die Thatsachen des Bewusstseins schon in der Auffassung*[18]. Für die unverzichtbare Grundlage hält er die Erfahrung. Während Fechner naturwissenschaftliche Forschung vertritt, steht der ältere Herbart für geisteswissenschaftliche Bildung ein. Dieser Standpunkt korrespondiert mit seinem äußeren Leben. Er genießt Privatunterricht, entwickelt konservative Ansichten, ist königstreu, verkehrt in gebildeten Schichten, verfolgt ein sittliches Ideal. Als seine psychologischen Bücher erscheinen, hat er sich längst einen Namen als Pädagoge gemacht.

Keine Experimente, kaum Selbstbeobachtung, dafür Erfahrung. Um der Psychologie ein sicheres Fundament zu gießen, nutzt Herbart den Baugrund der Philosophie. Während die medizinisch oder naturwissenschaftlich ausgebildeten Denker die Psychologie von der Philosophie emanzipieren wollen, hält der studierte Philosoph an ihr fest. Diese wissenschaftliche Allmutter soll weiterhin über die Psychologie wachen. Herbart will das Kind aufziehen, damit es die Fehler der Philosophie ausbügelt. Die *Verbesserung der psychologischen Vorstellungsarten ist daher eine Grundbedingung der Berichtigung des Irrthums in allen Theilen der Philosophie, und mittelbar in allen Wissenschaften (...)*[19].

Neben der Erfahrung bevorzugt Herbart Metaphysik und Mathematik. Sie geben seinem psychologischen Hauptwerk von 1824 den Titel: *Psychologie als Wissenschaft, neu gegründet auf Erfahrung, Metaphysik und Mathematik*. Mit Erfahrungen fängt man sinnvoll an. Metaphysik ist für den Philosophen nie verkehrt, und mit der Mathematik kommt die Wissenschaft hinzu. Herbart will die Inhalte unseres Bewusstseins mathematisch erklären, sie ausrechnen. Vorstellungen erhalten Zahlenwerte zugeordnet, sodass er sie miteinander verrechnen kann. Diejenigen, die sich ähneln, mit solchen, die sich gegenseitig hemmen. Vorstellungen sind hier wie Krieger, sie besitzen Kräfte und dringen ins Bewusstsein vor. Starke Vorstellungen bleiben standhaft. Sie sind nur schwer aus dem Weg zu räumen. Die schwachen verlieren und fallen aus dem Bewusstsein heraus. Gegensätzliche Vorstellungen hemmen sich. Gleichartige Vorstellungen mischen oder überlagern sich und erzeugen Gefühle.

Das Bewusstsein ist ein Komplex von inneren und äußeren Erfahrungen. Herbart findet seine eigenen Worte für die uralte Erkenntnis, dass alles im Fluss ist, immer in Bewegung. Fortwährend ändert sich der Bewusstseins-Komplex, beständig ist nur der Wandel. *Nämlich es zeigt sich alles geistige Leben, wie wir es an uns und an Andern beobachten, als ein <u>zeitliches</u> Geschehen, als eine beständige <u>Veränderung</u>; als ein <u>Mannigfaltiges ungleichartiger Bestimmungen in Einem</u>; endlich als Bewusstsein des <u>Ich</u> und <u>Nicht-Ich</u> (…)*[20]. Vorstellungen steigen auf und wieder ab, weil das, was wir als Ich bezeichnen, zu klein ist, um sie alle gleichzeitig zu fassen. Herbart nennt das *die <u>Statik</u> und <u>Mechanik des Geistes</u>*[21].

Diese Väter der Psychologie sind wahrlich verschieden. Einen Gleichklang ergeben sie zusammen nicht. Nicht nur über das Experimentieren gehen die Ansichten auseinander. Während Fechner die Seele auf der Grundlage der Physiologie erklärt, dreht Herbart das Verhältnis um. Erst kommt Psychologie, die Physiologie rückt nach. *Die Psychologie vollends durch Physiologie beherrschen wollen, heisst das Verhältnis beider Wissenschaften gerade umkehren; ein in neuern und ältern Zeiten häufig begangener Fehler*[22]. Die Psychologie *ist die erste, die vorangehende, diese* (die Physiologie), *falls sie nicht blosse Erfahrungswissenschaft sein will, die zweite; denn sie muss aus jener den Begriff der innern Bildung erst verstehen lernen. Es giebt keine Realdefinition des Lebens, ausser mit Hülfe der Psychologie*[23]. Man könnte das Zitat ergänzen: Und diese bleibt ein Teil der Philosophie.

Natürlich schätzt Herbart die aufkommende Neurophysiologie noch weniger. Ihre *electrischen Strömungen*[24] hält er für leere Einfälle. *Es könnte etwas Wahres da-*

ran sein, und doch blieben die wichtigsten Fragepuncte unbeantwortet; und am Ende wäre ein Räthsel an die Stelle des andern gesetzt[25]. Herbart zieht die Scheidelinie, an der sich immer wieder Forscher und Denker trennen. Wer hat mehr zum Geist zu sagen: die Hirnforscher, die aus den Laboren kommen, die Philosophen oder die Psychologen.

Herbart und Fechner stehen auf unterschiedlichem Boden, weil sie anderen Generationen angehören, unterschiedlich geprägt sind und einen anderen Blick werfen auf die Beziehung zwischen Leib und Seele. Herbart will der Seele wieder zu altem Ansehen verhelfen, nachdem Kant sie aus der theoretischen Philosophie herauszudrängen versuchte. Denn *(d)urch den Begriff der Seele (…) bekommen wir eine richtige Kenntniss von uns selbst*[26]. Er nimmt sie wieder in die Philosophie auf. *Die Seele ist ein einfaches Wesen (…)*[27] und *hat gar keine Anlagen und Vermögen, weder etwas zu empfangen, noch zu produciren*[28]. Mit dieser Bestimmung bezieht Herbart sich auf die alte Sicht, dass es – angeblich – Seelenvermögen gebe. Wahrnehmung, Denken, Fühlen sollten als Fähigkeiten der Seele gelten. Herbart lehnt sie ab, die Seele besitzt diese Fähigkeiten nicht. Sie ist ungeteilt und zerfällt nicht in einzelne geistige Funktionen. Für ihn besteht die Wirklichkeit aus kleinen Bausteinen. Diese Bausteine der Wirklichkeit durchdringen die Seele. Sie stören ihr Gleichgewicht, die Einheit des Bewusstseins. Die Seele versucht daraufhin, ihr Gleichgewicht wieder zu erlangen und reagiert mit der Entstehung von Vorstellungen. Herbarts Erklärung verzichtet auf die Sinnesphysiologie.

Die Kritik an Kant wird Herbart nach seinem Tod zum Verhängnis. In der zweiten Hälfte des 19. Jahrhunderts blüht Kants Philosophie wieder auf. Philosophen wie Friedrich Albert Lange (1828 bis 1875) besinnen sich auf Kant und streben erneut eine Psychologie ohne Seele an. Sie bevorzugen die Sinnesphysiologie, um etwas zu erklären. Herbart gerät als Vater der Psychologie in Vergessenheit. Damit geht auch seine Ansicht unter, dass Körper und Seele eigenständige Wesen seien und aufeinander einwirken. In Erinnerung bleibt er als Pädagoge, weil er aus seiner Psychologie heraus die Lehre vom Lernen verbessert.

Des einen (Herbarts) Verschwinden bedeutete des andern (Fechners) Nachruhm. Fechners Ansicht zum Verhältnis von Leib und Seele prägt seine Nachfolger. Fechner zählt zu den Monisten, die glauben, dass es nur eine einzige Substanz gebe. Körper und Geist (oder Leib und Seele) ergeben zusammen eine Substanz wie die zwei Seiten einer Medaille. Körperliche und geistige Vorgänge treten immer zusammen auf. Nicht weil die körperlichen Prozesse die geistigen verursachen, sondern weil sie identisch sind. Im Grunde ist es derselbe Vorgang. Nur die Sichtweise ist eine andere. Wie in unserem Sonnensystem: Von der Erde aus dreht sich die Sonne um den blauen Planeten, von der Sonne aus beobachtet, bewegt sich die Erde.

Ob wir von Körper oder Geist sprechen, hängt davon ab, ob wir den Menschen von außen oder von innen ansehen: Von innen betrachtet ist es der eigene Geist, der man ist, von außen die körperliche Grundlage des Geistes. *Die ganze Welt besteht aus solchen Beispielen, die uns beweisen, dass das, was in der Sache Eins ist, von zweierlei Standpuncten als zweierlei erscheint (…)*[29]. Deswegen hat jede geistige Regung eine Entsprechung im Körperlichen. Fechner spricht von einem Gesetz, das er in der Schrift *Über die Seelenfrage* von 1861 formuliert: *Das allgemeinste Gesetz ist dieses: daß nichts im Geiste bestehen, entstehen, gehen kann, ohne daß etwas im Körper mit besteht, entsteht, geht, was seine Wirkungen und Folgen in den Umkreis und die Körperwelt hinein erstreckt*[30]. Als psychophysischer Parallelismus ist diese Sichtweise heute bekannt.

Obwohl die Beziehung besteht, sind wir nie in der Lage, sie zu erspüren oder zu erfühlen. *Denn indess wir uns unserer Empfindungen und Gedanken unmittelbar bewusst sind, können wir nichts von den Bewegungen im Gehirn wahrnehmen, welche daran gebunden sind und an welche sie ihrerseits gebunden sind, das Körperliche bleibt hier unter der geistigen Decke*[31], und umgekehrt sagen bisher weder physiologische noch chemische oder physikalische Untersuchungen etwas über das Geistige aus. Deswegen etabliert Fechner die Psychophysik. Sie soll Abhilfe schaffen und die dunklen Beziehungen erhellen.

Mit Hilfe der neuen Methoden seiner inneren Psychophysik ergründet Fechner, wie der Körper geistiges Treiben erzeugt, wie er das Bewusstsein hervorbringt und wie wir durch innere Wahrnehmung das Geistig-Seelische erfassen. Der metaphysische Krimskrams, ob die Seele ein Wesen ist, ob sie selbstständig existiert und eine eigene Natur hat, interessiert ihn nicht. Es geht um die Eigenschaften: Empfinden, Fühlen, Denken, Wollen. Wie kommen sie zustande?

Sind es elektrische, chemische, mechanische, so oder so geformte Bewegungen eines (…) Mediums? Sagen wir einfach, wir wissen es nicht (…)[32]. Noch nicht. Mit den Möglichkeiten seiner Zeit stößt Fechner an die Grenzen. Er weiß, dass Kollegen mit verschiedenen Tieren experimentieren. Sie köpfen sie, um zu klären, ob die Seele einen einfachen oder ausgedehnten Sitz hat. Eigentlich ist Fechner dafür, die Seele nicht an eine bestimmte Region im Gehirn zu binden. Das ergebe sich schon allein daraus, dass in den zurückliegenden Jahrhunderten die Seele mal hier, mal dort zur

Untermiete wohnte. Ob Descartes, Herbart oder zahlreiche andere, sie wurden sich nie einig. Mit gebotener Vorsicht spricht Fechner sich dafür aus, dass unser Ich kein festes Zentrum hat.

Fechner bewegt sich in dieser Frage noch auf schwankendem Boden. Er zitiert François Achille Longet (1811 bis 1871), den französischen Physiologen. Longet stößt in der Suche nach dem Wohnzimmer von Seele oder Geist auf die Großhirnlappen. Er hält es für das Wahrscheinlichste, dass hier die Sinneseindrücke verarbeitet werden. Fechner kennt auch die Arbeit des deutschen Physiologen Karl Friedrich Burdach (1776 bis 1847). Burdach untersuchte bekannte Fälle von Verletzungen und Auffälligkeiten des Gehirns daraufhin, ob sie die Tätigkeit der Seele gestört hätten. Zu einer klaren Beurteilung der Befunde ringt sich Fechner nicht durch. Die durchschlagenden Fälle von Gehirnverletzungen, welche diese Seelentätigkeit, modern gesprochen: die Persönlichkeit, stören, werden erst nach Burdachs Tod bekannt.

Als Fechner 1887 stirb, ist er so berühmt, dass an seinem Grab daran erinnert wird, Fechner habe eine Wissenschaft begründet und ihr den Namen gegeben. Die Grabrede hält Wilhelm Wundt (1832 bis 1920), der die Wissenschaft zwar nicht gezeugt hat, aber ihre Erziehung übernimmt, bis sie volljährig wird.

Anmerkungen

1 Gustav Theodor Fechner, Elemente der Psychophysik, Erster Theil, Leipzig: Breitkopf und Härtel (1860), S. VIII.
2 Gustav Theodor Fechner, Elemente der Psychophysik, Erster Theil, Leipzig: Breitkopf und Härtel (1860), S. V.
3 ebd.
4 Gustav Theodor Fechner, Elemente der Psychophysik, Erster Theil, Leipzig: Breitkopf und Härtel (1860), S. VI.
5 Gustav Theodor Fechner, Elemente der Psychophysik, Erster Theil, Leipzig: Breitkopf und Härtel (1860), S. VIII.
6 Kurd Lasswitz, Gustav Theodor Fechner, Stuttgart: Friedrich Frommanns Verlag (1896), S. 27.
7 Kurd Lasswitz, Gustav Theodor Fechner, Stuttgart: Friedrich Frommanns Verlag (1896), S. 12.
8 ebd.
9 Kurd Lasswitz, Gustav Theodor Fechner, Stuttgart: Friedrich Frommanns Verlag (1896), S. 43f.

10 Kurd Lasswitz, Gustav Theodor Fechner, Stuttgart: Friedrich Frommanns Verlag (1896), S. 45.

11 Kurd Lasswitz, Gustav Theodor Fechner, Stuttgart: Friedrich Frommanns Verlag (1896), S. 48.

12 ebd.

13 Gustav Theodor Fechner, Elemente der Psychophysik, Erster Theil, Leipzig: Breitkopf und Härtel (1860), S. 1.

14 ebd.

15 ebd.

16 Gustav Theodor Fechner, Elemente der Psychophysik, Erster Theil, Leipzig: Breitkopf und Härtel (1860), S. 8.

17 Johann Friedrich Herbart, Lehrbuch zur Psychologie (hrsg. von Margret Kaiser-El-Safti), Würzburg: Königshausen und Neumann (2003), S. 9.

18 Johann Friedrich Herbart, Lehrbuch zur Psychologie (hrsg. von Margret Kaiser-El-Safti), Würzburg: Königshausen und Neumann (2003), S. 8.

19 Johann Friedrich Herbart, Lehrbuch zur Psychologie (hrsg. von Margret Kaiser-El-Safti), Würzburg: Königshausen und Neumann (2003), S. 3.

20 Johann Friedrich Herbart, Lehrbuch zur Psychologie (hrsg. von Margret Kaiser-El-Safti), Würzburg: Königshausen und Neumann (2003), S. 11.

21 Johann Friedrich Herbart, Lehrbuch zur Psychologie (hrsg. von Margret Kaiser-El-Safti), Würzburg: Königshausen und Neumann (2003), S. 17.

22 Johann Friedrich Herbart, Lehrbuch zur Psychologie (hrsg. von Margret Kaiser-El-Safti), Würzburg: Königshausen und Neumann (2003), S. 95.

23 Johann Friedrich Herbart, Lehrbuch zur Psychologie (hrsg. von Margret Kaiser-El-Safti), Würzburg: Königshausen und Neumann (2003), S. 113.

24 ebd.

25 ebd.

26 Johann Friedrich Herbart, Lehrbuch zur Psychologie (hrsg. von Margret Kaiser-El-Safti), Würzburg: Königshausen und Neumann (2003), S. 142.

27 Johann Friedrich Herbart, Lehrbuch zur Psychologie (hrsg. von Margret Kaiser-El-Safti), Würzburg: Königshausen und Neumann (2003), S. 108.

28 Johann Friedrich Herbart, Lehrbuch zur Psychologie (hrsg. von Margret Kaiser-El-Safti), Würzburg: Königshausen und Neumann (2003), S. 109.

29 Gustav Theodor Fechner, Elemente der Psychophysik, Erster Theil, Leipzig: Breitkopf und Härtel (1860), S. 3.

30 Gustav Theodor Fechner, Seele und Welt. Eine Auswahl aus den philosophischen Schriften, Klagenfurt: Eduard Kaiser Verlag (1947), S. 26.

31 Gustav Theodor Fechner, Elemente der Psychophysik, Erster Theil, Leipzig: Breitkopf und Härtel (1860), S. 2.

32 Gustav Theodor Fechner, Elemente der Psychophysik, Zweiter Theil, Leipzig: Breitkopf und Härtel (1860), S. 378.

XII Bewusstsein dauert mindestens *1/8 Secunde*

Wilhelm Wundt (1832 bis 1920) bestimmt die Geschwindigkeit von Gedanken und gründet das erste Institut für Psychologie

Eine schallende Ohrfeige reißt ihn aus seinen Träumen. Wilhelm wartet als Kind oft, bis er allein ist. Dann endlich kann er sich seinen eigenen *erdichteten Erlebnissen*[1] hingeben. Diesmal mag er nicht warten. Er sitzt in der Schule, es ist das erste Schuljahr und er soll zuhören. Doch es geht einfach nicht. Seine Gedanken machen sich selbstständig. Sein Vater ist der Schulinspektor und wohnt der Stunde bei. Vom Träumen kann er seinen Sohn zwar nicht abhalten, aber die Ohrfeige holt den Sprössling schnell in die Realität zurück. In *Erlebtes und Erkanntes*, Wundts Lebenserinnerungen, erklärt dieser: *Ich war zerstreut und hatte, statt auf den Unterricht aufzupassen, meinen eigenen Gedanken nachgehangen, wie das bis in viel spätere Zeiten meine regelmäßige Eigenschaft gewesen ist*[2].

In seiner Biographie erklärt er dieses Talent zum Tagträumen mit seiner Einsamkeit. Als Kind verbringt er viel Zeit allein, ohne Gefährten oder Freunde, und überlässt sich seiner regen Fantasie. *Natürlich ist das nicht eine individuelle Eigenschaft, sondern sie kommt gewiß manchen Kindern zu; aber sie tut es (...) vorzugsweise bei dem einsamen, nicht dem gemeinsamen Spiel, und von ihm aus überträgt sie sich auf die einsame Arbeit*[3]. Die Schicksalsgötter weben wohl ihre geheimnisvollen Fäden um das stille, in sich gekehrte Kind und knüpfen daraus die Lebensaufgabe, über das Denken selbst nachzudenken.

Als Wilhelm 1851 das Abitur in Heidelberg ablegt, ist sein nächstes Ziel ein anderes. Zunächst möchte er nur hinaus in die Welt. Eine bequeme Lösung ist schnell gefunden: Ein Onkel mütterlicherseits ist Anatom und Physiologe an der Universität Tübingen. Wilhelm nutzt die Gelegenheit und beginnt sein Medizinstudium bei dem Onkel. Er hört verschiedene naturwissenschaftliche Vorlesungen, besucht ein philosophisches Kolleg und lernt vor allem Gehirnanatomie. Ein wilder Stundenplan, den sich der junge Student zusammenschustert. Ohne inneren Zusammenhalt. Wilhelm erkennt, dass er gründlicher lernen muss und geht zurück nach Heidelberg, um an der dortigen Universität von Neuem zu beginnen. Das Studienfach behält er bei. Mag in der Tübinger Zeit auch die Struktur fehlen, die Studien in Gehirnanatomie sind ein Gewinn. Davon profitiert nicht nur der junge Student der Medizin, sondern noch der etablierte Wissenschaftler.

Als Arzt mit eigener Praxis sieht sich Wundt indes nicht. Seine praktische Ausbildung und die Prüfungen begleitet er mit ironischer Skepsis. Er findet es bizarr, dass er mit Hilfe eines Gummimodells zum Geburtshelfer ausgebildet werden soll. Das Angebot, nach bestandenem Examen als Hausarzt den Patientinnen der höheren Stände in Heidelberg Verbände anzulegen, lehnt er denn auch ab. Statt dessen wechselt er in die Klinik. Hier begegnet er interessanteren Fällen. Er sieht Patienten mit Haut- und Muskellähmungen. Andere haben Empfindungsstörungen. Er stößt auf die Arbeiten von Ernst Heinrich Weber und führt sie weiter, indem er die Versuche mit Stechzirkeln an den Patienten durchführt, deren Tastsinn gestört ist.

Als der Mediziner und Physiker Hermann von Helmholtz (1821 bis 1894) nach Heidelberg berufen wird, bringt sein Kommen die Universität zum Glänzen. Helmholtz, den Wundt für genial hält, ist vielfach tätig und längst auf mehreren Gebieten erfolgreich. Er hat den Augenspiegel erfunden, um den Augenhintergrund zu untersuchen. An Fröschen hat er gemessen, wie schnell Nerven ihre Impulse weiterleiten. In die Chemie hat er den Begriff der freien Energie eingeführt. Wundt wird sein Assistent am Institut für Physiologie. Ein erster Erfolg für ihn, allerdings wissen beide nicht recht, wie es jetzt weitergeht. *Weder ich noch, wie ich glaube, der neue Direktor wußte eigentlich, was ich als Assistent tun sollte*[4], schreibt Wundt.

Man überlegt gemeinsam. *Helmholtz deutete mir an, es sei vielleicht nützlich, wenn ich mich mit mikroskopischen Arbeiten beschäftigte, die ihm ferne lagen, und in diese auch die Studierenden einführte. Leider lagen sie mir aber ebenfalls fern*[5]. Wundts Interessen sind andere: *(N)eben der Elektrophysiologie war es die Sinnesphysiologie, die mich in jenen Tagen lebhaft in Anspruch nahm, und es war nicht gerade glücklich, daß das im wesentlichen dieselben Gebiete waren*[6], die auch Helmholtz' wissenschaftliches Herz erfreuten. Das badische Ministerium in Karlsruhe findet eine Lösung: Es setzt ein physiologisches Praktikum für angehende Mediziner auf den Lehrplan, das Wundt anleiten soll. Der neue Lehrer sieht allerdings schnell die Nutzlosigkeit des Projekts, selbst die Medizinstudenten erkennen sie allmählich und bleiben der Veranstaltung fern. Nach einigen Jahren gibt Wundt die Assistentenstelle auf. Er richtet sich jetzt lieber zu Hause ein Privatlabor ein, experimentiert dort eigenständig und schreibt Lehrbücher, um sein Gehalt aufzubessern.

Zwar sind der Direktor und sein Assistent beide an der Sinneswahrnehmung interessiert, doch ihre Motive sind gänzlich verschieden. Für Helmholtz ist die Sinneswahrnehmung ein naturwissenschaftliches Problem, für Wundt ist es ein psychologisches. Sie errichten ihre Gebäude auf unterschiedlichem Grund. Wundt lehnt den Materialismus ab, die Annahme, nach der die Gehirnvorgänge den Geist begründen. Helmholtz hingegen ist Materialist bis ins Mark. Zusammen mit Freunden hat er schon vor Jahren einen Schwur geleistet, sich stets auf den Materialismus zu stützen, wenn sie Phänomene erklären müssen.

Wie entscheidend die Sinne für geistige Prozesse sind, also auch für die Psychologie, das stellt Wundt ja gar nicht in Frage. Im Gegenteil. Die Sinneswahrnehmung in ihre Einzelheiten zu zerlegen, steht am Anfang der Psychologie. Aber anders als Helmholtz sieht Wundt in geistigen Prozessen mehr als nur die Folgen von körperlichen Vorgängen. Psychologie ist nicht nur eine Anwendung der trockenen Nervenphysiologie. Ihr Gegenstand, das Geistige, ist etwas Eigenes, Selbstständiges. Der Geist basiert auf Physiologie, aber er ist nicht allein damit zu erklären. Die Gehirnphysiologie wird dem Geist nicht gerecht, weil sie in einen Topf wirft und vermischt, was nicht gemeinsam in einen Topf gehört. Reize kommen von außen in den Kopf, ins Gehirn. Aber Wollen, Fühlen, Denken sind etwas anderes als die Außenwelt. Sie leisten etwas anderes, als bloß die Gegenstände der Außenwelt im Inneren abzubilden. Sie erschaffen eine eigene Welt im Inneren.

Der Materialismus erscheint in verschiedenen Gewändern, mal im mechanischen, mal im psychophysischen Kleid. Diese Unterschiede sind letztlich nicht wichtig, urteilt Wundt in seinen Vorlesungen. In beiden Versionen des Materialismus ist die Psychologie *nur ein Teil oder im besten Fall ein Anwendungsgebiet der Physiologie, speziell der Gehirnphysiologie*[7]. Auch die abgemilderte, bis heute diskutierte Version, hilft nicht weiter, wenn man Wollen oder Denken als Funktionen des Gehirns bezeichnet. Von einer Funktion darf man sprechen, wenn eine strenge Abhängigkeit vorliegt. Die ist jedoch nicht gegeben. Ebenso abwegig erscheint ihm, wie eine einzelne Nervenzelle Gedächtnisinhalte speichern soll. In der 30. und letzten seiner *Vorlesungen über die Menschen- und Thierseele* folgt er dieser Ansicht und findet sie komisch. Denn wir müssten demnach eine Nervenzelle für einen guten

Freund haben, den wir oft sehen. Und wenn wir den Freund mit Hut sehen, müsste eine neue Nervenzelle eingeflochten werden, für den Freund mit Hut auf Fahrrad eine dritte usw. Das klingt abwegig.

Wundt vertritt den Parallelismus. Geistige und körperliche Vorgänge laufen nebeneinander, parallel. Wenn wir etwas wahrnehmen oder wenn wir uns erinnern, ist das *an die Funktionen unserer Sinnes- und Bewegungsorgane, unseres Nervensystems*[8] und damit an unseren Körper gebunden. Das ist also durchaus der Fall. Aber das Wahrnehmen und Erinnern kann man nicht mit körperlichen Vorgängen erklären. Die neuen geistigen Prozesse, die dabei entstehen, will Wundt geistig erklären, nicht körperlich.

Wundt ist klug genug, um seine Position philosophiegeschichtlich einzuordnen. Er gehört noch zu der Generation von Naturforschern und Psychologen, die das Band zur Philosophie nicht durchschnitten haben. Als er 1874 nach Zürich geht, legt er Wert darauf, dass er Philosophie-Professor wird. Er bekleidet den Lehrstuhl für Induktive Philosophie. Die Psychologie von der Philosophie zu lösen, daran ist ihm nicht gelegen. Ironischerweise tritt genau das ein. Die Geister, die er ruft, verselbstständigen sich. Ausgelöst von seiner eigenen Arbeit und vollendet von seinen Schülern, die nicht mehr philosophisch gebildet sind. Oder sich dafür interessieren.

Wundt orientiert sich an Johann Friedrich Herbart, Christian Wolff und Immanuel Kant. Die Namen und ihre Ansichten kommen ihm flüssig über die Lippen. Herbart hält er für einen klugen Kopf, *dem ich nächst Kant in der Ausbildung eigener philosophischer Ansichten am meisten verdanke*[9], gesteht er. Dass Herbart aber einer *völlig imaginären Mechanik der Vorstellungen*[10] anhängt, bedeutet die reine Verschwendung seiner geistigen Fähigkeiten. Das Übel liegt in dem metaphysischen Seelenbegriff, ein Gift, das Descartes gebraut und von dem Herbart zu viel genossen hat. Dieser Giftcocktail ist nicht das einzige Gesöff, das Wundt wegschütten möchte. Mit den alten Begriffen, Seele oder Seelenvermögen, ist Wundt jedenfalls nicht glücklich. Doch ob er will oder nicht, das ist die Situation, die er vorfindet. Der Mensch braucht nun einmal Begriffe, wenn er nachdenkt. Die Begriffe bleiben verschwommen, vage, wackelig, aber er schleppt sie mit, wenn das Nachdenken systematischer wird. *Nicht anders sind Seele, Geist, Vernunft, Verstand usw. Begriffe, die vor jeder wissenschaftlichen Psychologie existierten*[11]. Wer die Erfahrung untersucht, dem hocken sich *die sogenannten <u>Seelenvermögen</u>*[12] schneller auf, als er sich umsehen kann.

Aber von Seelensubstanz will Wundt nichts wissen. Auch der Seele ein Wesen zuzuschreiben, ist mythologisches Gerede. Reste davon zeigen sich in den *Seelenvermögen*. Damit wollte man eine Erklärung liefern und weiteres Nachdenken abschließen. *Denn das ist ja das Übel aller dieser psychologischen Vermögensbegriffe, daß sie eigentlich nur Wörter für höchst komplexe Phänomene sind, daß man sich aber durch diese Wörter einer näheren Untersuchung der Phänomene enthoben glaubt*[13]. Wörter als Blendgranaten. Wer meint, dass sie etwas erklären oder beschreiben, täuscht sich. Wundt findet sich damit ab, dass die Begriffe in der Welt sind und er mit ihnen operieren muss. Aber bitte ohne Überfrachtung. *Unsere Seele ist nichts anderes als die Summe unserer inneren Erlebnisse selbst (...)*[14], mehr nicht und nichts darüber hinaus. Das Wort dient als Begriff zur Beschreibung, es ist bloß ein sprachliches Werkzeug. Vernunft oder Tugend verwenden wir schließlich auch, ohne dass Vernunft oder Tugend von stofflicher Substanz sein sollen.

Auch Geist ist kein geheimnisvolles Wesen. Zwar kennt unsere Sprache zwei getrennte Begriffe, Seele und Geist, letztlich sind beide aber nur *Wechselbegriffe*[15], die einen besonderen Gesichtspunkt hervorheben. Geist betont das *innere Sein, wenn dabei keinerlei Zusammenhang mit einem äußeren Sein*[16] gesehen wird. Während die Redeweise von der Seele *die Verbindung mit einer leiblichen, der äußeren Erfahrung gegebenen Existenz*[17] voraussetzt.

1875 beginnt mit dem Wechsel nach Leipzig die erfolgreichste Schaffenszeit. Leipzig ist im 19. Jahrhundert ein fruchtbarer Boden für die Psychologie. Ernst Heinrich Weber hat hier gewirkt, ebenso wie später Gustav Theodor Fechner. Wilhelm Wundt teilt mit seinen zwei Vorgängern eine weitere biographische Anekdote: Alle drei sind Söhne von Pfarrern oder evangelischen Theologen. Wundt beendet aber auch die Reihe der Kandidaten für den Titel Vater der Psychologie, beziehungsweise für ihren empirischen Zweig. Manche Historiker setzen dazu 1879 als Geburtsjahr fest. In diesem Jahr gründet Wundt das weltweit erste eigene Institut für Psychologie. Mit der Zeit wächst es nicht nur personell, es dehnt sich auch räumlich aus. Denn es ist nicht nur Schreibstube, sondern auch Labor. Wundt und seine Mitarbeiter benötigen Platz zum Experimentieren. Dafür erhält das Institut 1892 neue Räume. Revolutionär sind elektrische Anschlüsse, damit die zahlreichen neuartigen Apparate funktionieren.

Viele dieser Geräte sind gerade erst entwickelt und werden eigens für Wundt angefertigt. Denn er dehnt den experimentellen Ansatz deutlich aus. Dieser Ansatz wird schließlich der tragende Pfeiler für die neue Wissenschaft. Wenn die

Psychologen die innere Erfahrung erforschen – das Empfinden, Vorstellen und Denken – dann sind sie bald am Ende ihrer Möglichkeiten angelangt, solange sie nur auf das direkt Zugängliche setzen. *(D)ie Psychologen haben daher längst eingesehen, daß sie sich nach Hülfsmitteln umsehen müssen, die ihnen gestatten, das Gebiet der unmittelbaren Beobachtung zu überschreiten*[18]. Natürlich können Wundt und seine Mitarbeiter *nicht an der Seele selbst experimentieren, sondern nur an ihren Außenwerken, an den Sinnes- und Bewegungsorganen*[19]. Unerlässlich bleibt außerdem die Beobachtung durch die Versuchsperson selbst. In der Anfangszeit sind es die eigenen Institutsmitglieder. Sie verzichten nicht auf die Selbstbeobachtung; diese ergänzt vielmehr das Experiment und rundet es ab. Ein Experiment allein wäre reine Physiologie. Umgekehrt wäre Selbstbeobachtung ohne ein Experiment planlos.

Manche Apparaturen bestechen durch simple Konstruktion. Seinen Gedankenmesser präsentiert Wundt den Lesern der populären Zeitschrift *Die Gartenlaube*. Der Aufbau ist so simpel, dass, wer will, ihn zu Hause nachbauen kann. Es ist im Wesentlichen eine Pendeluhr, wie sie im 19. Jahrhundert oft in den Wohnstuben oder Salons steht. Das Pendel schwingt bei dem Gedankenmesser über eine Skala hinweg. Befestigt ist an dem Pendel ein kleiner Stab, der exakt in den Umkehrpunkten, bevor das Pendel zurückschwingt, ein kleines Glöckchen anschlägt. Mit seiner eigenen Smartwatch will Wundt *die Geschwindigkeit des Gedankens*[20] ermitteln. Erstens ist das interessant und wichtig, zweitens ist das eine Herausforderung. Nur weil uns etwas schnell und daher nicht messbar vorkommt wie das Denken, heißt das nicht, dass es tatsächlich nicht messbar ist.

Sein Chef in Heidelberg, Hermann von Helmholtz, ermittelte an Nerven, wie schnell die Erregung weitergeleitet wird. Dass somit auch die Bildung von Gedanken Zeit in Anspruch nimmt, steht außer Frage. *Wir wissen wohl, daß oft blitzähnlich ein neuer Gedanke in uns aufschießt, der vielleicht im Stande ist, mit einem Schlag ein uns zuvor dunkles Gebiet in's hellste Licht zu setzen. Wir meinen dann, die Idee sei auch mit <u>einem</u> Schlag in uns entstanden, und wir denken dabei nicht an die stille Vorbereitung, die jenem plötzlichen Aufleuchten oft lange vorangegangen ist, und die manchmal, ohne daß wir davon wußten, den ganzen Mechanismus unseres Denkens beschäftigt hat. Diese stille Vorbereitung läßt sich keinem zeitlichen Maß unterwerfen, denn wir wissen nicht, wo sie anfängt, wir wissen nur, wo sie aufhört*[21]. Wie viele Vorstellungen enthält das Bewusstsein in einem gegebenen Moment? Das bleibt unklar, denn zu umstritten ist, was überhaupt als einzelne Vorstellung zählen soll.

Darum geht es also nicht. Wundt will wissen, wie schnell zwei Vorstellungen einander ablösen, wie schnell die eine auf die andere folgt. Es ergibt sich das *merkwürdige Resultat*[22], dass das Pendel nie dort gesehen wird, wo es sein müsste, wenn man das Glöckchen hört. Entweder sieht man, wie das Pendel die Glocke anschlägt, hört aber noch nichts, oder man hört das Glöckchen, das Pendel schwingt jedoch schon wieder zurück. Was man zuerst sieht oder hört, hängt davon ab, worauf man seine Aufmerksamkeit richtet. Es ist indes nicht möglich, sich auf zwei Dinge gleichzeitig zu konzentrieren. Die Versuche mit Glöckchen und Pendel schließen Multitasking aus. Der Mensch kann nicht zwei Dinge im Bewusstsein haben. Die Zeit, die mindestens verstreicht, beträgt *1/8 Secunde*[23]. Mit individuellen Schwankungen, und sicher dauert sie länger, wenn man müde ist.

Das erfährt jedermann im Alltag: Sind wir erschöpft, fällt uns die Konzentration schwer. Das mag auch der Fall sein, wenn wir aufgeregt sind und das Herz schneller schlägt. Apropos Herzschlag, was kommt zuerst? Sind wir aufgeregt, weil das Herz schneller schlägt? Oder schlägt das Herz schneller, weil wir aufgeregt sind? Diese Frage entscheidet Wundt nicht, aber den Zusammenhang will er feststellen. Er verwendet eine Art Vorläufer des Lügendetektors. Eine Versuchsperson bekommt einen Lederriemen über eine Arterie geschnallt. Eine empfindliche Platte wird so befestigt, dass sie den Puls aufnimmt und über lange Stangen auf einen Stift überträgt. Der Stift zeichnet den Puls als Schwingungen auf einer sich drehenden Papierrolle auf. *Hierbei verraten sich die leisesten Gefühlsregungen, wie man sie leicht willkürlich in dem Versuchsindividuum oder, wenn man an sich selbst die Versuche ausführt, im eigenen Bewußtsein hervorbringen kann, durch Änderungen teils der Stärke, teils der Form der Pulswellen*[24]. Wundt beobachtet: Ist jemand ängstlich angespannt, schlägt der Puls schwächer und etwas langsamer. Schmeckt jemand einen süßen, angenehmen Geschmack, ist der Puls stärker, aber verlangsamt.

Eine Guillotine mit Fenster dient dazu, die Aufmerksamkeit zu erforschen. Tachistoskop heißt so ein Apparat bis heute. Der Proband sitzt davor und sieht eine dunkle Platte, ein großes Rechteck. Auf Augenhöhe stehen mehrere Zeilen von Buchstaben, ohne tiefere Bedeutung. Eine zweite Platte liegt auf der ersten und verdeckt dieses Schriftfeld. Sie ist beweglich von oben nach unten. Oben ist ein Fenster zur Durchsicht eingelassen. Saust die zweite Platte herunter, gibt das Fenster für den Bruchteil einer Sekunde den Blick auf die Buchstaben der ersten Platte frei. Wie viele Buchstaben kann man aufnehmen und anschließend wiedergeben? Wie viele behält man in Erinnerung?

Nicht viele. Vier bis sechs Elemente werden erinnert. Wundt erkennt aber auch, dass er unterscheiden muss. Denn diese vier bis sechs Elemente sind klar und deutlich im Bewusstsein. Tatsächlich hat man mehr im Kopf, jedoch nicht klar und deutlich, sondern nur diffus und verschwommen. Wir nehmen mehr Eindrücke auf, als uns selber bewusst ist. Wundt hält fest, *daß auch die dunkleren Bestandteile eines Eindrucks in eine Gesamtvorstellung aufgenommen*[25] werden und sich auswirken. Unterhalb der Aufmerksamkeitsschwelle, durch die Hintertür, schleichen sich heimlich Sinnesreize hinein. Das sind die kleinen Geister, die unbemerkt in uns herumspuken und ihr Unwesen treiben. *In jenem dunklen Raum der Unbewußtheit, dort freilich liegt unendlich Vieles beisammen, wovon wir nicht die leiseste Ahnung haben, dort ist die wahre Gedankenfabrik*[26], schreibt Wundt zum Ende des Artikels für die *Gartenlaube*. Präattentive Wahrnehmung heißt das Phänomen heute.

In den 70er Jahren des vergangenen Jahrhunderts ist diese unbewusste Wahrnehmung ein heikles Thema. Die Werbung versucht daraus Profit zu schlagen. Wie es heißt, werden Fernsehzuschauer manipuliert: Filme zeigen für Sekundenbruchteile Bilder von Produkten großer Konzerne. Der Zuschauer nimmt sie dunkel auf, aber nicht klar und deutlich und wird sich ihrer daher nicht bewusst. Heimlich entfalten sie ihre Kraft, wecken Gelüste und der Konsument bekommt plötzlich unstillbaren Appetit auf Popcorn und Cola. Wie sich später herausstellt, ist die heimliche Verführung zum Konsum ein moderner Mythos.

In seinen Büchern verdichtet Wundt seine Ideen zu einer Theorie des Bewusstseins. Sie drückt Dynamik aus, weil das Bewusstsein nichts Statisches ist. Wundt legt Wert darauf, dass es um Vorgänge geht, um psychische Prozesse. Wenn man im Geist nur etwas Gegenständliches sieht, verkennt man das entscheidende Element. Bewusstsein ist keine besondere geistige Tatsache neben den Erlebnissen, sondern die *Tatsache, daß wir innere Erfahrungen machen, Vorstellungen, Gefühle, Willensregungen in uns wahrnehmen*[27]. Bewusstsein entspricht dem Bewusstseinsvorgang.

Wer das Bewusstsein mit einer Schaubühne vergleicht, wie es seit Jahrhunderten beliebt ist und in der Philosophie des Geistes bis heute gern geschieht, wer diese Metapher für bare Münze hält, zahlt mit Falschgeld. Zu leicht wird der Gläubige dazu verführt, das Bewusstsein mit der Bühne gleichzusetzen und das Unbewusste mit dem Raum hinter der Bühne. Das Bild ist so verlockend, dass manche nur noch hinter die Kulissen schauen wollen. *Wenn aber eine Vorstellung aus dem Bewusstsein verschwunden ist, so wissen wir nichts mehr von ihr*[28]. *Denn <u>dieselbe</u> Vorstellung kommt niemals wieder*[29].

Vorstellungen und Gemütsbewegungen, das sind die Inhalte, die einander ergänzen, wenn sie im Bewusstsein sind. Vorstellungen entwickeln wir im Kontakt mit der Außenwelt. Sinnesorgane nehmen Reize auf und schicken sie über die Nerven ins Gehirn. Dabei sind Vorstellungen selbst schon komplexe Gebilde. Ihre kleinsten Bausteine, sozusagen die Atome, aus denen sie bestehen, sind die Empfindungen. Im Gemüt, Wundt schätzt diesen alten deutschen Ausdruck, entsprechen ihnen die Gefühle. Als Elemente setzen sie sich zusammen und formen Gemütsbewegungen.

Die Vorgänge durchdringen einander. Der Körper beeinflusst die innere Beobachtung, die innere Beobachtung beeinflusst, wie Empfindungen sich ergänzen zu Vorstellungen. Einfache Vorstellungen verknüpfen sich zu komplexen. Was ins Bewusstsein gelangt, ist ein stetiges Wechselspiel von außen und innen. Ohne Unterlass fließt der Strom der Außenwelt um uns herum, und ständig nehmen wir ihn wahr. Es muss also etwas geben, das die Reize aus der Außenwelt empfängt, die Daten vereint und verarbeitet. *So entsteht der Begriff des Ich, der für sich genommen vollkommen inhaltsleer ist (…)*[30]. Er ist eine logische Notwendigkeit, in der alles gebündelt wird. Das Ich gilt damit nicht als eine Vorstellung unter vielen anderen. Das Ich ist die große Klammer, die Wahrnehmung aller psychischen Erlebnisse. Es begleitet sie und erkennt, wie sie zusammenhängen.

Das Institut in Leipzig mausert sich zu einem Exportschlager. Später berühmte Wissenschaftler verbringen hier ihre Lehrjahre. Mehrere Schüler kommen aus den USA, kehren später in ihre Heimat zurück und gründen dort Institute nach dem Leipziger Vorbild. Einer der namhaften Schüler ist Emil Kraepelin (1856 bis 1926). So wie Wundt die Psychologie entwickelt, ist es Kraepelin, der sein Kind, die Psychiatrie, aufzieht. Er arbeitet an mehreren psychiatrischen Kliniken, insbesondere in München, wo er die Zustände nachhaltig verbessert. Er teilt die Krankheitsbilder ein, sodass er zwei Gruppen voneinander abgrenzt: einerseits die Neurosen, andererseits die Psychosen. Sein Psychiatrie-Lehrbuch, das in der ersten Auflage als kleines, schmales Buch erscheint, wächst mit der Zeit zu einem vierbändigen, mehr als 2500 Seiten starken Werk heran.

Kraepelin denkt in eine neue Richtung. Das ist möglich, weil er sich im Grundsatz wieder von Wundt abwendet. Er ist Materialist und verlässt die psychologische Sichtweise seines Förderers. Mehr noch, er treibt den Geist wieder aus der Psychiatrie heraus, will von psychologischen Gründen nicht viel wissen und verführt seine Lehre zur Drogenkarriere. Denn er nimmt an, dass der Körper durch Stoffe vergiftet wird, in erster Linie durch Alkohol. Da er nicht nachweist, wie Trinkalkohol die Geisteskrankheiten auslöst, behauptet er, dass sich der Körper von innen selbst vergiftet. Kraepelin gilt als einer der Ersten, die sich der Frage stellen, wie Substanzen von außen das Denken verändern. Damit reißt er einen Damm ein, und der Nährboden, auf dem Wissenschaft entsteht, wird neu gewässert. Wundt hatte noch propagiert, nicht an der Seele selbst zu experimentieren. Im 20. Jahrhundert ist das Geschwätz von gestern. Die Forscher probieren alte und neue Drogen aus. Erst an sich selbst, wie der Chemiker Albert Hofmann (1906 bis 2008), der von seinem Sorgenkind LSD berichtet. Später finden sich genug Versuchspersonen, in denen sich sogenannte Modellpsychosen auslösen lassen.

In seinen Lebenserinnerungen *Erlebtes* und *Erkanntes* würdigt Wundt seine Vorgänger Weber und Fechner. Ernst Heinrich Weber hat der um wenige Jahre jüngere Fechner den ‚Vater der Psychophysik' genannt. *Ich bin zweifelhaft, ob dieser Name zutreffend ist. Der Schöpfer der Psychophysik ist jedenfalls Fechner selbst. Weber aber würde ich eher den Vater der experimentellen Psychologie nennen (…).*[31] Dass er selber eine väterliche Rolle einnimmt, dass er die Erforschung von geistigen Vorgängen vorangetrieben hat, kommt ihm nicht in den Sinn. Er hätte es sich wohl auch nicht träumen lassen, als er als kleiner Junge in den einsamen Stunden seinen eigenen Gedanken nachhängt.

Anmerkungen

1 zitiert nach: Georg Lamberti, Wilhelm Maximilian Wundt (1832–1920). Leben, Werk und Persönlichkeit in Bildern und Texten, Bonn: Deutscher Psychologen Verlag (1995), S. 31.

2 Wilhelm Wundt, Erlebtes und Erkanntes, Berlin: Holzinger (2. Auflage 2013), S. 4.

3 zitiert nach: Georg Lamberti, Wilhelm Maximilian Wundt (1832–1920). Leben, Werk und Persönlichkeit in Bildern und Texten, Bonn: Deutscher Psychologen Verlag (1995), S. 32.

4 Wilhelm Wundt, Erlebtes und Erkanntes, Berlin: Holzinger (2. Auflage 2013), S. 101.

5 ebd.

6 Wilhelm Wundt, Erlebtes und Erkanntes, Berlin: Holzinger (2. Auflage 2013), S. 101f.

7 Wilhelm Wundt, Vorlesungen über die Menschen- und Tierseele, Hamburg/Leipzig: Leopold Voss (5. Auflage 1911), S. 6.

8 Wilhelm Wundt, Vorlesungen über die Menschen- und Tierseele, Hamburg/Leipzig: Leopold Voss (5. Auflage 1911), S. 532.

9 Wilhelm Wund, Grundzüge der physiologischen Psychologie, Bd. 1, Leipzig: Wilhelm Engelmann (6. Auflage 1908), S. VII.

10 Wilhelm Wundt, Vorlesungen über die Menschen- und Tierseele, Hamburg/Leipzig: Leopold Voss (5. Auflage 1911), S. 4.

11 Wilhelm Wund, Grundzüge der physiologischen Psychologie, Bd. 1, Leipzig: Wilhelm Engelmann (6. Auflage 1908), S. 10.

12 Wilhelm Wund, Grundzüge der physiologischen Psychologie, Bd. 1, Leipzig: Wilhelm Engelmann (6. Auflage 1908), S. 11.

13 Wilhelm Wundt, Vorlesungen über die Menschen- und Tierseele, Hamburg/Leipzig: Leopold Voss (5. Auflage 1911), S. VI.

14 Wilhelm Wundt, Vorlesungen über die Menschen- und Tierseele, Hamburg/Leipzig: Leopold Voss (5. Auflage 1911), S. 546.

15 Wilhelm Wund, Grundzüge der physiologischen Psychologie, Bd. 1, Leipzig: Wilhelm Engelmann (6. Auflage 1908), S. 11.

16 ebd.

17 ebd.

18 zitiert nach: Georg Lamberti, Wilhelm Maximilian Wundt (1832–1920). Leben, Werk und Persönlichkeit in Bildern und Texten, Bonn: Deutscher Psychologen Verlag (1995), S. 83.

19 Wilhelm Wundt, Vorlesungen über die Menschen- und Tierseele, Hamburg/Leipzig: Leopold Voss (5. Auflage 1911), S. 11.

20 Wilhelm Wundt, Die Geschwindigkeit des Gedankens, in: Die Gartenlaube (1862), Heft 17, S. 263–265, S. 263.

21 Wilhelm Wundt, Die Geschwindigkeit des Gedankens, in: Die Gartenlaube (1862), Heft 17, S. 263–265, S. 263f.

22 Wilhelm Wundt, Die Geschwindigkeit des Gedankens, in: Die Gartenlaube (1862), Heft 17, S. 263–265, S. 264.

23 ebd.

24 Wilhelm Wundt, Vorlesungen über die Menschen- und Tierseele, Hamburg und Leipzig: Leopold Voss (5. Auflage 1911), S. 231.

25 Wilhelm Wundt, Vorlesungen über die Menschen- und Tierseele, Hamburg und Leipzig: Leopold Voss (5. Auflage 1911), S. 285.

26 Wilhelm Wundt, Die Geschwindigkeit des Gedankens, in: Die Gartenlaube (1862), Heft 17, S. 263–265, S. 265.

27 Wilhelm Wundt, Vorlesungen über die Menschen- und Tierseele, Hamburg/Leipzig: Leopold Voss (5. Auflage 1911), S. 264f.

28 Wilhelm Wundt, Vorlesungen über die Menschen- und Tierseele, Hamburg/Leipzig: Leopold Voss (5. Auflage 1911), S. 263.

29 ebd.

30 Wilhelm Wundt, Vorlesungen über die Menschen- und Tierseele, Hamburg/Leipzig: Leopold Voss (5. Auflage 1911), S. 278.

31 zitiert nach: Georg Lamberti, Wilhelm Maximilian Wundt (1832–1920). Leben, Werk und Persönlichkeit in Bildern und Texten, Bonn: Deutscher Psychologen Verlag (1995), S. 117.

XIII Wer hat bloß die *Schweine des Materialismus gehütet*?

Ab 1850 tobt der Streit um die Frage, ob das Bewusstsein naturwissenschaftlich erklärt werden kann und darf

Mitte des 19. Jahrhunderts sind die Erfolge der Naturwissenschaftler offensichtlich. Sie reichen bis in den Alltag hinein und ihre Errungenschaften erleichtern allen Menschen das Leben. Jetzt werden diese jungen Wilden übermütig. Die Naturwissenschaften schicken sich an, die Philosophie als oberste Instanz zur Deutung der Welt zu entmachten. Das geht einigen Zeitgenossen entschieden zu weit. Kritiker rufen zum Kampf auf. Denn die Moral ist in Gefahr! Der Untergang der öffentlichen Ordnung steht bevor. Oder machen die Kritiker aus einer Mücke einen Elefanten?

Es geht im Kern schließlich nur um eine kleine Frage: ob unser Denken *allein* durch die Vorgänge im Gehirn erklärbar ist. Warum soll gerade in der Mitte des 19. Jahrhunderts die Antwort darauf die Gesellschaft zersetzen, nachdem das Problem doch seit 2400 Jahren herumgereicht, betrachtet und immer wieder ähnlich beantwortet wird? Natürlich sprachen frühere Generationen nicht so nüchtern, so spröde vom Gehirn und seinen Funktionen. Das Vokabular war immer typisch für die Zeit: bei den antiken Atomisten um Demokrit anders als bei den französischen Materialisten, die im Menschen eine Maschine sahen oder bei den jungen Psychologen und Physiologen. Doch im Wesentlichen ähneln sich die Positionen. Sie sind materialistisch, sie wollen die Seele oder den Geist mit den Vorgängen im Gehirn, also mit der Materie, erklären.

Der Leib wurde mit der Zeit zum Körper, eigentlich zum Gehirn, und aus der Seele wurde der Geist. Wer von ihm spricht, meint Denken, Wahrnehmen, Erinnern, Fühlen und Wollen. ‚*Es giebt keinen Geist als selbstständige Substanz und keinen Gott als geistige, außerweltliche Persönlichkeit*'[1]. In diesem Satz fasst Matthias

Jacob Schleiden (1804 bis 1881) die Position des Materialismus zusammen. Schleiden ist zwar ambitionierter Biologe, aber ein Freund der alten Naturordnung. Erst allmählich dringt es ins allgemeine Bewusstsein, dass die emsigen Naturwissenschaften, insbesondere die Physiologie, sich den Geist – buchstäblich – einverleibt haben. Offenbar hat der ein oder andere verschlafen, dass schon Kant die Seele aus der Philosophie hinauskomplimentiert hat und Gott überhaupt kein Gegenstand des Erkennens ist. Die Seele ist obdachlos, die neuen Bewohner des Gehirns sind die Funktionen.

Interessanterweise ist es ein Physiologe, der dieses unselige Treiben beenden will. Der Göttinger Rudolph Wagner (1805 bis 1864) greift die Materialisten scharf an. 1854 hält er auf der 31. Versammlung der Gesellschaft deutscher Naturforscher und Ärzte einen Vortrag, in dem er vor dem Materialismus warnt. Wenn seine Anhänger Geist und Denken erklären und nicht mehr von der selbstständigen Seele sprechen, dann leugnen sie deren Unsterblichkeit und damit Gott selbst. Wagner unterstellt ihnen, *die sittlichen Grundlagen der gesellschaftlichen Ordnung völlig zu zerstören (…)*[2].

Die Gegenreaktion bleibt nicht aus. Der Zoologe Carl Vogt (1817 bis 1895) hat sich schon früher auf Wagner eingeschossen und 1847 geschrieben, dass *der Sitz des Bewußtseyns, des Willens, des Denkens endlich einzig und allein in dem Gehirn gesucht werden muß*[3]. Allerdings gibt Vogt zu, dass vieles unbekannt ist und wohl auch bleiben wird. Die Beziehung der *Gehirnsubstanz zu den Nervenverrichtungen*[4] ist unklar. *Noch viel weniger können wir von der Beziehung der Geistesthätigkeiten zu dem Gehirne sagen*[5]. Trotzdem ist unstrittig, dass das, was als Tätigkeiten der Seele gilt, *nur Funktionen der Gehirnsubstanz*[6] sind. *Eine Seele anzunehmen, die sich des Gehirns wie eines Instrumentes bedient, mit dem sie arbeiten kann, wie es ihr gefällt, ist ein reiner Unsinn*[7]. Anfangs formuliert Vogt zurückhaltend und vorsichtig, aber er sticht ins Wespennest, als er zuspitzend schreibt, *daß die Gedanken in demselben Verhältniß etwa zu dem Gehirne stehen, wie die Galle zu der Leber oder der Urin zu den Nieren*[8].

Fortan rüsten die Gegner zum *Kampf gegen den Materialismus*[9]. Rudolph Wagner verdammt *das Hereinbrechen einer furchtbaren Seuche*[10]. Andere Stimmen sehen die nationale Bildung bedroht, warnen geradezu vor dem Untergang des Abendlandes. Dabei richten sie den moralischen Bannstrahl nicht nur gegen die Physiologen. Es sollen sich auch Philosophen in Acht nehmen, welche die ‚*Schweine des Materialismus gehütet*'[11] haben. Tatsächlich erhoffen sich von den Naturwissenschaften manche Philosophen auch gesellschaftliche Veränderungen. Denn die Revolution von 1848 ist kläglich gescheitert. Was politisch nicht möglich war, könnten endlich die Naturwissenschaften bewirken. Ihr unglaubliches Voranschreiten nährt die Hoffnung, dass verkrustete Strukturen aufbrechen und eine neue Zeit beginnt. Daher bekämpfen Staat und Kirche Seite an Seite diese Feinde der alten Ordnung.

Auch Matthias Jacob Schleiden, als Forscher ein Pionier der Zellbiologie, will dem Materialismus nicht bedingungslos folgen. Denn die *Lehre, wenn sie überhaupt diesen Namen verdient, greift so tief in die wichtigsten, ja heiligsten Ueberzeugungen der Menschheit ein, stellt in ihren Consequenzen so vollständig die Grundlagen unseres sittlichen und religiösen Lebens in Frage*[12], dass *auch das größere Publicum*[13] ihn kritisch prüfen müsse. Auf der anderen Seite haben sich Philosophie und Theologie ihre Schwäche selbst zuzuschreiben. Kurz gesagt ist die jüngste Philosophie krachend gescheitert. Nur allzu verständlich ist, dass sich die Naturforscher von ihr losgesagt haben, dass sie das alte Band zerreißen und auf eigenen Füßen stramm nach vorn marschieren. Schuld tragen die *Afterphilosophen*[14] mit ihrer völligen *Ignoranz in Naturwissenschaften*[15], namentlich die *Geistespest*[16] eines Georg Friedrich Wilhelm Hegel (1770 bis 1831). Um die *Verrücktheiten dieser philosophischen Carricaturen*[17] kann sich einfach kein ernstzunehmender Wissenschaftler kümmern, poltert Schleiden.

Doch gehen die Materialisten mittlerweile zu weit. Sie überschreiten ihre Kompetenzen: *Geist, Freiheit, Gott kommen aber auf dem Gebiet der möglichen Erfahrung des Naturforschers gar nicht vor, wie kommt er denn dazu, von ihnen zu reden?*[18] Es ist wie bei einem Mann, der in seiner Tasche nur Kupfergeld findet und keine Goldmünzen und daraus schließt, dass es überhaupt kein Gold auf der Welt gibt.

Nur wenige Materialisten stehen so in der Kritik wie Carl Vogt. Jacob Frohschammer (1821 bis 1893) bezieht sich auf ihn in *Menschenseele und Psychologie. Eine Streitschrift gegen Professor Carl Vogt in Genf* von 1855. Der Theologe und Philosoph Frohschammer weist Vogt zurück, weil seine Beweise nichts beweisen: *Ist in der That, fragen wir, damit, daß die geistigen Thätigkeiten als Functionen des Gehirns erscheinen, schon bewiesen, daß es keinen Geist gebe, sondern nur geistige Functionen?*[19] Frohschammer ist kein verbohrter Theologe. Er vertrat schon früher die ungewöhnliche Ansicht, dass der menschliche Geist aus anorganischen Substanzen durch Evolution entstanden sei. An dem selbstständigen Geist und der unsterblichen Seele hält er jedoch unbeirrt fest. Seinem Gegner Vogt schreibt er ins Stammbuch: So lange er nicht beweisen kann, dass der Violinspieler identisch ist mit der Violine und mit seinem Spiel, der Funktion, *so lange hat er kein Recht zu behaupten, die Seele und das Gehirn mit seinen Functionen seyen eins und dasselbe (...)*[20].

Außerdem wird doch ein Widerspruch offensichtlich, wenn man Gehirn und Geist gleichsetze und die Einheit ausrufe von Seele, Hirn und Nervensystem. Wie kann es denn sein, dass Bewusstsein und Persönlichkeit aus dem Nervensystem unmittelbar hervorgehen, wenn sich das Hirn stofflich ständig verändert und wandelt, das Bewusstsein aber gleich bleibt, fragt der Philosoph Immanuel Hermann Fichte (1796 bis 1879) in einem Beitrag für die *Zeitschrift für Philosophie und philosophische Kritik* von 1854. Er kritisiert am Materialismus, dass dessen Ich-Begriff viel zu eng gefasst sei. Wer das Ich auf eine Gesamtempfindung reduziert, hat nicht verstanden, welche Vorstellungen ein Lebewesen selbsttätig von sich macht. Gleichwohl schlägt sich Fichte nicht auf die Gegenseite, den Spiritualismus, der die Seele als eigenständiges, vom Körper getrenntes Geistwesen ansieht. Beide Dogmen leiden an der gleichen Krankheit. Sie sind sich ihrer Sache zu sicher. Aus ihrer jeweiligen Sicht glauben sie zu wissen, was Leib und Seele seien. Dabei sollte alles Forschen diese Frage erst klären. Die materialistische Seite hat für Fichte eine weitere Schwäche: Sie kann nicht darauf antworten, wie ein subjektiver Geist aus organisch-objektivem Körper entsteht.

Überblickt man die Angriffe und Anschuldigungen, so hört man in dem Streit Argumente, welche die Debatte um das Körper-Geist-Problem der folgenden 150 Jahre prägen. Im Grunde wird fast alles gesagt, was später erneut vorgebracht wird. Als dann nach einigen Jahren die Aufregung abebbt, brandet der nächste Streit auf. Jetzt bekommen die Naturwissenschaften einen Schlag versetzt, von dem sie sich jahrelang nicht erholen; die Wunde ist bis heute nicht vernarbt. Egal wie viele Versuchsergebnisse sie sammeln, nie sollen sie in der Lage sein, den Geist eines Menschen auf Vorgänge im Gehirn zurückzuführen.

Es schmerzt besonders, dass es einer der angesehensten Forscher überhaupt ist, der sich so skeptisch äußert. Als Forum nutzt auch er die Versammlung Deutscher Naturforscher und Ärzte. Emil Du Bois-Reymond (1818 bis 1896), hoch geehrter Physiologe und Wissenschaftsmanager, hält auf ihrem 45. Treffen einen öffentlichen Vortrag *Über die Grenzen des Naturerkennens*[21]. Er schlägt nicht minder hohe Wellen als sein Vorgänger wenige Jahre zuvor. Denn er endet mit dem Ausruf ‚*Ignorabimus!*'[22] Wir werden es nicht wissen! Weder jetzt noch in Zukunft hält Du Bois-Reymond es für möglich, dass wir das Bewusstsein erklären können.

Der Redner löst ein Echo aus, das bis ins 20. Jahrhundert zu hören ist. Er spaltet seine Zuhörer in zwei Lager, er trifft auf großen Zuspruch wie auf strikte Ablehnung. Wie sein materialistischer Vorläufer wird auch der Ignorabimus-Streit nicht im Elfenbeinturm ausgetragen. Er geht in die Öffentlichkeit. Forscher, Philosophen, Theologen, selbst Politiker und Laien beteiligen sich. Kein Wunder, Du Bois-Reymond ist *das* Aushängeschild der Naturwissenschaften schlechthin. Prominent, prononciert, ein großer Physiologe, Gegner des Vitalismus und Mit-Begründer der Elektrophysiologie. Kurzum: Sein Wort hat Gewicht. Als Folge seiner Skepsis ist der Materialismus nicht mehr das Fundament der Weltanschauung, sondern nur eine Position von vielen.

Dabei hatte Du Bois-Reymond nichts Neues ausgesprochen. Seitdem es Menschen gibt, die behaupten, etwas zu erkennen, laufen ihnen die Kritiker mit erhobenem Zeigefinger hinterher und halten sie auf. Immer gibt es jemanden, der die Grenzen der Erkenntnis zieht. In der Antike waren es die Skeptiker, die überhaupt bestritten, dass echte Erkenntnis möglich sei. John Locke sagte im 17. Jahrhundert, unsere Wahrnehmungsorgane begrenzen unser Wissen. Kant schränkte ein, dass es unmöglich ist, das *Ding an sich* zu erkennen.

Du Bois-Reymond wirft diese alte, lästige Frage also erneut auf. Er findet es durch und durch angemessen, dass die Naturwissenschaft, die *Weltbesiegerin unserer Tage*[23], sich den *wahren Grenzen ihres unermesslichen Reiches*[24] stellt. Denn an zwei Stellen wird sie nicht weiterkommen. Die erste betrifft das Wesen der Materie. Egal wie gut man Vorgänge der Materie berechnen und vorhersagen kann; was Materie eigentlich *ist*, ihr Wesen, bleibt stets und für alle Zeit im Dunkeln. Die zweite Grenze betrifft die lebende Natur, die Welt des Geistes. Das Bewusstsein, das sich so unbegreiflich darstellt. Der Physiologe hält es für ausgemacht, dass es nicht nur nach aktuellem Stand ein Rätsel ist, *sondern dass es auch der Natur der Dinge nach aus diesen Bedingungen nie erklärbar sein wird*[25], d. h. aus materiellen Bedingungen. *Die entgegengesetzte Meinung, dass nicht alle Hoffnung aufzugeben sei, das Bewusstsein aus seinen materiellen Bedingungen zu begreifen*[26], egal in welche *ungeahnte Reiche der Erkenntniss*[27] der Mensch noch vordringt, *dies ist der zweite Irrthum*[28], den Du Bois-Reymond benennt. Zugestanden, die Materie *beeinflusst* den Geist. Aber darüber hinaus? Hat sie noch mehr Macht auf den Geist?

Die erste Grenze hat nicht lange Bestand, weil die bisherigen Erklärungswege veralten und abgelöst werden von neuen Modellen. Gegen Ende des Jahrhunderts bieten Chemiker wie Wilhelm Ostwald alternative Konzepte an, und zu Beginn des

20. Jahrhunderts reißt die Quantenmechanik die Schranke nieder. Doch die zweite Grenze ist bis heute ein unüberwindbares Hindernis, auch wenn keiner mehr die Mechanik bemüht und mit *Hirnatome(n)*[29] jongliert, um den Geist zu finden. Worauf Du Bois-Reymond hinweist, gilt bis in unsere Tage: *Ich fühle Schmerz, fühle Lust; ich schmecke süss, rieche Rosenduft, höre Orgelton, sehe Roth*[30] – Wie gut man die *Hirnatome* auch kennt und versteht: *Es ist in keiner Weise einzusehen, wie aus ihrem Zusammenwirken Bewusstsein entstehen könne*[31]. Eine heutige philosophische Position behauptet, dass Hirnforschung weder jetzt noch in Zukunft in der Lage sein werde zu erklären, wie wir Sinnesempfindungen bewusst empfinden. Man nennt es das Qualia-Problem.

Doch wer sagt, dass es unbedingt die *Weltbesiegerin unserer Tage* sein muss, die befriedigende Erklärungen liefert? Ist nicht Du Bois-Reymonds Blick zu eng, wenn er gleich zu Beginn seines Vortrags Erkennen gleichsetzt mit naturwissenschaftlichem Erkennen? Naturerkennen reduziert er auf das *Erkennen der Körperwelt mit Hülfe und im Sinne der theoretischen Naturwissenschaft*[32], welches er erläutert als *Zurückführen der Veränderungen in der Körperwelt auf Bewegungen von Atomen*[33]. Weit gefehlt! Es steckt viel mehr dahinter, meint Eduard von Hartmann (1842 bis 1906). Der Philosoph, reich und berühmt geworden mit seinem Buch *Philosophie des Unbewussten*, schreibt 1873 in mehreren Artikeln für die *Wiener Abendpost*, dass die exakte Naturwissenschaft zwar mehr erkennt als die Naturkunde, aber eben doch entscheidend weniger als die Naturphilosophie.

Anders gesagt, die Grenzen der Naturwissenschaften bedeuten nicht die Grenzen des Geistes. Jene füttern zwar den Kopf, aber davon wird man nicht satt. Für Hartmann ist erwiesen, *daß die naturwissenschaftliche Erkenntniß allein unfähig sei, den Erkenntnißdrang des Menschen gerade nach den Richtungen zu befriedigen, in welchen der Menschengeist den eigentlichen Werth seines Lebens zu suchen genöthigt ist*[34]. Wenn das Bewusstsein eben nicht durch Physik, Chemie und Biologie erkennbar ist, dann helfen andere Disziplinen weiter. Er ruft die viel gescholtene Metaphysik ins Spiel zurück, um sich die Welt als Ganze zu erschließen. Der Mehrheit der Naturforscher wünscht er, dass sie *recht bald Herrn du Bois-Reymond auf dem von ihm eingeschlagenen Wege folge (…)*[35] und selber skeptisch werde.

Eduard von Hartmann ist keine Einzelstimme. Ähnlich äußert sich Walter Rathenau (1867 bis 1922), immerhin selbst Physiker, Industrieller bei AEG – und später Außenminister in der Weimarer Republik. Unter seinem Pseudonym *Hartenau* bezeichnet er die Naturwissenschaft in einem Beitrag für die Zeitschrift

Die Zukunft als *Wissenschaft der Handgreiflichkeiten*[36]. Er fragt, ob sie nicht selbst eine *getrübte Quelle*[37] sei, die *aus einem Sumpf entspringt? Ist sie nicht etwa, genau betrachtet, eine Erkenntniß aus zweiter Hand?*[38] Die Naturwissenschaften machen den Alltag behaglicher, einfacher. Das gibt er zu. Das *Zeitalter des Realismus und der Naturwissenschaft (...) hat Früchte getragen, aber nicht für den Geist. Es hat die Welt reicher, aber nicht werthvoller gemacht, es hat unser Wissen, nicht unsere Erkenntniß erweitert*[39].

Die nach Erkenntnis Hungernden werden nicht befriedigt. Sie sind es müde, immer nur auf dem trockenen Brot naturwissenschaftlicher Daten und Fakten herumzukauen. Es klingt nicht nur eine Sehnsucht nach neuer Philosophie durch, das Gericht verträgt auch eine Prise vom Gewürz des Irrationalismus. Der Philosoph, der gegen Ende des Jahrhunderts so kocht und an dem sich ganz Europa erfreut, ist der Franzose Henri Bergson (1859 bis 1941). Manche kritisieren zwar, er habe etwas zu viel von dem Gewürz des Irrationalismus genommen. Es schadet Bergson aber nicht, 1927 erhält er den Nobelpreis für Literatur.

Bergson findet begeisterte Aufnahme. Auch wenn Materialismus- und Ignorabimus-Streit auf Deutschland begrenzt sind, in vielen Ländern fühlt man sich unwohl mit dieser seelenlosen Wissenschaft. Bergsons Philosophie schnürt das Korsett des Materialismus auf und läßt den Geist wieder frei atmen. Der Mensch wird wieder frei, weil sein Handeln nicht vorbestimmt ist durch die Vorgänge im Gehirn. Bergson setzt um, was Eduard von Hartmann und Walter Rathenau fordern: eine metaphysische Deutung der Befunde aus der Hirnforschung. Auf der anderen Seite wirft Bergson seinen Philosophenkollegen vor, dass sie sich viel zu wenig um die Tatsachen kümmern, sie statt dessen ignorieren, um sich nicht die Hände schmutzig zu machen.

In *Materie und Gedächtnis* macht sich Bergson unentwegt die Hände schmutzig, denn er verwertet eine Vielzahl von Forschungsergebnissen. Das Buch schreibt er, während er Philosophie an verschiedenen Gymnasien unterrichtet. Damit ist er im Einklang mit dem üblichen Werdegang in Frankreich. Wer eine akademische Laufbahn anstrebt, wird nach dem ersten Examen zunächst an die Schulen geschickt. Bergson beginnt diesen Weg 1881 in Angers; über Clermont-Ferrand kommt er 1888 nach Paris. Ein Jahr später veröffentlicht er seine Doktorarbeit. Als *Zeit und Freiheit. Versuch über das dem Bewußtsein unmittelbar Gegebene* erscheint sie auch in Deutschland. Bergson unterrichtet weiter und schreibt nebenher *Materie und Gedächtnis*. Dieses Buch wird so erfolgreich, dass er zwei Jahre später als Professor an die *École normale* berufen wird und wiederum zwei Jahre später an das renommierte *Collège de France*. In den Titel setzt Bergson *Gedächtnis* und nicht Gehirn oder Bewusstsein, weil ihm das Gedächtnis als Zugangsweg dient, um das Verhältnis zwischen Körper und Geist zu ermitteln.

Wie sein Vorgehen hat auch seine Grundannahme etwas Ketzerisches. Er bricht mit einer alten, ja heiligen Tradition der Philosophie. Er dreht die Ausrichtung des Geistes um. Dieser dient gar nicht der Erkenntnis oder der Schau der Dinge, sondern dem Handeln. Bergson denkt biologisch: Mit der Evolution des Lebens geht die Evolution des Geistes einher. Das heißt auch Tiere, selbst die niedersten, verfügen über einen Geist. Umgekehrt bedeutet das: Wir nehmen unsere Außenwelt wahr und verarbeiten im Gehirn die Reize, damit wir reagieren, damit wir uns verhalten können und handeln. Wie für Goethes Faust gilt für Bergson: Im Anfang war die Tat!

Eine zweite Grundannahme beruft sich auf den Menschenverstand: Materie und Geist sind zweierlei. Wir machen doch tagtäglich die Erfahrung, dass sowohl der Körper real ist als auch der immaterielle Geist. Bergson denkt eindeutig dualistisch und nicht monistisch wie die Vertreter des psychophysischen Parallelismus. Wenn diese behaupten, der Geist sei das Gehirn und eigentlich seien beide nur zwei Seiten einer Medaille, so ist das im Grunde Quatsch. Der Geist ist zwar abhängig vom Gehirn. Aber das ist auch Kleidung, die an einem Nagel hängt. Entfernt man den Nagel, fällt die Kleidung zu Boden. Trotzdem bestimmt der Nagel nicht die Kleidung oder ihre Form. Bergson liebt diesen Vergleich, er verwendet ihn immer wieder in seinen Schriften. Das Denken ist also nicht einfach eine Funktion des Gehirns, das Bewusstsein nicht einfach ein *unbegreifliches Epiphänomen*[40] eines Hirnzustandes. Wer ins Hirn hineinschaut, sieht die Bewegung von Atomen, ihr Hin und Her. Wenn sich der Beobachter daraus etwas ableitet, wüsste er nur das, was sich in Bewegungen des Körpers ausdrücken lässt. Die Gedanken und Gefühle bleiben letztlich unentdeckt. Der Beobachter wäre *in der Lage eines Zuschauers im Theater, der zwar deutlich sieht, was die Schauspieler auf der Bühne tun, aber kein Wort von dem versteht, was sie reden*[41]. Bergson folgert, dass das Denken vom Gehirn unabhängig sein muss.

Er entflicht Geist und Gehirn. Das Gehirn ist Materie, und Materie ist vergänglich. Der Geist aber ist keine Materie und daher unvergänglich. Das Gedächtnis ist kein Produkt des Gehirns. Denn das Gehirn wählt nur aus. Bergson stellt es *als eine Art zentrales Telefonbüro*[42] dar. Wenn wir die Außenwelt wahrnehmen und reagieren, rufen wir die üblichen Gewohnheiten auf, holen Erfahrungen zurück ins Bewusstsein, vergleichen sie mit der aktuellen Wahrnehmung und suchen nach einer passenden Antwort, um zu handeln. Nach Eingang eines Reizes wählt das Gehirn unter den erinnerten *Bewegungssysteme(n)*[43] das passende aus. *Tatsächlich gibt es keine Wahrnehmung, die nicht von Erinnerung durchtränkt ist*[44]. Nun kann man das drehen und wenden, wie man will, genau das versteht man allgemein unter Gedächtnis, also wird das Gedächtnis doch im Gehirn aufbewahrt? Ja, antwortet Bergson. Aber nur das zerebrale Gedächtnis.

Davon abgesetzt und von ganz anderer Natur ist die reine Erinnerung, eine Art biographisches Gedächtnis. Das erste ist ins Nervensystem eingebrannt. Die reine Erinnerung ist abgelöst davon und wird auch nicht von ihm geschaffen. Bergson zieht einen Vergleich heran: Wenn man einen Text auswendig lernt, prägt man sich jedes Wort ein. Gibt man den Text wieder, handelt man, und eine Handlung benötigt Zeit. Man spult nichts anderes ab als eine eingespielte Bewegung. Man kann sich jedoch erinnern, wie man den Text auswendig gelernt hat, in welcher Situation oder Stimmung. Diese reine Erinnerung braucht keine Zeit, sie kommt einfach und ist da.

Bergson kommt zu diesem Schluss, als er Hirnverletzungen auswertet. Diese helfen im 19. Jahrhundert, geistige Funktionen zu lokalisieren. Ein Patient mit einem Schaden der Großhirnrinde büßt eine bestimmte Fähigkeit ein, ergo muss diese Fähigkeit an die Region gebunden sein und ist physisch abhängig von ihr. Nein, meint Bergson, das ist ein Vorurteil. Besonders interessieren ihn Aphasien. Das sind Sprachstörungen, die nach Schäden in der Großhirnrinde auftreten. Paul Broca (1824 bis 1880) erkannte 1861 als einer der Ersten, dass Schäden in einer bestimmten Region die Bildung von Sprache behindern. Das Areal wurde nach ihm benannt, und man spricht von der Broca-Aphasie.

Henri Bergson sah es als erwiesen an, dass Hirnverletzungen zwar das motorische Gedächtnis stören, also das zerebrale, nicht jedoch die reine Erinnerung. Das Wortgedächtnis ist nur vorübergehend verloren, irgendwie kommt es wieder zurück. Man muss es nur anstupsen, beispielsweise durch eine Gemütsbewegung, dann fallen einem die gesuchten Worte wieder ein. *Wäre das möglich, wenn die Erinnerung in der veränderten oder zerstörten Gehirnmaterie niedergelegt gewesen wäre? Die Dinge gehen mehr so vor sich, als diene das Gehirn nur dazu, die Erinnerung herbeizurufen, nicht aber dazu, sie aufzubewahren*[45], erläutert er in *Die seelische Energie*, eine Sammlung von Aufsätzen und Vorträgen.

Gestört ist weniger die reine Erinnerung, vielmehr ist der Zugang zu ihr blockiert. Irgendwie scheint dem Betroffenen der Zugriff verwehrt. Trotzdem bleibt die Frage im Raum, wo oder wie die Erinnerungen aufbewahrt werden. *Eigentlich weiß ich nicht recht, ob diese Frage nach dem wo noch einen Sinn hat, wenn es sich nicht mehr um einen Körper handelt*[46]. Doch wenn jemand auf eine Antwort beharrt, dann sagt Bergson, dass es der Geist sei und damit das Bewusstsein. Denn *der Geist des Menschen ist das Bewußtsein selber. Nun bedeutet aber Bewußtsein vor allem Gedächtnis*[47]. Bergson schließt sich dem *gewöhnliche(n) Menschenverstand*[48] an: *(E)s müsse in einem menschlichen Bewußtsein unendlich viel mehr geben, als in dem entsprechenden Hirnkasten*[49].

Materie bedeutet Zwangsläufigkeit, der Geist hingegen steht für Freiheit. Deswegen handelt der Mensch letztlich auch frei. Während Carl Vogt, der Materialist, dem Menschen seinen freien Willen genommen hat, gibt ihm Bergson diesen zurück. Den Gedanken, dass das Leben auf der Erde mehr ist, als nur Materie und dass Physik, Chemie und Biologie es nicht allein erklären, den entwickelt er in seinem Buch *Schöpferische Evolution* von 1907 weiter. Es elektrisiert die Intellektuellen Europas und trägt Bergson den Nobelpreis ein. Als habe man darauf gewartet, dass ein Philosoph die Laborforscher endlich auf ein erträgliches Maß zurückstutzt. Bergsons Nachwirkung ist jedoch nicht von Dauer. Zu Lebzeiten wie ein Popstar gefeiert, gerät er nach seinem Tod fast in Vergessenheit. Kaum ein Lehrbuch zum Leib-Seele-Problem erwähnt ihn noch.

Gestritten wird weiterhin, ob wir Geist und Bewusstsein vollständig verstehen, wenn wir nur das Gehirn vollständig durchleuchten. Allerdings greifen sich Befürworter und Gegner nicht mehr persönlich an, die Öffentlichkeit hat das Interesse am Geist sowieso aufgegeben. Immerhin sind damit die öffentliche Ordnung und die Moral nicht länger in Gefahr.

Anmerkungen

1 Matthias Jacob Schleiden, Ueber den Materialismus der neueren deutschen Naturwissenschaft, sein Wesen und seine Geschichte, in: Der Materialismus-Streit (hrsg. von Kurt Bayertz/Myriam Gerhard/Walter Jaeschke), Hamburg: Felix Meiner (2012), S. 283.

2 Rudolph Wagner, Menschenschöpfung und Seelensubstanz, in: Der Materialismus-Streit (hrsg. von Kurt Bayertz/Myriam Gerhard/Walter Jaeschke), Hamburg: Felix Meiner (2012), S. 80.

3 Carl Vogt, Physiologische Briefe für Gebildete aller Stände, in: Der Materialismus-Streit (hrsg. von Kurt Bayertz/Myriam Gerhard/Walter Jaeschke), Hamburg: Felix Meiner (2012), S. 5.

4 Carl Vogt, Physiologische Briefe für Gebildete aller Stände, in: Der Materialismus-Streit (hrsg. von Kurt Bayertz/Myriam Gerhard/Walter Jaeschke), Hamburg: Felix Meiner (2012), S. 6.

5 ebd.

6 ebd.

7 ebd.

8 ebd.

9 Anonymus, Der Materialismus unserer Zeit, in: Der Materialismus-Streit (hrsg. von Kurt Bayertz/Myriam Gerhard/Walter Jaeschke), Hamburg: Felix Meiner (2012), S. 271.

10 Rudolph Wagner, Menschenschöpfung und Seelensubstanz, in: Der Materialismus-Streit (hrsg. von Kurt Bayertz/Myriam Gerhard/Walter Jaeschke), Hamburg: Felix Meiner (2012), S. 79.

11 Einleitung der Herausgeber, in: Der Materialismus-Streit (hrsg. von Kurt Bayertz/Myriam Gerhard/Walter Jaeschke), Hamburg: Felix Meiner (2012), S. X.

12 Matthias Jacob Schleiden, Ueber den Materialismus der neueren deutschen Naturwissenschaft, sein Wesen und seine Geschichte, in: Der Materialismus-Streit (hrsg. von Kurt Bayertz/Myriam Gerhard/Walter Jaeschke), Hamburg: Felix Meiner (2012), S. 283.

13 ebd.

14 Matthias Jacob Schleiden, Ueber den Materialismus der neueren deutschen Naturwissenschaft, sein Wesen und seine Geschichte, in: Der Materialismus-Streit (hrsg. von Kurt Bayertz/Myriam Gerhard/Walter Jaeschke), Hamburg: Felix Meiner (2012), S. 316.

15 ebd.

16 Matthias Jacob Schleiden, Ueber den Materialismus der neueren deutschen Naturwissenschaft, sein Wesen und seine Geschichte, in: Der Materialismus-Streit (hrsg. von Kurt Bayertz/Myriam Gerhard/Walter Jaeschke), Hamburg: Felix Meiner (2012), S. 331.

17 Matthias Jacob Schleiden, Ueber den Materialismus der neueren deutschen Naturwissenschaft, sein Wesen und seine Geschichte, in: Der Materialismus-Streit (hrsg. von Kurt Bayertz/Myriam Gerhard/Walter Jaeschke), Hamburg: Felix Meiner (2012), S. 316.

18 Matthias Jacob Schleiden, Ueber den Materialismus der neueren deutschen Naturwissenschaft, sein Wesen und seine Geschichte, in: Der Materialismus-Streit (hrsg. von Kurt Bayertz/Myriam Gerhard/Walter Jaeschke), Hamburg: Felix Meiner (2012), S. 333.

19 Jacob Frohschammer, Menschenseele und Psychologie. Eine Streitschrift gegen Professor Carl Vogt in Genf (Auszug), in: Der Materialismus-Streit (hrsg. von Kurt Bayertz/Myriam Gerhard/Walter Jaeschke), Hamburg: Felix Meiner (2012), S. 169f.

20 Jacob Frohschammer, Menschenseele und Psychologie. Eine Streitschrift gegen Professor Carl Vogt in Genf (Auszug), in: Der Materialismus-Streit (hrsg. von Kurt Bayertz/Myriam Gerhard/Walter Jaeschke), Hamburg: Felix Meiner (2012), S. 171.

21 Emil Du Bois-Reymond, Über die Grenzen des Naturerkennens, in: Der Ignorabimus-Streit (hrsg. von Kurt Bayertz/Myriam Gerhard/Walter Jaeschke), Hamburg: Felix Meiner (2012), S. 1.

22 Emil Du Bois-Reymond, Über die Grenzen des Naturerkennens, in: Der Ignorabimus-Streit (hrsg. von Kurt Bayertz/Myriam Gerhard/Walter Jaeschke), Hamburg: Felix Meiner (2012), S. 26.

23 Emil Du Bois-Reymond, Über die Grenzen des Naturerkennens, in: Der Ignorabimus-Streit (hrsg. von Kurt Bayertz, Myriam Gerhard und Walter Jaeschke), Hamburg: Felix Meiner (2012), S. 1.

24 ebd.

25 Emil Du Bois-Reymond, Über die Grenzen des Naturerkennens, in: Der Ignorabimus-Streit (hrsg. von Kurt Bayertz/Myriam Gerhard/Walter Jaeschke), Hamburg: Felix Meiner (2012), S. 14.

26 ebd.

27 ebd.

28 ebd.

29 Emil Du Bois-Reymond, Über die Grenzen des Naturerkennens, in: Der Ignorabimus-Streit (hrsg. von Kurt Bayertz/Myriam Gerhard/Walter Jaeschke), Hamburg: Felix Meiner (2012), S. 21.

30 Emil Du Bois-Reymond, Über die Grenzen des Naturerkennens, in: Der Ignorabimus-Streit (hrsg. von Kurt Bayertz/Myriam Gerhard/Walter Jaeschke), Hamburg: Felix Meiner (2012), S. 20.

31 Emil Du Bois-Reymond, Über die Grenzen des Naturerkennens, in: Der Ignorabimus-Streit (hrsg. von Kurt Bayertz/Myriam Gerhard/Walter Jaeschke), Hamburg: Felix Meiner (2012), S. 21.

32 Emil Du Bois-Reymond, Über die Grenzen des Naturerkennens, in: Der Ignorabimus-Streit (hrsg. von Kurt Bayertz/Myriam Gerhard/Walter Jaeschke), Hamburg: Felix Meiner (2012), S. 2.

33 ebd.

34 Eduard von Hartmann, Anfänge naturwissenschaftlicher Selbsterkenntnis, in: Der Ignorabimus-Streit (hrsg. von Kurt Bayertz/Myriam Gerhard/Walter Jaeschke), Hamburg: Felix Meiner (2012), S. 30.

35 Eduard von Hartmann, Anfänge naturwissenschaftlicher Selbsterkenntnis, in: Der Ignorabimus-Streit (hrsg. von Kurt Bayertz/Myriam Gerhard/Walter Jaeschke), Hamburg: Felix Meiner (2012), S. 43.

36 Walter Rathenau, Ignorabimus, in: Der Ignorabimus-Streit (hrsg. von Kurt Bayertz/Myriam Gerhard/Walter Jaeschke), Hamburg: Felix Meiner (2012), S. 236.

37 ebd.

38 ebd.

39 Walter Rathenau, Ignorabimus, in: Der Ignorabimus-Streit (hrsg. von Kurt Bayertz/Myriam Gerhard/Walter Jaeschke), Hamburg: Felix Meiner (2012), S. 250.

40 Henri Bergson, Materie und Gedächtnis. Versuch über die Beziehung zwischen Körper und Geist, Hamburg: Felix Meiner (2015), S. 283.

41 Henri Bergson, Die seelische Energie. Aufsätze und Vorträge, Jena: Eugen Diederichs (1928), S. 38.

42 Henri Bergson, Materie und Gedächtnis. Versuch über die Beziehung zwischen Körper und Geist, Hamburg: Felix Meiner (2015), S. 29.

43 ebd.

44 Henri Bergson, Materie und Gedächtnis. Versuch über die Beziehung zwischen Körper und Geist, Hamburg: Felix Meiner (2015), S. 33.

45 Henri Bergson, Die seelische Energie. Aufsätze und Vorträge, Jena: Eugen Diederichs (1928), S. 47.

46 Henri Bergson, Die seelische Energie. Aufsätze und Vorträge, Jena: Eugen Diederichs (1928), S. 50.

47 ebd.

48 Henri Bergson, Die seelische Energie. Aufsätze und Vorträge, Jena: Eugen Diederichs (1928), S. 38.

49 ebd.

XIV Der Geist im Retro-Schick

Stets wiederkehrende Moden zum Körper-Geist-Problem und zum Bewusstsein

Zweimal im Jahr beantworten Designer die Frage, was wir tragen sollen, mit ihren jüngsten Ideen. Von schrill und schräg bis bieder und brav, die Modenschauen zeigen alles. Ob die Sachen alltagstauglich sind, ist eine andere Frage. Zuschauer runzeln die Stirn, weil sie das alles schon gesehen haben. Deswegen haben sie ihre Lieblingspullover nie weggeworfen, denn sie wissen: Es kommt alles wieder. Völlig *in* oder *out* ist weder die weite noch die enge Hose. Im Zweifel ist es Retro und daher wieder schick; im Grunde darf man tragen, was einem gefällt.

Hirnforschung und Philosophie präsentieren keine Fashion-weeks in hippen locations. Doch angesagte Trends und Stile pflegt man selbst in der Welt der Gedanken. Manche Antworten auf alte Probleme sind schrill und schräg, andere brav und bieder. Erfahrene Teilnehmer sehen auch hier: Es kommt alles wieder. Völlig neu ist weder die eine noch die andere Theorie, die auf dem Laufsteg vorgeführt wird. Im Grunde darf man vertreten, was man für begründbar hält.

Anfang des 20. Jahrhunderts wagen Psychologen in den USA etwas Neues. Sie führen eine Art Mini ein. Sie brechen mit der Tradition, indem sie den Geist einfach wegkürzen. Er ist überflüssig geworden. Lange Zeit beherrschte Wilhelm Wundt mit seinen Schülern die Psychologie. Sie nutzten Experimente und die Introspektion für den Blick ins Innere. Versuchsteilnehmer schauten in sich hinein und beantworteten Fragen während der Versuche oder danach. Aber mit dem Fokus auf die Introspektion hatte die junge Disziplin keine Chancen, in den Kreis der vornehmen Naturwissenschaften aufzurücken. Physik, Chemie und Biologie verfolgen das hehre Ziel der reinen Objektivität. Ihre Gegenstände sind für alle sichtbar und zugänglich. Wissenschaftler beobachten sie von außen, nüchtern und sachlich. Die subjektive Introspektion ist hier unerwünscht.

Ab 1900 fordert die neue Generation: Wer Psychologie wissenschaftlich betreiben will, muss das Verhalten untersuchen. Denn nur das Verhalten erfüllt die geforderten Bedingungen. Es ist dem objektiven Beobachter zugänglich und sichtbar. So lautet das Credo der Behavioristen um John B. Watson (1878 bis 1958) und Burrhus F. Skinner (1904 bis 1990). Die Behavioristen betrachten nur den Input von außen und den Output nach draußen, nämlich das Verhalten: Der Mensch reagiert auf einen Reiz von außen. Der Geist im Kopf wird abgeschafft, abgeschnitten wie ein alter Zopf. Bis auf weiteres ist er überflüssig in der Psychologie.

In Europa wird die Mode eine andere. Wer Probleme löst, muss sie sprachlich analysieren. Hier sind es Philosophen, die sich der Sprache zuwenden, dem Handwerkszeug des Denkens. *Linguistic turn* heißt die Richtung bald. Am Anfang stehen skeptische Fragen: Schafft die bisherige Sprache vielleicht mehr Probleme, als sie löst? Was sagen die Wischiwaschi-Ausdrücke der Metaphysik eigentlich aus? Im Grunde nichts, denn man kann sie gar nicht objektiv überprüfen. Aber nur was überprüfbar ist, ergibt auch einen Sinn. Der Wiener Ludwig Wittgenstein (1889 bis 1951) sieht die Gefahr, dass die Sprache das Denken verhext. Er wendet sich der Sprache des Alltags zu. Gewissermaßen schaut er den Menschen aufs Maul. In seinem späteren Werk hat er sich bis ins kleinste Detail mit der Normalsprache beschäftigt, der *ordinary language.* Wie wir sinnvoll sprechen, welche Annahmen wir dabei machen. Wie die Rede zustande kommt und was wir damit offen oder versteckt aussagen, das gehört in seine Kollektion.

Wittgenstein denkt zwar viel und schreibt das regelmäßig nieder, veröffentlich jedoch wenig. Erst nach seinem Tod kümmern sich seine Freunde darum. Die *ordinary language* beginnt daher nicht mit ihm öffentlich zu wirken, sondern mit dem Engländer Gilbert Ryle (1900 bis 1976). Kurz nach dem zweiten Weltkrieg, 1949, erscheint von ihm *The Concept of Mind* (erscheint als *Der Begriff des Geistes* 1969 auf Deutsch). Ryle verwebt Behaviorismus-ähnliche Ideen und die Sprachkritik miteinander. Er entwirft ein neues Gewand und kleidet damit die Philosophie des Geistes neu ein. Auch Ryle schneidet alte Zöpfe ab. Das Buch soll einen alten Irrglauben beenden, einen *Mythos*[1], der sich seit Jahrhunderten hält.

Ryle greift den Stammvater der neuzeitlichen Philosophie an, René Descartes. Das taten zwar etliche Philosophen vor ihm, hoben aber stets nur inhaltliche Differenzen hervor. Ihre eigene Position hatten sie direkt derjenigen von Descartes gegenübergestellt. Ryles Vorgehen ist von neuem Zuschnitt. Er stellt sich Descartes nicht Aug' in Aug' gegenüber, sondern schaut von oben, von höherer Warte herab, wie ein Vogel, der die weite Landschaft überblickt und Flüsse und Täler erkennt. Daher schreibt Ryle im ersten Absatz: *Die philosophischen Überlegungen, aus denen dieses Buch besteht, sollen unsere Kenntnisse vom Geist oder der Seele nicht vermehren, sondern die logische Geographie dieses Wissens berichtigen*[2].

Descartes prägte das Denken über den Geist. Jedoch *hinterließ (er) als eines seiner einflussreichen philosophischen Vermächtnisse einen Mythos, der noch immer die Geographie dieses Bereichs verfälscht*[3]. Seitdem halten wir fest an dem ‚*Dogma vom Gespenst in der Maschine*'[4]. Descartes stellt Körper und Geist als zwei Welten einander gegenüber. Einerseits leben wir in der Körperwelt mit ihren physikalischen Vorgängen: Ein Junge schießt einen Ball, der Ball trifft auf ein Fenster, die Fensterscheibe zerbricht. Andererseits leben wir in der geistigen Welt. Im Geist gibt es psychische Vorgänge, die den mechanischen mehr oder weniger ähneln. Doch wer, wie Descartes, den Geist mit der Mechanik vergleicht, begeht einen Fehler, sagt Ryle. Man vergleicht damit nicht einmal mehr Äpfel und Birnen, sondern Äpfel mit Leitungswasser. Ryle drückt sich fachlicher aus, er spricht von einer ‚*Kategorienverwechslung*'[5]. Ein Beispiel zeigt dem Leser, was er meint: Ein Tourist spaziert durch Oxford. Er sieht die Bibliotheken und Colleges, die man ihm zeigt. Irgendwann fragt er, wo er denn die berühmte Universität finde. Seine Kategorienverwechslung: Unter Universität versteht er allein ein großes Gebäude und nicht die Institution als ganze, auf die man nicht mit dem Finger zeigen kann.

Descartes ist altmodisch, weil er behauptet, es gäbe Ereignisse im Geist wie in der Körperwelt. Das ist ein Missverständnis. Sein Kategorienfehler besteht darin, dass er geistige Ausdrücke als Vorgänge darstellt. Diese Ereignisse sollen sich im Inneren abspielen. Ryle erkennt einen logischen Fehler. Wenn jemand sagt, Christoph habe intelligent gehandelt, muss Christoph vorher intelligent darüber nachgedacht haben. Nachdenken ist jedoch eine Art von Handlung. Also muss es ein anderes intelligentes Nachdenken als Ursache für dieses intelligente Nachdenken geben. Das geht dann immer so weiter. Man käme nie zu einem Ende. So wie man sich die geistigen Prozesse bisher vorstellt, gibt es sie nicht. Ryle ersetzt Vorgang durch Zustand. An Stelle der Prozesse liegen geistige Zustände vor. Christoph hat sich seine geistigen Zustände angeeignet als Ergebnis seines langen Beobachtens und Lernens. Ryle nennt sie Dispositionen, Fertigkeiten, die den Menschen in die Lage versetzen, in einer Situation zu reagieren.

Ein Fenster kann zerbrechen. Nicht weil ein Ball darauf trifft, sondern weil es zerbrechlich ist. Das ist eine Disposition. Kleinkinder beobachten die Erwachsenen, ahmen sie nach und lernen von ihnen. Später beginnen sie, sich selbst zu beobachten. Sie wenden das Gelernte im Stillen selbst an und erwerben somit Dispositionen. Immer kommt erst das Äußere, Sichtbare, dann wird es verinnerlicht. Die Reihenfolge ist stets gleich. Andererseits beobachten oder belauschen Menschen sich nicht ständig. Keiner betreibt fortwährend Introspektion und befragt sich, um zu wissen, was er treibt. Erstens ist man sich gar nicht über alles bewusst, zweitens wird vieles erst im Nachhinein klar, nach der Handlung. Dann weiß man, was man getan hat und ob es intelligent war. Es steckt nichts Mysteriöses dahinter, dass wir einen eigenen Zugang zu unserem Geist haben. Wir haben ihn erlernt. Eine besonders rätselhafte Beziehung suchen wir vergebens.

Ryle zählt sich selber nicht zu den Behavioristen. Auf den letzten Seiten von *Der Begriff des Geistes* schreibt er, *dass die behavioristische Revolte durchaus zu mehr scheinbaren als wirklichen Ergebnissen geführt haben (könnte)*[6]. Er vermutet jedoch selbst zu Recht, dass man ihn in den Dunstkreis dieser Position rückt, weil er das äußere, sichtbare Verhalten betont, so wie die Behavioristen darauf beharren.

Die Mode des Behaviorismus geht schlagartig zu Ende, als sogenannte *Superspartaner* die Diskussion beleben. Diese furchtlosen Kämpfer sind ungemein tapfer und ertragen unerträgliche Schmerzen nicht nur, sondern lassen sich die Schmerzen nicht anmerken. Damit stellen sie den Behavioristen ein Bein, und diese brechen sich das Genick. Denn die behavioristische Theorie versagt bei ihnen, weil Superspartaner-Models kein erwartetes Verhalten zeigen. Trotz des äußeren Reizes fehlt eine sichtbare Reaktion. Trotz des äußeren Reizes sieht der objektive Beobachter nichts. Den umgekehrten Fall kennt man von begnadeten Schauspielern. Mit schmerzverzerrtem Gesicht treten sie vor ihre Zuschauer, aber es ist nur gespielt. Ohne einen Reiz sieht der Beobachter ein Verhalten.

Gilbert Ryle will keine neue Theorie begründen, sondern auf Fehler im Umgang mit der alten Lehre hinweisen. Er hofft, *andern Theoretikern beim Erkennen unserer Krankheit zu helfen und mit meiner Medizin zu nützen*[7]. In diesem Anspruch ähnelt er Ludwig Wittgenstein, dem anderen Philosophen der sogenannten *ordinary language*. Wittgenstein fragt sich zeit seines Lebens, wie Sprache funktioniert. Für ihn besteht kein Zweifel: *Alle Philosophie ist ‚Sprachkritik‘*[8]. Eine philosophische Frage ist meist *unsinnig*[9], weil die sprachliche Darstellung ein Problem vorgaukelt, das nicht besteht. *Die meisten Fragen und Sätze der Philosophen beruhen darauf, daß wir unsere Sprachlogik nicht verstehen*[10]. Wittgensteins Philosophie löst die Knoten im Denken, die entstehen, weil die herkömmliche Philosophie sprachlich verdorben ist. Ein Beispiel: Seit einigen Jahren knabbern manche Philosophen auf dem Problem herum, wie man die Empfindung der Röte von Rot erklären könne. Für sie ist das ein hartes Problem. Ein Wittgenstein-Anhänger sagt dazu, dass es erstens nicht neu ist und zweitens absurd formuliert. So wie wir Sprache sozial erlernen, haben wir gelernt, was das bedeutet. Mehr steckt nicht dahinter.

Nach dem Zweiten Weltkrieg leben die Theorien immer kürzer. Die Dominanz einzelner Positionen nimmt schneller ab. Prägte der Behaviorismus die Psychologie grob gesagt vom Beginn des Jahrhunderts bis zur Mitte, so erleben spätere Theorien, wenn sie in Mode sind, deutlich kürzere Blütezeiten. Völlig unterschiedliche Erklärungen werden kurz hintereinander oder sogar zeitgleich angeboten.

In den 50er Jahren stellen die Denker – wieder einmal – eine Identitätstheorie in ihre Schaufenster. Geist und Materie sollen wieder eins sein, Gedanken nichts anderes als Materie. Wie gesagt, neu ist das nicht, aber es ist wohl wieder einmal an der Zeit, das zu sagen. Die Identitätstheorie beendet endgültig die Vormacht des Behaviorismus. 1956 fragt der Brite Ullin Thomas Place (1924 bis 2000): *Ist Bewusstsein ein Gehirnprozess?*[11] Es könnte sich doch zeigen, dass geistige Zustände identisch sind mit Gehirnzuständen. Die Rede von geistigen oder mentalen Zuständen hat inzwischen die Begriffe Gedanke, Empfindung, Vorstellung abgelöst.

In der Identitätstheorie ist die Welt nicht länger geteilt in Körper und Geist. Die Theorie ist glasklar monistisch und lehnt Dualismus strikt ab. Die Wissenschaft liefert Beispiele, dass zwei Sachen letztlich eine sind: Wasser und H_20 sind keine verschiedenen Dinge, Wasser *ist* H_20. Anderes Beispiel: Blitze *sind* elektrische Entladungen. In diesem Sinne *sind* geistige Zustände Gehirnzustände. Das ist für Place jedenfalls ein mögliches Resultat, wenn man Gehirn und Geist experimentell untersucht. Andere Philosophen schließen sich Place an.

Der Australier David Malet Armstrong (1926 bis 2014) verfasst 1968 eine *Materialistische Theorie des Bewußtseins.* Allerdings ist die Identitätstheorie wieder auf dem absteigenden Ast. Kleine, unscheinbare Fragen reichen aus, um sie zu widerlegen: Wie kann es sein, dass zwei Menschen den gleichen Gedanken haben (also inhaltsgleiche geistige Zustände), aber verschiedene Gehirne? Wenn geistige Zustände und Gehirnvorgänge identisch sind, dürfte das nicht vorkommen. Außerdem: Das Gehirn wandelt sich, mit der Zeit wird es neu verdrahtet. Trotzdem sind gleiche Gedanken möglich. Die Identitätstheorie dürfte das nicht erlauben. Schließlich und endlich: Was ist mit anderen Lebewesen? Nach der Identitätstheorie gibt es keine außermenschliche Intelligenz, Intelligenz benötigt menschliche Gehirne, weil sie ja damit identisch ist. Auch Künstliche Intelligenz ist ausgeschlossen.

Aber vielleicht *können Maschinen denken*?[12] Bisher wurden immer Menschen mit Maschinen verglichen. Alan Turing (1912 bis 1954) dreht die Beziehung um und stellt seine neue Frage in einem Aufsatz für die Zeitschrift *Mind* (deren Herausgeber Gilbert Ryle zu dieser Zeit ist). Turing ist ein begnadeter Informatiker, bevor es diese Berufsbezeichnung überhaupt gibt. Er ist einer der Begründer der Disziplin. Während des zweiten Weltkriegs trägt er entscheidend dazu bei, die Code-Maschine *Enigma* der Nationalsozialisten zu entschlüsseln. Der Dank der britischen Regierung ist leider nicht von Dauer. Wegen seiner Homosexualität wird er angeklagt, verurteilt und chemisch kastriert. Vermutlich wird er wegen der Behandlung mit weiblichen Hormonen depressiv. 1954 nimmt er sich das Leben.

Turing weiß, dass er nach seiner schlichten Frage, ob Maschinen denken können, die Bedeutung von *Maschine*[13] und *denken*[14] definieren müsste. Allerdings wäre es *eine gefährliche Einstellung (this attitude is dangerous)*[15], wenn man diese Definitionen so formulieren wollte, daß sie den allgemeinen Sprachgebrauch wiedergeben. Ihm fällt etwas Besseres ein. Er entwickelt einen Test. Ein *Imitationsspiel (‚imitation game')*[16], das ermitteln soll, ob Maschinen denken können. Die Maschine bearbeitet darin Aufgaben. Die Ergebnisse bekommen anschließend Menschen vorgelegt. Wenn diese nicht entscheiden können, ob die Ergebnisse von einem Menschen oder einer Maschine stammen, hat die Maschine den Test bestanden.

Turings Arbeit legt die Grundlage für die nächste Theorie des menschlichen Geists. Einer ihrer Hauptvertreter ist der US-Amerikaner Hilary Putnam (1926 bis 2016). 1967 erscheint sein Aufsatz *Psychologische Prädikate*. Im Kern behauptet Putnam zweierlei. Erstens sind geistige Zustände funktionale Zustände. Daher der Name Funktionalismus. Geisteszustände sind innere Zustände, die eine bestimmte Funktion oder kausale Rolle haben, indem sie eine Aufgabe lösen. Zweitens können geistige Zustände sehr verschieden verwirklicht werden: durch ein Gehirn, aber im Prinzip auch durch eine Maschine. Womit die Identität von Geist und Gehirn widerlegt wird.

Ein wenig erinnert diese Theorie erneut an den Behaviorismus. Ein Reiz, der Input, löst einen Output aus. Während der Behaviorismus jedoch leugnet, dass es geistige Zustände gibt, anerkennen Funktionalisten immerhin ihre Existenz. Obwohl sie nichts dazu sagen, welche Natur diese Zustände haben. In dieser Frage winden sie sich und legen sich lieber nicht fest. Daher sagen sie nicht, dass der Geist ein Computer *ist*. Auf dieses Niveau sinken die Journalisten herab. Sie sind es, die Ende der 40er Jahre, als die ersten Computer in den USA präsentiert werden, die Maschinen vermenschlichen. Aus der *Electronic Calculating Machine*[17] in der Fachzeitschrift *nature* macht der Journalist der Londoner *Times* ein *Electronic Brain*[18]. Dagegen protestiert der Autor des Fachartikels. Funktionalisten sagen nur, das Gehirn arbeite *wie* ein Computer. Doch zu spät, die Elektronengehirne bestimmen bald die Diskussion.

Lange Zeit ist es schick, den menschlichen Geist mit dem Computer zu vergleichen. Dann weist der nächste Trend diese Theorie zurück: Das System, das so arbeitet wie eine Turing-Maschine, weiß nicht, was es tut. Es hat von Bedeutung keinen blassen Schimmer. Es arbeitet nur Aufgaben nach vorgegebenen Regeln ab. Das ist in etwa so, als hätte Bärbel ein Handbuch bei sich, in dem auf Deutsch steht, mit welchen chinesischen Schriftzeichen sie eine Anfrage auf Chinesisch beantworten muss. Bärbel handelt gemäß der Regeln. Sie hat keine Ahnung von der Bedeutung, von der Semantik der Zeichen. Doch nach außen wirkt sie sehr geistvoll, wenn sie nach den Regeln antwortet. Bei dem US-Amerikaner John Searle (1932 geboren), Urheber des Arguments, arbeitet die Person in einem Zimmer und übersetzt Anfragen ins Chinesische. Daher spricht man vom Argument des Chinesischen Zimmers. Der Funktionalismus versucht darauf flexibel zu reagieren, sich anzupassen und neue Moden zu kreieren. Totgesagt ist er bis heute nicht.

Der Funktionalismus versprüht seinen Charme, weil er so offen bleibt, was die Natur des Geistes betrifft. Irgendwie passt er zu allem, er laviert so hin und her zwischen der alte dualistischen Position, dass Körper und Geist zweierlei sind, und der materialistischen Annahme, wonach der Geist sich vollständig mit Materie erklären lässt. Dass man sich nicht ohne Widerspruch entscheiden kann, hat der Schweizer Peter Bieri (1944 geboren) aufgezeigt. Er fasst zusammen: Erstens betrachten wir Gedanken & Co als etwas Unkörperliches. Zweitens kann der Geist auf den Körper einwirken: Wenn ich etwas trinken will (der Gedanke), gehe ich in die Küche und hole mir ein Glas Wasser. Drittens jedoch ist es ein Grundsatz der Naturwissenschaften, dass die physische Welt in sich geschlossen ist. Es gibt nichts Übernatürliches oder Übersinnliches, das auf einen Körper einwirkt. Damit steht man vor einem Problem: Entweder ist der Geist doch etwas Körperliches oder er kann nicht auf den Körper einwirken oder die physische Welt ist nicht in sich geschlossen.

Also brennt die Frage weiterhin: Was ist der Geist und wie wirkt er auf den Körper? Eine eigenwillige Antwort stammt von Paul Churchland (1942 geboren). Als er in einem Interview gefragt wird, wie er zum Thema Bewusstsein fand, antwortet er, dass er zunächst Mathe- und Physikstudent war und sein Interesse nach und nach erwacht. Er beginnt sich zu interessieren für Wissenschafts- und Erkenntnisphilosophie, für das Lernen, für Wissen und für Sprache. *So begann ich, Naturalist, der ich bin, langsam einzusehen, daß es das Gehirn ist, das letztlich all dies leistet. Gehirne, die miteinander reden, und Gehirne, die eine Kultur aufbauen, die sie dann hinterlassen, brachten mich dazu, mich für das Gehirn zu interessieren*[19]. Wer heute eine radikal-naturalistische Position sucht, wird bei ihm fündig – und bei seiner Frau Patricia Smith Churchland (1943 geboren). Die Kanadier sind zunächst nur Kollegen, geheiratet haben sie später. Mittlerweile nennen viele Kollegen sie kurzerhand *die Churchlands*, und man tut gern so, als sprächen sie mit einem Munde.

Die Churchlands nennen sich Neurophilosophen. Sie verbinden Hirnforschung und Philosophie miteinander. Allerdings nicht gleichwertig. Sie stülpen der Philosophie die Erträge der Neurobiologie über, und diese sollen zu einem neuen Bild vom Geist führen: *Die Leute glauben, weil wir nicht verstehen, wie Bewußtsein in Gehirnen produziert wird, müsse etwas wirklich Tiefgründiges und Interessantes dahinterstecken* (Patricia Smith Churchland)[20]. Etwas, das ausschließlich Philosophen durch Kopfzerbrechen ergründen könnten. Aber einzig brauchbare Antworten liefert nur die Hirnforschung. Allein durch Nachdenken löst man das Problem sicher nicht.

Die Churchlands gehen so weit, dass sie geistige Zustände leugnen. Es gibt sie schlichtweg nicht. Anders als die Identitätstheoretiker, die geistige Zustände auf physische zurückführen, sagen die Churchlands, dass sie nicht existieren. Als Inspiration dient ihnen die Wissenschaftsgeschichte. Sie liefert Beispiele, wie man erst an etwas glaubte, dass sich später als Humbug herausstellte. Hexen oder auch das Phlogiston, der geheimnisumwitterte Stoff im 17. und 18. Jahrhundert, der beim Verbrennen entweichen sollte. Erst sprach man von Hexen und Phlogiston. Als man einsah, dass weder Hexen existieren noch das Phlogiston, verschwanden die Begriffe aus der Wissenschaft. Es ist immer so. Stets löst eine neue, verbesserte Theorie die alte ab.

Beim Geist soll sich die Geschichte wiederholen. Die Neurobiologie liefert zunehmend brauchbare Einsichten, während die alte Theorie, die Alltagspsychologie, nicht weiterkommt. Das Bild verdichtet sich und, so Patricia Smith Churchland, eines Tages *werden wir dann in der Lage sein zu sagen: ‚Aha, so ist das also. Dieses Aktivierungsmuster in diesem Kontext bei dieser bestimmten Aktivität des Hirnstamms ist einfach eine Empfindung von Rot.*'[21] Gedanken sind demnach das neue Phlogiston. Die alten Begriffe Gedanke, Vorstellung, Ansicht kommen eines Tages aus der Mode und werden ausgetauscht durch die Sprache der Hirnforschung. Man muss sich daran gewöhnen, aber das geschieht von ganz allein. Die folgenden Generationen wachsen mit den neuen Begriffen auf, kennen und verstehen sie, verwenden sie wie selbstverständlich. Die alte Sprechweise vertrocknet wie abgefallenes Laub.

Wem diese Ansicht gefällt, der soll sie sich zu eigen machen. Denn auseinandersetzen kann man sich mit ihr im Grunde nicht. Dazu müsste man die Inhalte gegeneinander abwägen, nachdenken, überlegen. Inhalte sind jedoch Gedanken, und diese soll es den Churchlands nach nicht geben. Mit anderen Worten: Man überlegt, ob *Überlegung* überhaupt existiert. Das ist wirklich eine Herausforderung.

Diese Punk-Position zu akzeptieren, fällt wohl deswegen so schwer, weil sie sämtlichen Erfahrungen widerspricht und das verletzt, was wir als tiefes oder inneres Wissen ansehen. Sie ist zu kontraintuitiv, wie der Philosoph sagt. Das gilt auch für eine Ansicht, den Epiphänomenalismus, wonach der Geist zwar existiert, aber keine Funktion haben soll. Jedenfalls wirkt er nicht auf den Körper ein. Zugespitzt formuliert: Wenn wir bei Rot über die Straße gehen, ein Auto sehen, wie es auf uns zukommt, erschrecken wir vielleicht und bekommen Angst, gehen jedoch weiter, weil der Geist keine Bewegung verursacht. Thomas Henry Huxley (Spitzname: Darwins Bulldogge), formuliert gegen Ende des 19. Jahrhunderts den Epiphänomenalismus. Huxley nimmt als Beispiel die Pfeife von Dampflokomotiven. Sie ist vorhanden und pfeift munter, trägt aber nicht zur Bewegung der Lokomotive bei. Samuel Alexander, britischer Philosoph (1859 bis 1938), hält Huxley entgegen, dass alles letztlich verschwindet, was in der Natur zwar existiert, aber keinem Zweck dient. Da das Bewusstsein aber partout nicht verschwinden will, dient es einem Zwecke und der Epiphänomenalismus ist Blödsinn.

Es bleibt das Bedürfnis, irgendwie den Geist erklären zu wollen. Und da wir im Zeitalter der Biologie leben, eben aus seinen Molekülen und Zellen heraus. Was schmerzlich vermisst wird, sind Gesetze, welche die Brücke schlagen vom Gehirn zum Geist: Wer diese psychophysischen Brückengesetze findet, ist ein gemachter Mann (oder Frau). Samuel Alexander und andere Philosophen und Biologen bringen zu diesem Thema eine alte Ansicht wieder in Mode. Sie behaupten in der ersten Hälfte des 20. Jahrhunderts, als der Behaviorismus dominiert: Die Entstehung des Geistes ist grundsätzlich nicht erklärbar. Der Geist hat zwar mit dem Gehirn eine physische Grundlage. Aber Nervenzellen und andere Faktoren fügen sich derart komplex zu etwas Neuem zusammen, dass man den Schleier darüber nie lüften wird. Der Geist ist etwas völlig Neuartiges, nicht kalkulierbar entstanden und nicht reduzierbar auf seine physischen Grundlagen. Nach ihrem Tod geraten diese Theoretiker zunächst erneut in Vergessenheit. Etwa seit den 90er Jahren kommen die Ansichten in verfeinertem Design wieder zurück.

Wer sich nicht genau festlegen will, hält sich mit krassen Aussagen zurück und stellt nur fest, dass geistige Zustände abhängig sind vom Gehirn. Sie basieren auf ihrer materiellen Grundlage. Für dieses Verhältnis der Abhängigkeit verwendet man mittlerweile den Begriff Supervenienz. Sie wirkt wie ein Joker, mehrfach einsetzbar, eine Spielkarte ohne genauen Wert. Für manche ist Supervenienz der Schlüssel zum Verständnis, für andere nur des Kaisers neues Kleid.

Letztlich dreht sich alles um die Suche nach den psychophysischen Brückengesetzen. Der eine verleugnet sie, weil es sie nicht geben könne, weder jetzt noch in Zukunft, der andere erwartet sie in naher Zukunft, ein dritter behauptet, es könne sie geben, aber sie seien keine echten Gesetze. Dass es Korrelationen gibt, zeigt die Gehirnanatomie des 19. Jahrhunderts und belegt die heutige Hirnforschung. Aber gibt es mehr als nur Korrelation? Als Antworten stehen zur Auswahl: ja sicher, nein niemals, vielleicht ein wenig, eventuell. Vielleicht hält man sich an die großen Denker Karl Valentin oder Mark Twain: Prognosen sind schwierig, besonders wenn sie die Zukunft betreffen.

Die Menschen streiten einfach zu gern. Warum nicht? Sie müssen sich nicht auf eine Theorie einigen. Zu verschieden sind die Gebiete, zu zahlreich die Gelehrten; und die Denkwelten, in denen sie sich bewegen, sind zu unterschiedlich gestaltet. Während Naturwissenschaftler Begriffe als gegeben verwenden, gehen Geisteswissenschaftler anders mit ihnen um. Sie hinterfragen die Alltagssprache, prüfen Fachbegriffe und leuchten sie neu aus. Ein Naturwissenschaftler sieht womöglich kein Problem in der Formulierung von identischen Eigenschaften, ein Philosoph bemängelt wiederum, dass Eigenschaften schwerlich identisch sein können. Einzeldinge sind identisch. Eigenschaften funktionieren sprachlich anders, und die Rede von ihrer Identität klingt zumindest seltsam. Ein Hirnforscher hat kein Problem zu sagen: *Wir sind unser Gehirn*[22]. Ein Philosoph erkennt sofort den Fehler: Hier wird das Ganze, die Person, mit ihren Teilen, den Organen einer Person, gleichgesetzt, ein typischer Fehlschluss. Wenn schon die Sprechweisen so verschieden sind, dann ist der Weg verbaut für die Brückengesetze zwischen Geist und Gehirn.

Vielleicht ist die Sehnsucht nach einer einzigen Theorie nur ein Überbleibsel von früher? Warum sollte es diese eine Theorie für alles Geistige geben? Man findet bereits keinen gemeinsamen Nenner, wenn man sich über das Bewusstsein verständigt. Bei *dem Geist* gelingt das noch weniger. Man schaue nur auf die Physiker und ihr verzweifeltes Bemühen. Sie suchen nach der *Großen vereinheitlichten Theorie* (*Grand Unified Theory, GUT*), die eines Tages die physikalischen Grundkräfte vereinigt. Wenn dieses Unterfangen in der Physik kein Kinderspiel ist, wieso sollte das besser gelingen, sobald Physis und Psyche verknüpft werden? Gedächtnis, Empfindungen, Vorstellungsbilder bilden geistige Zustände. Eigenschaften, die im Gehirn unterschiedlich organisiert sind. Gut möglich, dass irgendwann eine Theorie das Gedächtnis erklärt, aber eine andere die Vorstellungsbilder oder den Schmerz. Der Geist trägt schließlich keine Uniform. Es wird gewiss weitere Modenschauen geben.

Anmerkungen

1 Gilbert Ryle, Der Begriff des Geistes, Stuttgart: Reclam (2015), S. 4.
2 Gilbert Ryle, Der Begriff des Geistes, Stuttgart: Reclam (2015), S. 3.
3 Gilbert Ryle, Der Begriff des Geistes, Stuttgart: Reclam (2015), S. 4.
4 Gilbert Ryle, Der Begriff des Geistes, Stuttgart: Reclam (2015), S. 13.
5 Gilbert Ryle, Der Begriff des Geistes, Stuttgart: Reclam (2015), S. 14.
6 Gilbert Ryle, Der Begriff des Geistes, Stuttgart: Reclam (2015), S. 452.
7 Gilbert Ryle, Der Begriff des Geistes, Stuttgart: Reclam (2015), S. 5.
8 Ludwig Wittgenstein, Werkausgabe, Bd. 1, Tractatus logico-philosophicus, Tagebücher 1914—1916, Philosophische Untersuchungen, Frankfurt a. M.: Suhrkamp (1984), S. 26.
9 ebd.
10 ebd.
11 Ullin T. Place, Is consciousness a brain process?, in: British Journal of Psychology 47 (1956), S. 44–50.
12 Alan M. Turing, Computing Machinery and Intelligence, in: Mind, Bd. LIX, Nr. 236, 1950, S. 433–460, S. 433.
13 ebd.
14 ebd.
15 ebd.
16 ebd.
17 Stefan Betschon, Invasion der Elektronengehirne, in: Stefan Betschon: Künstliche Intelligenz. Zwischen Realitäten und Illusionen, Schriftenreihe der Vontobel-Stiftung, Zürich (2019), S. 26.
18 ebd.

[19] Patricia & Paul Churchland, in: Susan Blackmore, Gespräche über Bewußtsein, Frankfurt a. M.: Suhrkamp (2012), S. 96.

[20] Patricia & Paul Churchland, in: Susan Blackmore, Gespräche über Bewußtsein, Frankfurt a. M.: Suhrkamp (2012), S. 77.

[21] Patricia & Paul Churchland, in: Susan Blackmore, Gespräche über Bewußtsein, Frankfurt a. M.: Suhrkamp (2012), S. 82.

[22] Dirk Swaab, Wir sind unser Gehirn. Wie wir denken, leiden und lieben. München: Droemer (2011).

XV Von der schwarzen Galle zum Serotonin

Die Geschichte der Melancholie

Die Frage taucht immer auf, wenn ein Bild ein Glas mit Wasser zeigt: Ist das Glas halb voll oder halb leer? Die interessantere Frage lautet jedoch: Warum fallen die Antworten überhaupt unterschiedlich aus, wenn jeder Betrachter das Gleiche vor sich hat: einen bekannten Gegenstand mit einem vertrauten Inhalt. Jeder Betrachter erhält die gleichen Sinneseindrücke. Wieso unterscheiden sich dann die Urteile? Offensichtlich kommen manche Gedanken nicht von außen, das Gehirn scheint sie selbstständig zu bilden, still, für sich, wie nach einem geheimen Eigenleben.

Die Menschen leben in derselben Welt, aber sie denken anders darüber. Glücklich schätzen sich die Optimisten, die das halb volle Glas sehen. Aber es gibt auch die anderen, für die oft nicht nur das Glas halb leer ist. Sie finden *allerwärts Ursache zu Besorgnissen*[1] und richten ihre *Aufmerksamkeit zuerst auf die Schwierigkeiten*[2], schreibt Immanuel Kant über die Melancholiker. Er attestiert diesen Standhaftigkeit, Aufrichtigkeit und Wahrhaftigkeit, aber auch die Gefahr, dass sie in Schwermut abgleiten. Dann könnte es passieren, dass sie *ein Phantast oder Grillenfänger*[3] werden.

Auch das Wörterbuch der Brüder Grimm weist Trübsinn und Schwermut als Kennzeichen der Melancholie aus. Der Duden bewegt sich ebenfalls auf dieser Linie und spricht von einem *Gemütszustand*[4], der von *großer Niedergeschlagenheit*[5] oder auch *Traurigkeit*[6] gekennzeichnet ist. Die Depression kann so übermächtig werden, dass sie die Leidtragenden sogar in den Selbstmord treibt. Theophrast von Eresos (etwa 371 bis 287 v. Chr.) erkennt die Dramatik und schreibt über die Melancholie im *Problem XXX,1.* Es wurde früher Aristoteles zugeschrieben, stammt indes wohl von seinem Schüler Theophrast. Seit mehr als 2000 Jahren versuchen somit die Menschen die grundlose Traurigkeit zu verstehen. Theophrast sieht den Melancholiker bei günstigen Anlagen wiederum durch besondere Geistesgaben ausgezeichnet. *Warum sind alle hervorragenden Männer, ob Philosophen, Staatsmänner, Dichter oder Künstler, offenbar Melancholiker gewesen?*[7], fragt er in dem *Problem* gleich zu Beginn. Bei vielen Betroffenen erkennt er eine *deutliche Neigung zu diesem Leiden*[8]. Auch wenn der Autor nicht an die hervorragenden Frauen erinnert, an das Geschlecht ist die Melancholie zu keiner Zeit gebunden.

Anfangs war Melancholie ein rein medizinischer Begriff. Hippokrates, Stammvater und Namensgeber für den Eid der Ärzte (etwa 460 bis 370 v. Chr.), prägt ihn, um Krankheitszeichen zu verstehen. In einem kranken Menschen sind seine Körpersäfte nicht im gewünschten Gleichgewicht. Im Falle des Melancholikers ist es die schwarze Galle, die überwiegt. Nach etwa 2400 Jahren mutet dieses Modell verständlicherweise archaisch an. Zu seiner Zeit ist es fortschrittlich. Hippokrates liefert einen neuartigen Erklärungsansatz. Schuld für eine Krankheit sollen nicht länger Dämonen oder andere böse Geister sein. Hippokrates glaubt an natürliche Ursachen. Beispielsweise gilt die Epilepsie bis anhin als heilige Krankheit, weil der Epileptiker in Verbindung mit den Göttern steht. Hippokrates verlegt die Ursache ins Gehirn. Eine Stockung behindert von dort den Abfluss des Schleimes, eines zweiten Körpersaftes, sagt er.

Hippokrates entwickelt seine Krankheitslehre als Vier-Säfte-Lehre, bestehend aus Blut, Schleim (oder Phlegma), gelber und schwarzer Galle. Den Säften sind Eigenschaften zugeordnet (warm, kalt, trocken, feucht) und die vier Elemente Erde, Feuer, Wasser und Luft. Damit greift Hippokrates die aktuellen Inhalte der Naturphilosophie auf. Zu Beginn der Philosophiegeschichte geben die Vorsokratiker den alten Glauben auf, wonach jedes Ding von einem Geist beseelt sei. Sie ersetzen den Geist durch einen Stoff, das ist bei dem einen Philosophen die Luft, bei einem Kollegen das Wasser. Jedenfalls besteht alles aus einem Stoff. Empedokles von Akragas (etwa 495 bis 435 v. Chr.) erweitert die Theorie, indem er den einen Urstoff ersetzt durch vier Elemente oder Wurzeln. Es müssen vier sein, weil die Pythagoräer diese Zahl als besonders zentral für die Welt verehren. Die Mischung von Erde, Feuer, Wasser und Luft baut die Stoffe der Welt auf. Auch der Mensch als Teil der Welt besteht aus den Elementen. Empedokles' Schüler Philistion weist den Stoffen spezifische Eigenschaften zu, die Hitze dem Feuer, der Erde die Trockenheit. Eine Krankheit entsteht, wenn eine Qualität zu sehr überwiegt oder ein Mangel besteht. Denn Ausgewogenheit ist für die Griechen immer ein gutes Zeichen, und eine ausgewogene Mischung der Qualitäten bedeutet Gesundheit.

Hippokrates ergänzt die naturphilosophische Lehre um menschliche Krankheitszeichen. Namentlich die Säfte des Körpers, die sich zeigen, wenn jemand erbricht oder blutet. Da der menschliche Körper noch unerforscht und die Anatomie unterentwickelt ist, kennt Hippokrates keine anderen Möglichkeiten. Aus ethisch-religiösen Gründen werden keine menschlichen Leichen seziert, weder um den Körperbau zu studieren noch um eine Todesursache zu ermitteln. Erlaubt sind hingegen Tiersektionen. In einem Brief berichtet Hippokrates von seiner Begegnung mit Demokrit von Abdera. Der berühmte Atomist (etwa 460 bis 370 v. Chr.) ist selber melancholisch, oft zu Tode betrübt, dann unerklärlich heiter. Die Bürger von Abdera sind verunsichert. Sie schicken nach Hippokrates, weil sie sich Rat und Hilfe erhoffen. Als der bekannte Arzt ankommt, findet er den Philosophen im Garten mit einem Buch und sieht, wie er Hunde und Katzen seziert, *um die Ursache der Verrücktheit und Melancholie zu entdecken*[9].

Wie Demokrit vorgeht, wirkt zwar unglaublich revolutionär. Doch sitzt er einem Irrtum der Zeit auf. Er nimmt an, das Seiende als Solches sei stets identisch und er könne von Katzen direkt auf Menschen schließen. Der Blick in den menschlichen Körper ist Demokrit ebenso wie Hippokrates untersagt. Dieser stützt sich auf das von außen Sichtbare, auf Körpersäfte wie Blut und Schleim. Sein Schwiegersohn, Polybos, fasst die Lehre später zusammen: *Der Körper des Menschen enthält in sich Blut, Schleim, gelbe und schwarze Galle, sie stellen die Natur seines Körpers dar, und ihretwegen empfindet er Schmerzen und ist er gesund. Gesund ist er nun besonders dann, wenn diese Substanzen (…) am besten gemischt sind*[10]; ist ein Saft im Übermaß vorhanden oder zu wenig, empfindet er Schmerzen. Da jeder Saft einer Jahreszeit zugeordnet ist und in dieser überwiegt, die schwarze Galle beispielsweise im Herbst, treten bestimmte Krankheiten vornehmlich in ihrer Herrschaftszeit oder Jahreszeit auf.

Bis ins 19. Jahrhundert beziehen sich Menschen, ob Ärzte, Philosophen oder Schriftsteller, auf diese Lehre. Autoren nach Hippokrates lassen eigene Vorstellungen einfließen. Das Bild wandelt sich. Ursprünglich fasst man nur den individuellen Krankheitsfall ins Auge. Schnell wird klar, dass jedoch kein Mensch über die vollkommene, gesunde Mischung der Säfte verfügt. Es gibt immer einen Menschen, bei dem die gelbe Galle dominiert, bei einem anderen die schwarze oder der Schleim. Verfolgt man diese Ansicht weiter, kommt man zu dem Ergebnis, dass die Menschen bestimmte Dispositionen mitbringen. Zum einen kann eine Frau oder ein Mann dann von einer Krankheit betroffen sein, zum weiteren haben manche aber eine bestimmte Veranlagung, leichter zu erkranken.

Die medizinische Theorie erfährt nach und nach ihre Erweiterung hin zur Charakter- und Temperamentenlehre. Zunächst werden nur der schwarzen Galle Geistes- und Charaktereigenschaften zugesprochen, später auch den anderen Säften. In den Adjektiven cholerisch, phlegmatisch oder melancholisch bewegen sie sich bis heute in der Sprache. Nimmt man beide Entwicklungen zusammen, ergibt sich, dass jemand nur kurzzeitig und vorübergehend schwermütig und trübsinnig ist oder von Natur aus und dauerhaft, weil das Gleichgewicht der Säfte verschoben ist. So ordnet Theophrast auch die hervorragenden Männer ein. Die Balance ist ein wenig gekippt, aber nicht viel, nur so sehr, dass die Menschen ihre Geistesgaben ausleben und durch sie glänzen. Allerdings sind sie stets gefährdet, denn sie bringen die Anlage mit, dass sich die Waage weiter zur Seite der schwarzen Galle neigt und sie depressiv werden.

Zwar schwanken die Symptome für die Melancholie, der eine Arzt erspürt Blähungen, ein zweiter hört Lispeln heraus, ein dritter erkennt sie an dunkler Hautfarbe, doch im Kern weisen sie durch die Jahrtausende eine Konstanz auf: Furcht, Betrübnis, Schwermut. Ganz anders die Ursache. Die Frage danach ist unterschiedlich motiviert. Welche Ursache ein Autor findet, ändert sich stets aufs Neue. Theophrast will sein Eingangsproblem lösen, warum so viele hervorragende Männer Melancholiker seien. Das Geheimnis ist für ihn die Wärme. Dazu vergleicht er die Melancholie und den Wein. Jeder Mensch reagiert auf Wein anders, wird ausgelassen, übermütig, heiter, manche werden melancholisch. Ebenso sind die Menschen von Natur aus anders, manche eben melancholisch. Was den Charakter am meisten bestimmt, ist das Warme, das Kalte und ihre Mischung. *Wenn sie* (die Mischung) *nämlich über das rechte Maß abgekühlt ist, bewirkt sie grundlose Depressionen*[11]. Der Wein gehört zu den Nahrungsmitteln, die Wärme und Kälte von außen verändern. Bei der Naturanlage ist das Verhältnis von vornherein nicht ausgewogen. *Einige Melancholiker verfallen nach dem Trinken in Depressionen; die Wärme des Weines bringt nämlich die natürliche Wärme zum Erlöschen*[12]. Das kann tragisch enden: *Diejenigen nun, bei denen Depressionen auftreten, wenn die Wärme in ihnen schwindet, neigen dazu, sich aufzuhängen*[13].

Der griechische Arzt Rufus von Ephesos (seine genauen Lebensdaten sind unbekannt) kehrt im ersten Jahrhundert n. Chr. das Verhältnis von Ursache und

Wirkung um. Nicht länger veranlasst die Melancholie den Menschen zum tiefen Denken, sondern das scharfsinnige Denken mache melancholisch. Dieser Ansatz kommt dem christlichen Mittelalter sehr entgegen. Es hält überhaupt nichts von dem genialen, eigenständig denkenden und standhaften Menschen. Was zählt, ist die Demut vor Gott. Die Verbindung von Melancholie und Genialität gräbt erst die Renaissance wieder aus und macht sie salonfähig.

Ironischerweise ist es ein Theologe, der im 17. Jahrhundert einen absoluten Bestseller über Melancholie schreibt. Robert Burton (1577 bis 1640) vom Christ Church College in Oxford. Burton tändelt zunächst ein wenig mit Dramen und Lyrik herum, alles nicht sehr vielversprechend und ergiebig. Seine Kollegen erwarten nicht mehr viel von ihm, da erscheint die *Anatomie der Melancholie*. Ein Lehrstück über den Menschen, über Wahn und Witz in der Welt, packend und keineswegs medizinisch trocken. Mehrere Auflagen erscheinen zu Lebzeiten Burtons; auch über seinen Tod hinaus bleibt das Buch ein Renner. Burton ist selber Melancholiker. Sein Schreiben ist eine Therapie. Ihm ist die Welt abhanden gekommen und er ist all dieser geistlos oberflächlichen Genuss- und Machtmenschen überdrüssig, die ihn nicht verstehen können. Wie Demokrit von Abdera findet er die ganze Welt verrückt in ihrem irren Treiben. Auf den ersten Seiten seines Buches bezieht er sich auf sein Vorbild und nennt sich selbst Demokrit Junior.

Anders als Theophrast geht es Burton nicht um hervorragende Männer. Für ihn ist das Wissen um die Ursache von existentieller Art. Er sucht Heilung: *Kurpfuscherei kann vielleicht manchmal Linderung oder kurzfristige Besserung bewirken, aber sie bekommt die Krankheit nie an der Wurzel zu fassen, und nur wenn die Ursache beseitig wird, sind auch die Folgen auszuräumen*[14]. Das gleicht allerdings einer Herkules-Aufgabe, denn die Ursachen, die Burton aufzählt, sind mannigfaltig. Dass Gott in Frage kommt, glaubt der Theologe selbst nicht mehr so recht. Auch die Sterne will er nicht befragen, obwohl der große Paracelsus meinte, ein Arzt müsse astrologische Kenntnisse besitzen. Doch schlechte Luft, das Wetter, Dunkelheit, Müßiggang, Einsamkeit, Furcht, Missgunst – alles kann Melancholie verursachen. Dann rückt Burton mit einer überraschend modernen Ansicht heraus. *Für mich besteht folglich kein Zweifel, daß die Melancholie eine Erbkrankheit darstellt*[15]. Ist Robert Burton etwa ein unbekannter Vorläufer von Gregor Mendel und den DNA-Schnipplern von heute? Leider folgt die Ernüchterung für den heutigen Leser auf dem Fuße. Burtons Konzept von Vererbung ist sehr eigenwillig. Er erklärt beispielsweise den schwankend, unsicheren Gang eines Mannes. Gangataxie sagt man heute dazu, sie wird tatsächlich vererbt. Burton erklärt das Phänomen auf seine Weise: Eine schwangere Frau sieht, wie ein Betrunkener vor ihr hin und her, vor und zurück torkelt. Der Anblick überträgt sich über die Augen der Frau auf ihr Ungeborenes, und die Eigenschaft wird weitergegeben.

In Anbetracht solcher Ansätze wundert es nicht, dass Burton kein Rezept gegen sein Leiden findet. Aber er akzeptiert es und lernt damit zu leben. Sein Grabstein hält die Erinnerung wach: *Wenigen bekannt, wenigeren ein gänzlich Unbekannter ruht hier Demokrit Junior, dem die Melancholie das Leben und den Tod schenkte*[16].

Burton schreibt nicht um den heißen Brei herum, sondern offen und ohne Künsteleien. Der Leser wird unmittelbar angesprochen, fühlt sich ihm fast verbunden. Burton schildert die Melancholie als Krankheit, die im Wesen des Menschen wurzelt und von seiner Existenz nicht zu trennen ist. Aber das Mitfühlen ist letztlich nur möglich, wenn der Leser die Anlage dazu besitzt. Man versteht Burton und merkt gleichzeitig, dass er ein Gefangener seiner Gedanken ist.

Wie kühl, sachlich, distanziert verläuft dagegen die Ursachenforschung zu Beginn des 20. Jahrhunderts bei Sigmund Freud (1856 bis 1939). Seine Psychoanalyse baut keine Sympathie zum Melancholiker auf. Freud stülpt ihm seine Sicht über. Er nähert sich nicht unvoreingenommen, sondern im Rahmen seiner Theorie der unbewussten Objektbeziehung. Freud vergleicht Melancholie mit Trauer. Naheliegend, weil der Melancholiker traurig, verstimmt, depressiv ist. Hingegen schreibt man nur dem Melancholiker zu, krank zu sein, dem Trauernden nicht. Freud spricht von *eine(r) großartige(n) Ichverarmung*[17]. *Die Melancholie ist seelisch ausgezeichnet durch eine tiefe schmerzliche Verstimmung, eine Aufhebung des Interesses für die Außenwelt (...) und die Herabsetzung des Selbstgefühls (...)*[18]. Auch der Melancholiker leidet unter einem Verlust. Während jedoch dem Trauernden völlig bewusst ist, was der Verstorbene ihm bedeutete, weiß der Melancholiker nur *<u>wen</u>, aber nicht, <u>was</u> er an ihm verloren hat*[19]. Er hat keinen bewussten Bezug zu dem äußeren Objekt und klagt daher sich selbst an. *So hat man denn den Schlüssel des Krankheitsbildes in der Hand, indem man die Selbstvorwürfe als Vorwürfe gegen ein Liebesobjekt erkennt, die von diesem weg auf das eigene Ich gewälzt sind*[20].

Zuweilen scheint die Sicht durch die ideologische Brille zu erfolgen. Marxisten leuchten die Melancholie gemäß ihrer Weltanschauung aus. Für sie ist sie eine Erscheinung der dekadenten bürgerlich-bourgeoisen Klasse, resultierend aus dem Unvermögen, die Widersprüche in der Gesellschaft zwischen Wirklichkeit und Möglichkeit aufzuheben. In diesem Sinne legen die Teilnehmer des 1. Allunionskongresses der Sowjetschriftsteller von 1934 ein Ziel fest. Sie sehen sich als *Ingenieure der Seele*[21], deren Aufgabe es sei, die Gesellschaft zu verändern und die Melancholie aufzulösen.

Im Grunde liegt man mit der Theorie der Körpersäfte dann doch nicht so falsch, zumindest wenn man sie als Bild nimmt. Das Konzept vom Gleichgewicht heißt heute Homöostase, die Säfte ersetzt man durch chemische Stoffe, die Neurotransmitter. Dann ist man mit der Vorstellung, dass Neurotransmitter als Säfte nicht im Gleichgewicht sind, nahe am Verständnis der Depression. Neurotransmitter sind Botenstoffe, mit denen die Nervenzellen im Gehirn kommunizieren. Eine aktive, feuernde Nervenzelle sendet einen Botenstoff aus, der sich an eine zweite, benachbarte Nervenzelle bindet. Er aktiviert sie dadurch oder hemmt sie. Der Organismus steuert mit Hilfe der Transmitter körperliche Funktionen wie den Blutdruck und geistige Zustände wie Aufmerksamkeit, Lernen, Gedächtnis, Motivation, Stimmung, Schlaf und Träume. Neurotransmitter bieten einen Ansatz zum Verständnis des Bewusstseins. Aufs Deutlichste zeigt sich der Zusammenhang, weil im Wachzustand ein ganz anderes Treiben der Transmitter herrscht als während des Schlafs.

Die schwarze Galle, die beteiligt ist an Furcht, Angst und dem Wert des eigenen Ichs, heißt heute Serotonin. Dieses kleine Molekül herrscht nicht nur über die Stimmungen, es beeinflusst auch den Blutdruck des Körpers, den Herzschlag und sexuelle Funktionen. Das klingt nach einem Multitalent, das im Menschen erstaunliche Wirkungen entfaltet. Der Mensch hat allerdings keinen alleinigen Anspruch darauf. Tatsächlich kommt Serotonin nicht nur in sehr vielen Tieren vor, es ist überhaupt weit verbreitet. Selbst Einzeller besitzen es. Dass es auch in Pflanzen vorkommt, erstaunt dann nicht mehr. Walnüsse sind beispielsweise eine Serotoninquelle. Allerdings bringt es nichts, Nüsse zu knacken, um glücklich zu werden. Das Gehirn kann Serotonin nicht aus dem Blut aufnehmen, eine Schranke vom Blut zum Gehirn verwehrt ihm den Zutritt. Anders verhält es sich mit dem Eiweißbaustein Tryptophan. Das Tryptophan kann diese Schranke passieren. In zwei Schritten wandeln die Zellen es in Serotonin um. Es gibt Belege, wonach Patienten, die anfällig für Depressionen sind, falsche Schuldgefühle entwickeln, wenn sie sich falsch ernähren und ein Tryptophanmangel vorliegt.

Das Kerngebiet, das Serotonin bildet, liegt im Hirnstamm. Von hier laufen Transportwege zu den Abnehmern. Dazu zählen die Gehirnregionen, in denen sich die höheren Denk- und Lernprozesse vollziehen, und wo wir ein Konzept von unserem

Ich schärfen. Wenn eine Nervenzelle Serotonin abgibt, um ihren Nachbarn zu inspirieren, schwimmt der Neurotransmitter für kurze Zeit in einem sehr schmalen Spalt zwischen den Nervenzellen. In dieser Zeit muss die Empfänger-Zelle den Stoff binden und die Information verwerten. Denn das Serotonin löst sich schnell wieder ab, treibt zurück, und die Senderzelle nimmt es auf, um es später erneut zu verschicken. Ist also die Empfänger-Zelle nicht schnell genug mit der Verwertung oder reicht die Menge nicht aus, hat sie Pech gehabt. Oder vielmehr der Mensch. Hier vermutet man ein Grundübel für die Depression.

Ob antike Autoren oder Robert Burton, stets heißt es, dass die Menschen auf das, was wir modern Stress nennen, unterschiedlich reagieren. Manche *werden von dem kleinsten Windstoß aus der Bahn geworfen*[22], schreibt Burton, andere zucken nur müde mit den Schultern. Sie sind resilient, wie es heutzutage heißt. Der Unterschied lässt sich leicht erklären: Widerstandsfähigere Menschen vermögen das Serotonin effizient zu verarbeiten. Die Naturanlage für Depression liegt dann daran, dass die Übergabe des Signals vom Sender zum Empfänger nicht flüssig vonstatten geht. Damit wird auch klar, warum die Anlage für Depression vererbbar ist. Der genetische Bauplan verursacht eine schleppende Verarbeitung des Signals.

Hier setzen moderne Antidepressiva an, die Wiederaufnahme-Hemmer für Serotonin. Sie verhindern den Rücktransport in die Senderzelle und geben den Empfängern mehr Zeit, das Signal aufzunehmen. Angstzustände und Niedergeschlagenheit lösen sich auf, die Stimmung hebt sich. Der Patient betritt eine neue Gedankenwelt. Diese bleibt nicht auf den Wachzustand beschränkt. Da Serotonin auch für gesunden Schlaf unerlässlich ist, stellen sich Nebenwirkungen ein. Die Hersteller der Medikamente nennen sie ungewöhnliche Trauminhalte. Neue Gedanken kommen buchstäblich wie im Schlaf.

Zu den klinischen Zeichen einer Depression zählt die Schwermut, die an ihrer Hand den Selbstzweifel spazieren führt. Zu den bekanntesten bekennenden Melancholikern gehört auch Sören Kierkekaard (1813 bis 1855). Der Däne scheint nach 2300 Jahren Theophrast Recht zu geben: Ein hervorragender Mann und melancholischer Philosoph. Kierkegaard war sich selbst im Klaren über seine besonderen geistigen Fähigkeiten. In seinem Tagebuch spricht er von seinem Leiden als einer *Eiterbeule*[23], die gelegentlich aufplatzt, *und darunter liegt dann die anmutigste und reichste Produktivität*[24]. Der Zweifel ist jedoch stets zur Stelle: *So stimmte das wieder mit meinem innersten schwermütigen Gedanken, daß ich eigentlich zu nichts tauge: zu nichts im Sinne der Endlichkeit*[25].

Die Schwermut ist das *vielleicht schmerzlichste menschliche Phänomen*[26], schreibt Romano Guardini, katholischer Theologe und ebenfalls Melancholiker. Wenn Schwermut nur eines von mehreren klinischen Zeichen einer Depression ist, erfasst man einerseits weniger als alle Symptome, andererseits mehr als nur die medizinische Seite. *Die Schwermut ist etwas zu Schmerzliches, und sie reicht zu tief in die Wurzeln unseres menschlichen Daseins hinab, als daß wir sie den Psychiatern überlassen dürften*[27]. Guardini schreibt die Zeilen 1928, mehrere Jahre vor der Entdeckung der Neurotransmitter, von deren Existenz er folglich nichts weiß, sonst würde er wohl davor warnen, sie nur den Biochemikern zu überlassen. Er möchte unabhängig von der Biologie Hilfe anbieten und nennt seine kleine Schrift von 1928 *Vom Sinn der Schwermut*. Zwar ist er selbst schwermütig, doch offenbart er sich dem Leser nicht wie Robert Burton. Er lässt den dänischen Melancholiker für sich sprechen.

Guardini beschreibt, wie Kierkegaard sich unermüdlich selbst befragt und aushorcht. Dieses Ringen um Sinn kann auch Früchte tragen und bringt für Guardini *jene Durchsichtigkeit der Dinge und des Daseins; jene Klarheit der Schau und Unfehlbarkeit der Formung*[28]. Schon Burton hatte einen besonderen Blick auf die Welt, und Guardini findet die zeitgemäßen Worte: *Tief verwundbar ist ein solches Leben. Diese Verwundbarkeit stammt wesentlich (…) aus einer durch innere Vielfältigkeit der Anlagen bedingten Sensibilität des Wesens. Einfache Menschen, scheint mir, werden nicht schwermütig*[29]. Der Melancholiker kann sich nicht die rosarote Brille aufsetzen, dazu hat er zu viel gesehen und gegrübelt. Wenn er das Bild sieht, ist das Glas halb leer.

Anmerkungen

1 Historisches Wörterbuch der Philosophie (hrsg. von Joachim Ritter/Karlfried Gründer), Bd. 5, Darmstadt: WBG (1980ff., Lizenzausgabe), S. 1041.

2 ebd.

3 ebd.

4 Duden. Deutsches Universalwörterbuch (hrsg. vom Wissenschaftlichen Rat der Dudenredaktion), Mannheim: Dudenverlag (3. Auflage 1996), Melancholie.

5 ebd.

6 ebd.

7 Raymond Klibansky/Erwin Panowsky/Fritz Saxl, Saturn und Melancholie. Studien zur Geschichte der Naturphilosophie und Medizin, der Religion und der Kunst, Frankfurt a. M.: Suhrkamp (9. Auflage 2019), S. 59.

8 Raymond Klibansky/Erwin Panowsky/Fritz Saxl, Saturn und Melancholie. Studien zur Geschichte der Naturphilosophie und Medizin, der Religion und der Kunst, Frankfurt a. M.: Suhrkamp (9. Auflage 2019), S. 61.

9 Robert Burton, Anatomie der Melancholie. Über die Allgegenwart der Schwermut, ihre Ursachen und Symptome sowie die Kunst, es mit ihr auszuhalten, Zürich/München: Artemis (1988), S. 49.

10 Hippokrates, Über die Natur des Menschen, in: Antike Heilkunst. Ausgewählte Texte aus den medizinischen Schriften der Griechen und Römer (hrsg. von Jutta Kollesch/Diethard Nickel), Stuttgart: Reclam (1994), S. 73.

11 Raymond Klibansky/Erwin Panowsky/Fritz Saxl, Saturn und Melancholie. Studien zur Geschichte der Naturphilosophie und Medizin, der Religion und der Kunst, Frankfurt a. M.: Suhrkamp (9. Auflage 2019), S. 72.

12 ebd.

13 Raymond Klibansky/Erwin Panowsky/Fritz Saxl, Saturn und Melancholie. Studien zur Geschichte der Naturphilosophie und Medizin, der Religion und der Kunst, Frankfurt a. M.: Suhrkamp (9. Auflage 2019), S. 73.

14 Robert Burton, Anatomie der Melancholie. Über die Allgegenwart der Schwermut, ihre Ursachen und Symptome sowie die Kunst, es mit ihr auszuhalten, Zürich/München: Artemis (1988), S. 154f.

15 Robert Burton, Anatomie der Melancholie. Über die Allgegenwart der Schwermut, ihre Ursachen und Symptome sowie die Kunst, es mit ihr auszuhalten, Zürich/München: Artemis (1988), S. 163.

16 Ulrich Horstmann, Nachwort, in: Robert Burton, Anatomie der Melancholie. Über die Allgegenwart der Schwermut, ihre Ursachen und Symptome sowie die Kunst, es mit ihr auszuhalten, Zürich/München: Artemis (1988), S. 346.

17 Sigmund Freud, Studienausgabe, Bd. 3, Psychologie des Unbewußten (hrsg. von Alexander Mitscherlich/Angela Richards/James Strachey), Frankfurt a. M.: Fischer (2000), S. 200.

18 Sigmund Freud, Studienausgabe, Bd. 3, Psychologie des Unbewußten (hrsg. von Alexander Mitscherlich/Angela Richards/James Strachey), Frankfurt a. M.: Fischer (2000), S. 198.

19 Sigmund Freud, Studienausgabe, Bd. 3, Psychologie des Unbewußten (hrsg. von Alexander Mitscherlich/Angela Richards/James Strachey), Frankfurt a. M.: Fischer (2000), S. 199.

20 Sigmund Freud, Studienausgabe, Bd. 3, Psychologie des Unbewußten (hrsg. von Alexander Mitscherlich/Angela Richards/James Strachey), Frankfurt a. M.: Fischer (2000), S. 202.

21 Detlef Kannapin, Wille zur Veränderung, in: Junge Welt vom 16.08.2014, online unter: https://www.jungewelt.de/artikel/224746.wille-zur-veränderung.html (letzter Zugriff am 13.05.2021).

22 Robert Burton, Anatomie der Melancholie. Über die Allgegenwart der Schwermut, ihre Ursachen und Symptome sowie die Kunst, es mit ihr auszuhalten, Zürich/München: Artemis (1988), S. 144.

23 Romano Guardini, Vom Sinn der Schwermut, Kevelaer: Topos (13. Auflage 2019), S. 14.

24 ebd.

25 Romano Guardini, Vom Sinn der Schwermut, Kevelaer: Topos (13. Auflage 2019), S. 9.
26 Romano Guardini, Vom Sinn der Schwermut, Kevelaer: Topos (13. Auflage 2019), S. 7.
27 ebd.
28 Romano Guardini, Vom Sinn der Schwermut, Kevelaer: Topos (13. Auflage 2019), S. 41.
29 Romano Guardini, Vom Sinn der Schwermut, Kevelaer: Topos (13. Auflage 2019), S. 25.

XVI Charakter und Persönlichkeit

Von Theophrasts *Charakteren* zu Neurotransmittern und Drogen

‚Typisch, darauf kannst auch nur du kommen!‘ – Ein gewisser Vorwurf schwingt deutlich mit, wenn jemand diesen Kommentar zu hören bekommt, nachdem er bloß einen Vorschlag gemacht hat. Offensichtlich ist dessen Inhalt so charakteristisch für den Sprecher, dass der Kommentator einen Zusammenhang herstellt zwischen dem Gedanken und der Person. Was jemand meint und sagt, entspricht seinem Wesen. Wie prägt das Wesen das Denken?

Der Erste, der etwas Typisches an seinen Mitmenschen feststellt, ist Theophrast von Eresos. Er beobachtet seine Zeitgenossen und bemerkt typische Fehler und Schwächen. Ironisch notiert er ihre Wesenszüge, nachdem er auf den Straßen und dem Markt dem *Widerlichen*[1] begegnet, dem *Überheblichen*[2] oder dem *Kleinlichen*[3]. Insgesamt 30 Charaktere stellt Theophrast in seiner Schrift (griechisch: *charakteres ethikoi*) zusammen. Für den Titel übernimmt er einen Begriff aus dem Münzwesen. *Charakter* ist dort der Präger oder auch der Prägestempel. Theophrast ist damit der Erste, der das Wort in einem Atemzug nennt mit Seele und Verhalten. Fortan ist die Seele, verantwortlich für das Verhalten, geprägt. Theophrast versteht den Menschen so, dass dieser von Natur aus Anlagen mitbringt, die er ausbilden muss. Erziehung und Erfahrung formen ihn, wie es seine Anlagen zulassen. Die Prägung, der Charakter, bildet sich im Laufe des Lebens aus und ändert sich irgendwann nicht mehr. Für Theophrast steht damit schon außer Frage, worüber noch lange nach ihm gestritten wird: Ob wir durch unsere Anlagen oder die Umwelt zu dem ‚typischen‘ Menschen werden, der wir sind – und ob wir uns ändern können.

Wenn Theophrast seine Charaktere beschreibt, nennt er keine konkreten Namen von bekannten Menschen. Er hat keine wirklichen Personen im Auge. Aus den einzelnen Individuen destilliert er das Allgemeingültige heraus. Das gelingt ihm so treffsicher, dass wir noch 2300 Jahre später im *Schwätzer*[4] unseren nervigen Kollegen wiedererkennen und im redseligen Menschen manche Nachbarin. Die Charaktere sind heute so verbreitet wie früher.

Theophrasts Nachfolger gehen über die reine Beschreibung hinaus. Sie suchen nach den Zusammenhängen zwischen Körper und Charakter. Wesenszüge sollen nicht nur innerlich vorhanden, sondern äußerlich erkennbar sein. Das erleichtert es, mögliche Übeltäter und Schurken schon an ihrer Nase zu erkennen. So lautet ein Grundgedanke der Schädellehre des deutschen Arztes Franz Joseph Gall (1758 bis 1828). Der Charakter geht demnach Hand in Hand mit Geistesgaben, die ihre Ursache in Gehirnregionen haben. Wodurch sich geradezu zwingend eine typische Schädelform ausbilden müsse. Die Suche nach solchen Regionen und ihren Funktionen ist bis heute eine Aufgabe der Hirnforscher. Anders gesagt, Galls materialistischer Ansatz, wonach Eigenschaften eine biologische Basis besitzen, steht am Anfang der Bemühung, Funktionen zu lokalisieren.

Den zweiten Teil von Galls Lehre kann man allerdings nicht bestätigen und lässt ihn fallen. Die Form des Schädels sagt nichts über den Charakter aus. Was für eine Enttäuschung für manchen Wissenschaftler. Dann ist es vielleicht das Kinn, ein Finger oder der kleine Zeh? Man wendet viel Mühe auf, um die vermeintliche Verbindung zu finden zwischen Körper und Charakter. Die Liste derartiger Veröffentlichungen reißt nicht ab. Noch am Ende des 20. Jahrhunderts erscheint in Deutschland ein Buch, das seine Leser belehrt, wie man von der Form des Ohres auf den Menschen schließen könne.

Im Gegensatz zu dieser Kaffeesatzleserei genießt die psychologische Suche nach Typen mehr Ansehen. Insbesondere in der Tiefenpsychologie. Sie spricht nicht so sehr vom Charakter, sondern verwendet einen alten theologischen Ausdruck, die Persönlichkeit. Theologen des Mittelalters sprechen von *personalitas* oder Persönlichkeit, womit sie das gemeinsame Wesen von Gott als Vater, Sohn und Heiligem Geist erfassen wollen. John Locke, ein Klassiker des empiristischen Denkens (1632 bis 1704), löst die Persönlichkeit aus ihrem theologischen Rahmen heraus und verbindet sie mit Bewusstsein. Der religiöse Bezug verliert mehr und mehr an Bedeutung. Heute definiert man Persönlichkeit im Kern als komplexes Bild eines Menschen, der denkt, fühlt und handelt. Sie beruht auf Erfahrungen der Vergangenheit, zeigt sich in der Gegenwart und entwirft sich in die Zukunft hinein. Damit geht die Annahme einher, dass jeder Mensch eine Person ist und nicht mehrere hat. Das kommt auch vor, bekannt als multiple Persönlichkeit. Es ist jedoch die Ausnahme, wenn Dr. Jekyll und Mr. Hyde in ein und demselben Körper verschieden denken.

Der Schweizer Carl Gustav Jung (1875 bis 1961) prägt 1921 mit seinem Buch *Psychologische Typen* Fachbegriffe, die inzwischen selbst die Alltagssprache nutzt. Er führt den extrovertierten und introvertierten Typus ein. Jung findet seine zwei Seiten der seelischen Medaille in der Arbeit mit seinen Patienten. In den Gesprächen mit ihnen erkennt er, dass unter ihrer Einzigartigkeit ein allgemeines Fundament ruht. Obwohl Jungs Biograph Paul J. Stern mutmaßt, dass Jung mit den Polaritäten nachträglich den Bruch mit seinem früheren Idol Sigmund Freud erklärt und rechtfertigen möchte. Nachdem sich Jung von Freud losgesagt hat, will er die Trennung begründen, indem er einerseits in Freud, andererseits in sich selbst die zwei Grundtypen am Werke sieht. Da diese Typen einander nicht verstehen können und mit Unverständnis aufeinander reagieren, ist ein Bruch wie zwischen Freud und Jung die unausweichliche Konsequenz.

Was im heutigen Verständnis verankert ist, der Introvertierte lebt zurückgezogen, der Extrovertierte wendet sich der Welt zu, ist bei Jung der Ausgangspunkt für seine Überlegungen. Extrovertierte Menschen leben mit Bezug auf das Objekt. Sie zeigen *Aufgeschlossenheit und Bereitwilligkeit gegenüber dem äußeren Vorgang, Verlangen, sowohl auf diesen einzuwirken, wie sich von diesem bewirken zu lassen (…)*[5]. Ihr Tun und Denken zeichnet sich aus durch Lust an der Umwelt, an ihrem lärmigen Treiben und an anderen Menschen. Die Extrovertierten zählen viele Freunde und schätzen ihre vielen Bekanntschaften. Sie sind optimistisch, positiv gestimmt und etwas oberflächlich. *Das eigene Subjekt liegt, wenn irgend möglich, im Dunkeln*[6], nicht nur für andere, sondern auch für die eigene Wahrnehmung, schreibt Jung.

Der Introvertierte ist in allem das Gegenteil. Er wendet sich ab von der Umwelt, ob Ding oder Mensch, und hin zum eigenen Subjekt. Auf alles Äußere reagiert er mit Widerstand. Wenn der Extrovertierte allein ist, fühlt er sich verlassen und einsam. Sein introvertiertes Gegenbild fühlt sich umgekehrt einsam und verloren in Versammlungen. *Der Umgang mit sich selbst ist ihm Vergnügen. Seine eigene Welt ist ein sicherer Hafen (…)*[7]. Sein seelisches Leben spielt sich *ganz im subjektiven Innern ab und bleibt der Umwelt verborgen*[8]. Er weiß, es gibt nicht die schlechthin objektive Welt. Die Welt ist das, was der Einzelne in ihr sieht. Ohnehin kann es kein Erkennen der Welt ohne ein Subjekt geben. Der Introvertierte ist zwar nicht schroff oder gehemmt, aber dem unbedarften Extrovertierten mag er so erscheinen, weil er sich mit einer emotionalen Stacheldrahthecke umgibt.

Aus Jungs Worten schimmert eine Sympathie hervor für den introvertierten Grundtypus. Er schildert ihn lebhafter und persönlicher und verteidigt sein Wesen.

Zu oft müsse sich der Introvertierte rechtfertigen in einer Welt, die seinem aufgekratzten Gegenstück entgegenkommt. Er müsse gegen Vorurteile kämpfen. Denn zurückgezogen und subjektiv zu sein, klingt *fast wie ein Tadel*[9] in der modernen, dem Objekt verhafteten Welt.

Der Introvertierte hat sich das, was man sein Schicksal nennen könnte, nicht ausgesucht. Ebenso wenig kann er sich entschließen, die Fronten zu wechseln. Seine Einstellung basiert nicht auf einem bewussten Urteil, ist nicht das Ergebnis einer Wahl, und es steht keine Absicht dahinter. Jung nimmt an, *daß der ausschlaggebende Faktor in der Disposition des Kindes zu suchen ist*[10]. Mehrfach bringt er ins Gespräch, dass die Differenzierung früh beginnt und das Ergebnis von Vererbung ist.

Als Paradebeispiel für einen extrovertierten Denker nennt Jung den Evolutionsforscher Charles Darwin. Sein Denken ist auf die Welt der Tatsachen ausgerichtet. Darwins Gegenstück ist der Philosoph Immanuel Kant, der immer zum Subjekt zurückkehrt. Selbst dann, wenn sein Denken um Dinge kreist. An der Kenntnis neuer Tatsachen ist der Introvertierte nicht so sehr interessiert. Sie illustrieren bloß seine schon vorhandenen Ansichten. Sie sind ihm dienstbare Geister, um die eigene Ideenwelt zu beweisen. Umgekehrt ist der extrovertierte Mensch abstrakten Ideen nicht völlig verschlossen. Doch sind es stets äußere Umstände, welche diese speisen: Tradition, Erziehung und Bildung.

Der Psychiater Jung will noch tiefer schürfen und zu Tage fördern, ob die zwei Typen so unvereinbar voneinander geschieden sind. Er kommt zu dem Ergebnis, dass der jeweils vorherrschende Typus tatsächlich auch sein Gegenstück in sich trägt. Es schlummert unbewusst unter der Oberfläche. Wenn es erwacht, will es sich ausleben, macht sich dabei aber nachteilig bemerkbar. Im Extrovertierten schlägt die introvertierte Seite durch, indem er zu übertriebener Egozentrik neigt. Während der Subjekt-betonte Introvertierte sich unkontrolliert vom Objekt, vielleicht einem Liebesobjekt, beherrschen lässt.

Darwin und Kant sind nur zwei Beispiele für insgesamt acht mögliche Typen. Denn die zwei Einstellungen realisieren sich in vier Funktionen der Seele. Im Denken, Empfinden, im Fühlen und in der Intuition. Das irrationale Empfinden stellt fest, dass überhaupt etwas ist, das rationale Denken, was etwas bedeutet. Das Fühlen fällt ein rationales Urteil darüber, was es wert ist, und die irrationale Intuition ahnt oder vermutet, woher etwas kommt. Gleichmäßig verteilt sind die Funktionen nicht, die *absolute Vormachtstellung kommt empirisch immer nur einer Funktion*[11] im Menschen zu. Die übrigen sind *undifferenziert im Hintergrund*[12] nur als Grundanlage vorhanden und warten darauf, wachgeküsst zu werden, um sich zu entfalten.

Jung tritt für sein System ein, weil er darin praktische Bedeutung sieht. Er gesteht aber zu, dass Alternativen denkbar sind, wenn man Typen nach anderen Kriterien klassifiziert. Seine Einteilung soll *keineswegs etwa als die einzig mögliche*[13] gelten. Das war sie schon nicht, als sie entstand. Im selben Jahr, in dem Jungs Schrift veröffentlicht wird (1921), erscheint auch der Rorschachtest mit seinen Bildern von Tintenklecksen. Sie dienen dazu, den Betrachter innerlich zu bewegen und ihm Geheimnisse zu entlocken. Er soll sich offenbaren, wenn er gefragt wird: Was sehen Sie darin?

In den 30er Jahren des 20. Jahrhunderts beginnt ebenfalls die Entwicklung des fünf-Faktoren-Modells, gelegentlich als *Big Five* bezeichnet. Dieser Test fragt fünf Dimensionen der Persönlichkeit ab. Während Jung sein Modell auf Beobachtungen und Gespräche aufbaut und der Rorschachtest offene Gespräche zulässt, muss der Proband nun von verschieden Vorschlägen einen ankreuzen, in welchem er sich wiedererkennt. Beispiele sind: Auf einer Party stehe ich gern im Mittelpunkt: Ja – ein wenig – eher nicht – gar nicht. Er wird eingeordnet auf einer Skala, je nachdem, wie er antwortet. Anschließend weiß man, ob man zur Extro- oder Intraversion neigt, wie emotional stabil und offen man ist, wie verträglich und gewissenhaft. Vereinfachte Versionen bieten auch Zeitschriften ihren Lesern auf den Psychoseiten gern an.

Die *Big Five* liefern sogar Daten zur Erforschung der Vererbung. Der Test ist so formalisiert, dass er Wesenszüge eingrenzt und sich eine familiäre Häufung leicht herausfinden lässt. Das, was seit Theophrast immer nur behauptet wurde, ist damit empirisch überprüfbar. Die molekularen Methoden eröffnen die Wege, unsere Gene für die Persönlichkeit dingfest zu machen. Anfang dieses Jahrtausends wird untersucht, ob die Lust auf Neues, das *novelty seeking*, das waghalsige Verhalten, auf einer genetischen Anlage basiert. Als Kandidat gilt dafür ein Rezeptor für den Gehirnbotenstoff Dopamin, ein Neurotransmitter. Man glaubt, eine bestimmte Version für diesen Rezeptor in Menschen gefunden zu haben, die kein Risiko scheuen und den Nervenkitzel lieben. Dieser Rezeptor soll das Dopaminsignal anders verarbeiten als in den lahmen Bedenkenträgern und das Gehirn auf Wagemut trimmen. Wie sich herausstellt, kann dieser Rezeptor allein das Verhalten zwar nicht erklären, aber unbestritten ist ein genetischer Anteil beim *novelty seeking* vorhanden.

Im Großen und Ganzen trifft das auch auf die *Big Five* zu. Sie zeigen eine erbliche Komponente, den Rohstoff, der im täglichen Leben geformt wird. Theophrast hat

Recht behalten. Anlagen sind vorhanden, doch wie sie sich zeigen, bestimmt die Erziehung. Oder die Umwelt, wie man heute eher sagt. Wie beim *novelty seeking* diskutiert man als Anlagen solche Gene, die einen Einfluss haben auf die Gehirnchemie, die also bestimmen, wie die Nervenzellen Transmitter bereitstellen, sie verarbeiten, abbauen oder transportieren.

Nicht nur die Genetiker greifen nach den Botenstoffen im Gehirn. Auch die Psychiater beteiligen sich mittlerweile. Was Halluzinationen uns vorgaukeln, hat seine Ursache im Spiel der Transmitter. Anders als Fantasien oder Träume sind Halluzinationen nicht kontrollierbar und geschehen gegen den eigenen Willen, zuweilen sogar ohne eigenes Wissen. So wie Gottvater Zeus verschiedene Gestalten annahm, um die Menschen zu foppen, kommen die Halluzinationen vielgestaltig daher. Akustisch, visuell, taktil oder geschmacklich. Man kann sich ihrer bewusst sein oder nicht, sie erscheinen wie selbstständige Sinneseindrücke, verschmelzen mit äußeren Reizen oder überlagern sie. Plötzlich steckt in einer Jacke, die achtlos über einem Stuhl liegt, ein Mensch und er bewegt sich. Oft hören Psychiater, dass der Halluzinierende göttliche Stimmen im Ohr hat. Dass alles so schön bunt ist, weiß manch Drogenkonsument zu berichten. Aus klein wird groß und langsam schnell. Zeit und Raum verschwimmen. Halluzinationen sind grauenvoll, wenn sie eine Krankheit begleiten, aber im Drogenrausch willkommen.

Wer im Prado in Madrid vor dem *Garten der Lüste* von Hieronymus Bosch (um 1450 bis 1516) steht, fragt sich wohl, was für Drogen der Maler genommen hat. So abenteuerlich, apokalyptisch und fantasievoll-schräg sind seine Gestalten, die Liebespaare, Tiere oder Menschen mit Tierköpfen. Bosch präsentiert uns eine einmalige Mischung aus SM-Porno und fröhlicher Gartenparty auf Ecstasy. Diese synthetische Droge der Neuzeit stand Bosch noch nicht zur Verfügung. Aber es könnte natürliches LSD gewesen sein. Denn zu Boschs Lebzeiten war ein Pilz weit verbreitet, der Getreide befällt und Halluzinationen hervorruft: der Mutterkorn-Pilz. Auf der Grundlage dieses Pilzes stellt der Chemiker Albert Hofmann 1938 LSD her.

Die Droge greift in den Haushalt der Neurotransmitter Serotonin und Dopamin ein. Andere halluzinogene Drogen imitieren andere Transmitter. Sie tun so, als wären sie Botenstoffe und verändern die Psyche. Halluzinogene verzerren und verschieben das Erleben und täuschen etwas vor, was nicht vorhanden ist. Ohne Drogen bestimmen die Neurotransmitter allein Gedanken und Gefühle. Sie sind chemische Ursachen für das Bewusstsein. Vereinfacht gesagt, stecken die Gene für Botenstoffe und Rezeptoren den Rahmen ab, in dem sich Persönlichkeit ausbildet.

Halluzinationen sind typisch für die Schizophrenie. Denken, Wahrnehmen und Fühlen sind wahnhaft gestört. Oft fühlen sich Betroffene wie von fremden Mächten gesteuert. Der Film *A Beautiful Mind – Genie und Wahnsinn* aus dem Jahr 2001 erzählt die Geschichte des Mathematikers John Forbes Nash, der für seine Spieltheorie den Nobelpreis für Wirtschaftswissenschaften erhält. Nash halluziniert. Er glaubt jahrelang, er sei insgeheim von der US-Regierung damit beauftragt, die sowjetischen Geheimcodes zu knacken. Der Film zeichnet das Bild der Wahnvorstellungen von Nash in sich schlüssig, sodass der Zuschauer erst nach längerer Zeit anfängt, das Gespinst zu durchschauen. Der Film vermittelt ihm einen Eindruck, wie sich ein Betroffener seine Wahnvorstellungen erklärt und in ein System eingliedert. Wie eine riesengroße Verschwörungstheorie, in der jeder abseitige Gedanke Sinn erhält.

Verblüffend ist, dass jedes Symptom der Schizophrenie in milderer Form und für sich allein genommen als Zeichen für Kreativität oder besonderes Talent gilt: Ein Schizophrener bildet oft Neologismen, eigene, neue Wörter – das ist nichts Ungewöhnliches bei originellen Schriftstellern. Ein Schizophrener ist sprunghaft im Denken – das spricht für geistige Beweglichkeit. Er hat skurrile Ideen – das trifft auf viele kreative Menschen zu. Er sucht nach neuen, eigenen Erklärungen – ein Wissenschaftler macht nichts anderes. Erst in der kompakten, geballten Ausprägung ergibt sich ein Denkkonzept, das von der Normallinie abrückt, verrückt ist.

Das beste Modell zur Erklärung der Schizophrenie ist derzeit die Dopaminhypothese. Zwei Befunde belegen, dass dieser Neurotransmitter in Erkrankten geradezu überschießt, anstatt in geregelten Bahnen zu verlaufen. Neuroleptika, die Medikamente, welche die Symptome dämpfen, wirken als Gegenspieler zu Dopamin. Sie reduzieren die Wirkung des Botenstoffes. Umgekehrt lösen Drogen, welche die Wirkung von Dopamin imitieren, Symptome der Schizophrenie aus. Kokain beispielsweise führt zu Wahnvorstellungen. Es sorgt im synaptischen Spalt zwischen zwei Nervenzellen dafür, dass Dopamin dort länger verweilt und wirkt.

Unbestritten ist Schizophrenie eine Krankheit. Die Betroffenen werden medikamentös behandelt. Aber was gilt in der Gesellschaft als krank oder normal? Soll man versuchen, sich zu verändern, anzupassen, wenn man nicht zum favorisierten Personenkreis der Gesellschaft gehört? Carl Gustav Jung beklagt schon 1921, dass es der introvertierte Typus schwerer hat als der extrovertierte. Soll er an sich arbeiten? Muss er sich ändern? Diese Fragen sind wiederum typisch für unsere Zeit. Früher akzeptierte man eher seine besonderen Gaben der Natur und lebte mit ihnen. Der

Wahn, sich zu verleugnen und sich statt dessen selbst zu optimieren, ist ein hässliches Kind der Moderne.

Wer über Jahrzehnte versucht, ‚*an sich zu arbeiten*' und sich zu ändern, wird oft ernüchtert, wenn er/sie zu einem Klassentreffen fährt. Im Handumdrehen fallen wir wieder in alte Rollen zurück. Einerseits finden wir viele der Ehemaligen genauso unsympathisch wie schon immer. Ihre Angewohnheiten nerven heute genauso wie damals. Andererseits müssen wir uns anhören: ‚*Du hast dich ja gar nicht verändert!*' Mephisto, der alte Teufel und Menschenkenner, hat wohl Recht, wenn er in Goethes Drama zu Faust sagt:

> *Du bist am Ende – was du bist.*
> *Setz dir Perücken auf von Millionen Locken,*
> *Setz deinen Fuß auf ellenhohe Socken,*
> *Du bleibst doch immer, was du bist.*[14]

Oder ist das jetzt nur – typisch Goethe?

Anmerkungen

1 Theophrast, Charaktere (übers. und hrsg. von Dietrich Klose), Stuttgart: Reclam (2016), S. 49.
2 Theophrast, Charaktere (übers. und hrsg. von Dietrich Klose), Stuttgart: Reclam (2016), S. 61.
3 Theophrast, Charaktere (übers. und hrsg. von Dietrich Klose), Stuttgart: Reclam (2016), S. 29.
4 Theophrast, Charaktere (übers. und hrsg. von Dietrich Klose), Stuttgart: Reclam (2016), S. 21.
5 Carl Gustav Jung, Typologie, München: Deutscher Taschenbuch Verlag (8. Auflage 2006), S. 19.
6 ebd.
7 Carl Gustav Jung, Typologie, München: Deutscher Taschenbuch Verlag (8. Auflage 2006), S. 21.
8 ebd.
9 Carl Gustav Jung, Typologie, München: Deutscher Taschenbuch Verlag (8. Auflage 2006), S. 72.
10 Carl Gustav Jung, Typologie, München: Deutscher Taschenbuch Verlag (8. Auflage 2006), S. 29.

[11] Carl Gustav Jung, Typologie, München: Deutscher Taschenbuch Verlag (8. Auflage 2006), S. 102.

[12] Carl Gustav Jung, Typologie, München: Deutscher Taschenbuch Verlag (8. Auflage 2006), S. 113.

[13] Carl Gustav Jung, Typologie, München: Deutscher Taschenbuch Verlag (8. Auflage 2006), S. 118.

[14] Johann Wolfgang von Goethe, Werke (Hamburger Ausgabe), Bd. 3, München: C. H. Beck (16. Auflage 1996), S. 60.

XVII Den unsichtbaren Gorilla direkt vor Augen

Wie Aufmerksamkeit die Gedanken bestimmt

Das Offensichtliche ist manchmal unsichtbar. Die Hälfte der Menschen übersieht es einfach. In einem Experiment von Christopher Chabris und Daniel Simons wandert es langsam von rechts nach links durch das Bild und wird nicht wahrgenommen. Wer das nicht glaubt, sollte sich selbst davon überzeugen. Dazu verfolgt er oder sie eine kurze Sequenz eines Basketballspiels in einem Video, vielleicht auf *Youtube*, und bekommt anschließend Fragen gestellt. In dem Spiel werfen sich drei Spieler in schwarzen T-Shirts untereinander einen Ball zu und gleichzeitig drei Spieler in weiß einen zweiten. Auf engstem Raum bewegen sich die Spieler kreuz und quer durcheinander. Die Flugbahnen der Bälle kreuzen sich. Die Aufgabe für den Zuschauer lautet: Zählen Sie nur die Pässe zwischen den Spielern in weißen T-Shirts! Ignorieren Sie die Spieler in schwarz! Wie viele Würfe von weiß zu weiß sind es am Ende des Spiels? Dass die meisten Teilnehmer diese Frage oft richtig beantworten, ist nicht außergewöhnlich. Relevant sind die rund 50 Prozent, die verwirrt sind, wenn man sie fragt: Haben Sie auch den Gorilla bemerkt? – Er ist das Offensichtliche, das übersehen worden ist.

Der Gorilla, ein kostümierter Mitarbeiter, taucht irgendwann an einem Spielfeldrand auf, geht gemütlich zur gegenüberliegenden Seite, bleibt in der Mitte kurz stehen, dreht sich zum Betrachter, trommelt sich zweimal, dreimal mit den Armen auf die Brust, was Männer im Gorillakostüm eben so machen, geht weiter und ist erst nach etwa zehn Sekunden nicht mehr im Bild. Wie kann es geschehen, dass man ihn nicht sieht? So ungewöhnlich ist es tatsächlich nicht. Es ist menschlich und passiert jedem von uns auf die eine oder andere Weise. Wir sind abgelenkt, weil mehrere ungewohnte Reize auf uns einströmen. *(D)aher nimmt man nicht wahr, was einem unter die Augen kommt, wenn man angestrengt nachdenkt, in Angst ist oder Lärm hört (…)*[1]. Was nach einer Erklärung für den übersehenen Gorilla klingt, ist eine uralte Feststellung von Aristoteles. Er kommt zu dem Ergebnis, nachdem er seine Leser in *Über die Wahrnehmung* fragt: *Ist es möglich, zugleich zwei Dinge in ein und demselben individuellen Augenblick wahrzunehmen, oder nicht?*[2]

Seltsamerweise geht Aristoteles seinem Befund nicht weiter nach. Er schenkt der Aufmerksamkeit sehr wenig Aufmerksamkeit. Der gründliche Denker der Seele und der Vernunft scheint sie regelrecht zu übersehen. Obwohl die Aufmerksamkeit eine Voraussetzung für das ist, was wir wahrnehmen und gedanklich festhalten. In seiner Zeit steht Aristoteles damit nicht allein da. Während die Gelehrten der Antike über den Geist nachsinnen, bleibt die Aufmerksamkeit außen vor. Die Philosophen etablieren die theoretischen Grundbegriffe, suchen ebenso ihren inneren Zusammenhang zu ergründen. Doch die praktische Aufmerksamkeit umschreiben sie umständlich und nur am Rande. Sie würdigen sie nicht einmal mit einem eigenen Ausdruck. Der römische Dichter Lukrez (etwa 95 bis 54 v. Chr.) schreibt ein langes Lehrgedicht *Über die Natur* und darüber, dass die Welt aus Atomen besteht. Darin entwirft er eine umfangreiche Theorie des Geistes. Der Aufmerksamkeit widmet er nur ein paar Zeilen. Er spricht von der Hinwendung oder Richtung der Seele auf etwas, dem *Augenmerk*[3] (*advertas animum*[4]). Wenn wir uns auf einen Gegenstand konzentrieren, spannt sich der Geist, schreibt Lukrez. Er wendet sich dem Bild zu, das er aufnehmen will. Wie sehr eine bewusste Wahrnehmung überhaupt der Aufmerksamkeit als Voraussetzung bedarf, realisiert der Philosoph nicht.

Es dauert mehr als 400 Jahre, bis Aurelius Augustinus, der Kirchenvater, einen einheitlichen Begriff verwendet und in die Diskussion einführt. *Jene Wirklichkeit, welche den Gesichtssinn auf dem geschauten Gegenstand, solange er gesehen wird, festhält, das ist die Aufmerksamkeit (animi intentio) des Geistes*[5]. In der Aufmerksamkeit verwirklicht sich der Wille und damit eine Erscheinung der Seele. Der Wille ist durchgehend ein zentrales Motiv in Augustinus' Denken. Er analysiert ihn innerhalb seines Werkes *De trinitate.* Angeregt von der Trinität, der Dreieinigkeit Gottes, sucht Augustinus sie in menschlichen Eigenschaften als Abbilder Gottes zu finden. Das Denken ist eine Dreiheit aus der Erinnerung, der inneren Schau und dem Willen, die Wahrnehmung eine Dreiheit aus Gegenstand, Sehen und Willen. Der Wille nährt die Aufmerksamkeit. Er lenkt die Sehkraft. Er verbindet den äußeren Gegenstand mit dem Auge im Körper. Der Wille ist *der Einiger des sichtbaren Gegenstands und des Sehens*[6]. Augustinus erklärt auch, warum wir uns nicht konzentrieren können, warum wir abgelenkt sind, obwohl wir zuhören sollten. Der

Grund: Die *Neigung des Willens*[7] strebt woandershin. Das Ergebnis: Wir hören bloße *Klanglaute*[8], die durch den Gehörsinn gleiten.

Zwar prägt Augustinus den Begriff, doch die Philosophen fremdeln weiter mit ihm. Sie nehmen ihn nur zögerlich an. Er entwickelt sich schleppend. Es zieht sich wieder über Jahrhunderte hin, dass mal hier, mal dort ein Autor ihn erläutert. Die spanischen Scholastiker ergänzen, dass Aufmerksamkeit weiter oder enger sein kann. Der Franzose Johannes Buridan (um 1300 bis 1358) wägt diese Weite und Enge gegeneinander ab. Er ist überzeugt, dass wir einerseits mehrere Dinge gleichzeitig aufnehmen können, aber andererseits dafür mit Genauigkeit bezahlen. Nur die enge Aufmerksamkeit gewährleistet Klarheit im Geiste.

Den nächsten Baustein fügt René Descartes hinzu. Er arbeitet zwei grundlegende Aspekte heraus. Zum einen schärft er den von Augustinus bekannten Willen. Das ist eine aktive, tätige Facette der Aufmerksamkeit. Andererseits bewirkt in vielen Fällen ein äußerer Reiz unwillkürlich, dass wir den Kopf heben und aufmerken. Diese *admiratio* erreicht, dass wir uns passiv dem Gegenstand zuwenden. Ohne einen erklärten Willen ist unsere Aufmerksamkeit von irgend etwas gefesselt. In der Aufklärung verdichten sich dann verschiedene Ansätze zu einer *Lehre von der Aufmerksamkeit in der Psychologie des 18. Jahrhunderts*[9]. Die Aufmerksamkeit verliert ihren Status als Mauerblümchen, und man pflanzt sie in das Zentrum des Interesses. Die Philosophen weisen ihr endlich die grundlegende Bedeutung zu, die sie auch verdient. Sie schreiben von der ‚*Mutter aller Wissenschaften*'[10] oder der ‚*Mutter aller thätigen Ideen*'[11]. Der Geist ist eine Wirkung der Aufmerksamkeit. Sie ist jetzt Dreh- und Angelpunkt, bedeutsam für Bewusstsein, Gedächtnis, Denken. Letzten Endes resultiert aus ihr unser Vermögen etwas zu erkennen.

Ganz vernarrt ist das 18. Jahrhundert in den Begriff der Seelenvermögen. Im Rahmen einer Vermögenspsychologie sprechen die Autoren von Funktionen, welche das psychische Geschehen ausmachen. Sie teilen dabei die Tätigkeit der Seele ein. Wenige Grundvermögen bilden ein Fundament. Für den einen Philosophen sind das Denken und Wollen, bei einem zweiten besteht die Basis aus dem, was wir uns vorstellen, begehren und fühlen, bei dem dritten aus Sinneserkenntnis und Reflexion. Lange Zeit gilt es als ausgemacht, dass Erkenntnis eine Art Vorgang ist, der sich von unten nach oben vollzieht. Auf der unteren Stufe der Sinnlichkeit ist alles noch düster und dunkel, sie ist eben nur ein schlichtes Erkenntnisvermögen. Die Aufmerksamkeit macht die Dinge klar und deutlich, denn sie ebnet als erstes höheres Vermögen den Weg zum Denken. Diese Funktion des Vermittelns ähnelt der Betrachtung von heute, wenn man sagt, Aufmerksamkeit bilde die Schnittstelle zwischen Wahrnehmung und Gedächtnis.

Die Aufklärer verfolgen auch pädagogische Ziele. Der Physiker Isaac Newton (1643 bis 1727) gesteht: *Alle Verbesserungen und Fortschritte, die ich in (den) Wissenschaften gemacht habe, sind mehr als durch irgend ein Talent zustande gekommen durch anhaltende, ausdauernde A(ufmerksamkeit)*[12]. Was dem großen Physiker gelingt, sollte jedem Menschen Ansporn sein. Übung macht den Meister. Stetig, aber maßvoll und ohne Übertreibung. Ein edles Ziel und schwieriges Unterfangen. Denn Aufmerksamkeit ist, wie jedes geistige Gut, ungleich unter den Menschen verteilt. Dauer, Gebrauch und Intensität sind individuell verschieden. Dem einen fliegt sie schnell davon, der andere hält sie lange fest. Worauf sich Aufmerksamkeit richtet, hängt von der Person ab, von der Bildung und Stimmung. Was heute interessant ist, verliert morgen seinen Reiz. Die Ausrichtung ist nicht dauerhaft, sie ändert sich im Leben. Das kann sogar schnell eintreten. Wer jetzt noch seinen Blick auf einen Gegenstand lenkt, hat kurz darauf etwas anderes im Visier. Und was dem einen auffällt, lässt den anderen kalt. Nicht jeder besitzt die anhaltende, ausdauernde Aufmerksamkeit eines Isaac Newton oder kann sie trainieren.

Die individuellen Scheinwerfer sind sehr unterschiedlich. Sie gleiten über verschiedene Dinge und leuchten gelegentlich in völlig unterschiedliche Richtung. Das sind die Loriot'schen Momente, in denen sich Dialoge voller Missverständnisse ergeben: Schau mal dort, der Mann – Wo? – Na, dort – Ja und? – Siehst du das nicht? – Nein, was denn? – Fällt dir nichts auf? – Nein, wieso? – Jetzt ist es zu spät – Da war sowieso nichts – Wie kannst du das wissen? Du hast doch gar nicht hingesehen! – Wieso sollte ich?

Im 18. Jahrhundert sind Philosophen oft auch Naturforscher oder Ärzte, die sich zutrauen, die Aufmerksamkeit physiologisch zu ergründen. Descartes sprach bereits von Nerven- oder Lebensgeistern, die sich im Körper tummeln. Jetzt sollte es erlaubt sein, das neue Wissen über die Nerven zu nutzen, um die Phänomene zu erklären. Die Nerven gelten als Kanäle, Röhren oder Hohlräume. Wie also bewegen sich die Nervengeister durch sie hindurch? Man ist sich nicht einig, ob es eine Flüssigkeit ist, die durch die Nerven fließt, oder vielleicht eine Art von elektrischer oder magnetischer Materie. Jedenfalls bewegen sich die Nervengeister zu den Nerven hin, die benötigt werden, um ein Objekt zu fixieren. Da sie sich nicht teilen können, gelangen sie nur zu einem Objekt. Für andere bleiben keine Geister mehr übrig. Wenn man so will, begrenzt die Zahl der Nervengeister die Wahrnehmung.

Moderne Lehrbücher beginnen Abschnitte über die Aufmerksamkeit gern mit *dem* Zitat des US-amerikanischen Urvaters der Psychologie, William James: *Jeder weiß, was Aufmerksamkeit ist.* (*Everyone knows what attention is*[13].) Stimmt, aufgrund unserer Alltagserfahrung besitzen wir alle eine gewisse Vorstellung von ihr. Auf jeden Fall können wir Descartes beipflichten, der zwei Varianten gegenüberstellt: die willkürliche und die sinnlich gelenkte. Die willkürliche ist oft die geistige, aktive Form, die sinnliche eher passiv oder unwillkürlich. Zu unserem Leidwesen können sich beide im Wege stehen, wenn wir etwas ausblenden wollen. Das sind Augenblicke, in denen wir nicht in der Lage sind, uns gezielt zu konzentrieren, weil wir von außen abgelenkt werden. Wir kennen solche Situationen aus dem Alltag: Wer schafft es schon, sich uneingeschränkt auf ein Gespräch zu fokussieren, während im Hintergrund ein Fernseher läuft? Auch der umgekehrte Fall tritt ein. Wir nehmen unsere Umwelt nicht wahr, wenn sich Sorgen im Kopf festgesetzt haben. Nehmen sie zu viel Raum ein, lassen sie keinen Platz mehr für anderes, und die Wörter rauschen durchs eine Ohr hinein, durchs anders heraus. Das sind die *Klanglaute* von denen Augustinus spricht, die durch den Gehörsinn gleiten.

William James' Befund scheint allerdings nicht für die Fachgelehrten zu gelten. Bittet man zehn Psychologen um eine Definition, was Aufmerksamkeit ist, erhält man zehn verschiedene Antworten. Seit dem 18. Jahrhundert werden sie sich nicht einig, *was* das denn nun ist: eine Tätigkeit, ein Vermögen, eine bloße Möglichkeit oder ein Zustand, der auf einen Gegenstand bezogen ist. Trotz aller psychologischen Forschung hat sich bis heute daran wenig geändert. Die einheitliche Theorie sucht man vergebens.

Trotzdem sind wir uns im Klaren darüber, worin der Zweck liegt: Das Gehirn trifft eine Auswahl, um die Flut von Reizen einzudämmen und die lebensnotwendigen herauszufiltern. Denn unsere Kapazität ist begrenzt. Wir verfügen nicht über unendlich viele Nervengeister. Wir können nur einen Gedanken zur Zeit denken. Prioritäten zu setzen ist unausweichlich. Der Organismus reagiert auf bestimmte Signale. Um mit dem Bild des Filters zu sprechen: Die Größe seiner Poren ist sehr variabel. Der eine Reiz rutsch hindurch, der andere bleibt hängen. Das ist das Phänomen der Cocktail-Party: Zwei oder drei Menschen unterhalten sich angeregt. Sie werden nicht abgelenkt, weder von der Kapelle, die im Hintergrund die Musik vergeigt, noch von der Nebengruppe, die über Politik tratscht. Plötzlich reckt eine Frau ihren Kopf, weil sie ihren Namen gehört hat. Ein solcher Stimulus lässt uns aufhorchen. Er muss nicht einmal besonders stark sein. Wir sind auf ihn trainiert.

Solche Reize bewegen sich unterhalb des bewussten Radars, sie werden aber insgeheim erfasst und verarbeitet.

Wer für diese Geheimoperationen zuständig ist, verrät die Neuroanatomie. Will man die Arbeitsweise des Gehirns charakterisieren, bietet sich die Umschreibung Teamarbeit mit Arbeitsteilung an. Abgegrenzte Regionen übernehmen Detailaufgaben, aber für das große Ganze, das geistige Geschehen, arbeiten alle wieder zusammen. Das trifft für die Aufmerksamkeit zu. Wie im 18. Jahrhundert ist die Rede weiterhin von niederen und höheren Funktionen, die zusammenwirken. Der Hirnstamm übt die niederen, grundlegenden Funktionen des Körpers aus. Er reguliert den Schlaf-Wach-Rhythmus oder die Atmung. Die höheren geistigen Funktionen, Sprache oder Persönlichkeit, sind in der Gehirnrinde, im Cortex, lokalisiert. Im limbischen System schließen sich mehrere Zentren zusammen, die Reize mit Emotionen verbinden.

Aus den Tiefen des Hirnstamms ragt ARAS in höhere Regionen hinein, das aufsteigende retikuläre Aktivierungssystem. Es kann schlagartig die Gehirnrinde auf Trab bringen, sodass wir nach einem Knall plötzlich hellwach sind. Ausgewählte Areale im Cortex können auch gezielt angesteuert werden, so ist die gerichtete Aufmerksamkeit möglich. Zwischen Hirnstamm und Cortex liegt das Zwischenhirn, wozu der Thalamus zählt. Der Thalamus ist ein Verteilungszentrum. Altmodisch gesagt, eine Telefonzentrale. Er empfängt Signale von den Sinnesorganen und leitet sie den Gesprächspartnern zu, dem höheren Cortex. Mediziner merken sich seine Aufgabe mit dem Spruch: Der Thalamus heißt Thalamus, weil alles durch den Thala muss.

Kurz gefasst, alles steht mit allem in Kontakt. Sind wir in Gedanken versunken und schreckt uns ein Reiz auf, dann fliegen die Informationen geradezu in den Cortex und jagen durch das limbische System. Der Thalamus veranlasst in Sekundenbruchteilen, dass wir dahin schauen, woher der Reiz kommt. Blitzschnell tauschen die Regionen Impulse hin und her. In dieser Zeit muss das Arbeitsgedächtnis sie vorhalten. Über die Reize, die wir aufnehmen, stülpen sich sofort Emotionen. Erinnerungen stellen sich an ihre Seite. Der Reiz wird mit Bedeutung aufgeladen und eingeordnet. Geht von ihm eine Gefahr aus, verdient er mehr Beachtung. Vielleicht aber nicht. Das entscheidet jedes Gehirn anders. Denn Aufmerksamkeit ist eine persönliche Angelegenheit. Erinnerungen und Gedanken sind individuell.

Man sieht nur, was man weiß, heißt eine gängige Redewendung. Wer ein Gemälde betrachtet, achtet auf Details, weil er die dargestellten Figuren einordnet oder den Maler gut kennt. Wer hier Neuland betritt, der übersieht schnell die Feinheiten, er nimmt sie nicht wahr. Das Sprichwort gilt auch für die Vergangenheitsform: Man hat gesehen, was man weiß. Und immer glauben die Menschen, etwas anderes gesehen zu haben. Das ist das Klagelied der Polizei, wenn sie Zeugen befragt. Der Anwalt hat nur auf das Businesskostüm der Flüchtigen geachtet, die Hausfrau fand die roten Haare giftig. Opa Hansen hingegen schwört, die Täterin war eine junge Blondine.

Das Gedächtnis ist auf zwei Ebenen mit der Aufmerksamkeit verbunden. Als Arbeits- und als Langzeitgedächtnis. Die Neurochemiker wissen, dass ein entscheidender Botenstoff für die Speicherung von Wissen Acetylcholin ist. Das kleine Molekül macht uns aufmerksamer, steigert den Lernerfolg, sichert die Gedächtnisbildung. Demgegenüber gehen in Alzheimerpatienten die Nervenzellen zu Grunde, die Acetylcholin bilden und zur Verfügung stellen. Die Betroffenen verlieren ihr Kurzzeitgedächtnis und werden apathisch. Auch Drogen belegen den Zusammenhang zwischen dem Stoff und der Eigenschaft. Nikotin imitiert seine Funktion. Es gibt sich im Gehirn als Acetylcholin aus und bindet sich an dessen Rezeptoren. So löst Nikotin die Freisetzung weiterer Substanzen aus, deren stimulierende Wirkung die Raucher so schätzen. Das limbische System findet Gefallen daran und legt die Basis für die Sucht.

Mittels anderer Drogen oder Medikamente bekommen wir Einblicke, welche Botenstoffe sich weiterhin beteiligen an der Aufmerksamkeit. Ein Wirkstoff ist Methylphenidat, besser bekannt unter dem Namen Ritalin. Für manche verzweifelten Eltern ist Ritalin die letzte Zuflucht, wenn ihr Kind hyperaktiv und unaufmerksam ist. Methylphenidat wirkt auf das Dopamin-ausschüttende System des Gehirns. Die Vermutung lautet, dass das Medikament das Recycling von Dopamin blockiert. Mit dem Bild des Filters gesprochen: Letztlich werden seine Poren verkleinert. Es prasselt nicht mehr alles ungefiltert von außen in das Gehirn des Kindes hinein. Das Gehirn kann ausblenden, was unwichtig ist, und sich beruhigen.

Nicht immer hilft Ritalin. Wird die Ursache bei anderen Botenstoffen vermutet, muss man auf andere Medikamente ausweichen. Von Dopamin ist außerdem bekannt, dass der Stoff wichtig ist, um einen Gedanken festzuhalten. Er ermöglicht die längere Konzentration. Ist die Weiterleitung von Dopamin über seinen Rezeptor beeinträchtigt, zerfasert der Gedanke schneller. Er löst sich auf wie eine platzende Seifenblase.

Wenn Aufmerksamkeit, Bewusstsein und Wahrnehmung ineinandergreifen, dann sollten alle Räder stillstehen, sobald eines blockiert ist. Bizarre Störungen illustrieren indes, dass nicht alle Räder stocken, sobald es knirscht. Der bildhafte

Sand im Getriebe ist oft eine Verletzung oder Krankheit. Ein Schlaganfall oder ein Unfall. Erholen sich die Betroffenen allmählich, glauben sie, dass sie das Unglück überstanden haben und geheilt sind. Für sie ist alles wie früher. Es sind dann die Angehörigen, die den Neurologen aufsuchen. Denn sie sehen, was sich durch die Krankheit verändert hat. Sie wundern sich, warum der Vater sein Essen nur von der rechten Tellerhälfte ist, warum die Mutter ihre Kinder nur begrüßt, wenn sie rechts von ihr stehen oder warum die Partnerin nur die rechte Gesichtshälfte aufhübscht.

Was die neurologischen Untersuchungen zeigen: Diese Angehörigen leiden an einem *Hemineglect*. Sie nehmen eine Hälfte der Welt nicht mehr wahr. Als ob sich ein Teil der Welt in Luft aufgelöst hätte. Wurde die linke Seite des Gehirns geschädigt, ist die rechte Seite der Welt aus ihrem Gesichtskreis gefallen und umgekehrt. *Neglect*-Patienten können zwar noch erkennen, was dort vorhanden ist, aber nicht von selbst, weil sie dieser Seite (meistens der linken) keine Aufmerksamkeit mehr schenken. Der oben beschriebene Austausch zwischen den Gehirnregionen ist geschädigt. Der Unfall oder die Krankheit hat ein Zentrum lahmgelegt. Irgendwo im Gehirn versanden wichtige Signale und bleiben unbeantwortet.

Aber die Antennen sind weiterhin ausgefahren, sie senden nur nicht mehr ins Bewusstsein. Neurologen führen dazu ein Experiment mit *Neglect*-Patienten durch. Sie zeigen ihnen Bilder zweier Häuser. Sie sind übereinander angeordnet, damit beide Häuser gleichzeitig zu sehen sind. In Bild eins brennt die linke Seite des Hauses, in Bild zwei nicht. Frage: Sehen beide Häuser gleich aus? – Ja, ohne Zweifel. – Wo möchten Sie lieber wohnen? – In dem zweiten. – Warum? – Kann ich nicht sagen.

Ähnlich rätselhaft erscheint das Blindsehen. Ein blindes Sehen mit intakter Netzhaut, doch geschädigten Sehzentren im Gehirn. Betroffene sagen, sie sehen nicht den Kugelschreiber oder den Briefkasten, können jedoch nach dem Kugelschreiber greifen oder die Post durch den Schlitz in den Kasten stecken. Die bewusste Wahrnehmung fehlt ihnen, dennoch reagieren sie darauf und verhalten sich angemessen. Die Erklärung steckt verborgen in der Organisation des Sehsinnes. Der Sehnerv verzweigt sich mehrmals, wenn er von der Netzhaut des Auges kommt und ins Gehirn führt. Es gibt höhere und niedere Zweige oder Wege. Der niedere Zweig ist für die Orientierung im Raum. Über diese Trasse laufen die Signale für die Augenbewegung. Er ist intakt. Der höhere Zweig sendet Informationen über das Objekt und seine Form, was es ist und wie man es nennt. Er vermittelt die bewusste Einordnung. Wenn diese Bahn beschädigt ist, fehlt die bewusste Erinnerung an den Gegenstand, nicht jedoch das Verhalten im Raum. Man findet sich weiterhin in der

Umgebung zurecht. Die Betroffenen können mit Gegenständen umgehen, aber sie wissen nicht, womit sie da hantieren.

Den unsichtbaren Gorilla kann man damit nicht erklären. Den sehen wir schlichtweg nicht, weil unsere Aufmerksamkeit so gebannt und eingeengt ist. Mittlerweile haben die Psychologen das Experiment etwas modifiziert. Diejenigen, die schon vorher alles wissen, dürfen sich ein neues Video ansehen: Ist ihnen etwas Ungewöhnliches aufgefallen? – Natürlich, den Gorilla habe ich gesehen. – Aha, haben Sie auch bemerkt, dass sich die Farbe der Wand ändert und ein Spieler den Raum verlässt? – Oh!

Anmerkungen

1 Aristoteles, Über die Wahrnehmung und die Gegenstände der Wahrnehmung, in: Aristoteles, Kleine naturwissenschaftliche Schriften (übers. und hrsg. von Eugen Dönt), Stuttgart: Reclam (2010), S. 78.
2 ebd.
3 Titus Lucretius Carus, De rerum natura. Welt aus Atomen, Stuttgart: Reclam (2020), S. 315.
4 Titus Lucretius Carus, De rerum natura. Welt aus Atomen, Stuttgart: Reclam (2020), S. 314.
5 Aurelius Augustinus, De trinitate (Bücher VIII–XI, XIV–XV, Anhang: Buch V), Hamburg: Felix Meiner (2001), S. 131.
6 Aurelius Augustinus, De trinitate (Bücher VIII–XI, XIV–XV, Anhang: Buch V), Hamburg: Felix Meiner (2001), S. 177.
7 Aurelius Augustinus, De trinitate (Bücher VIII–XI, XIV–XV, Anhang: Buch V), Hamburg: Felix Meiner (2001), S. 169.
8 ebd.
9 David Braunschweiger, Die Lehre von der Aufmerksamkeit in der Psychologie des 18. Jahrhunderts. Inaugural Dissertation, Leipzig: Hermann Haacke (1899, Nachdruck der Erstauflage). S. I.
10 David Braunschweiger, Die Lehre von der Aufmerksamkeit in der Psychologie des 18. Jahrhunderts. Inaugural Dissertation, Leipzig: Hermann Haacke (1899, Nachdruck der Erstauflage). S. 98.
11 David Braunschweiger, Die Lehre von der Aufmerksamkeit in der Psychologie des 18. Jahrhunderts. Inaugural Dissertation, Leipzig: Hermann Haacke (1899, Nachdruck der Erstauflage). S. 105.
12 David Braunschweiger, Die Lehre von der Aufmerksamkeit in der Psychologie des 18. Jahrhunderts. Inaugural Dissertation, Leipzig: Hermann Haacke (1899, Nachdruck der Erstauflage). S. 122.
13 Hans-Otto Karnath/Peter Thier (Hrsg.), Neuropsychologie, Berlin/Heidelberg: Springer (2003), S. 245.

XVIII Im Gedankenkarussell

Zwanghaftes Denken

Heut' mach' ich mir kein Abendbrot, heut' mach' ich mir Gedanken, lautet ein bekanntes Zitat des Kabarettisten Wolfgang Neuss. Neuss macht sich als scharfer Beobachter der Zustände im Nachkriegsdeutschland sicher etliche Gedanken. Und er gibt uns selbst etwas zum Nachdenken. Gut, dass man sich im Alltag nicht entscheiden muss zwischen Abendbrot oder Gedanken. Sicher, manche Gedanken kommen beim Essen, manche Menschen kauen Kaugummi, wenn sie nachdenken. Das soll helfen. Doch das ist nicht der Punkt. Was ist wirklich dran an der Redewendung *sich Gedanken machen*? Nach einem Fehltritt hören wir gelegentlich ‚*mach' dir mal Gedanken über dein Verhalten*'. Schüler müssen sich in jeder Stunde von Neuem Gedanken machen, um ihre Lehrerin gütig zu stimmen. Wenn die Redewendung einen stimmigen Kern enthält, bedeutet es, wir gestalten unser Denken aktiv, fügen Gedanken sinnvoll aneinander und sind Herr über unsere Gedanken.

Auf der anderen Seite erleben viele Menschen jeden Tag das Gegenteil. Völlig unerwartet kommt ihnen etwas in den Sinn. Es kann erfreulich sein oder unangenehm bis lästig. Hartnäckig bleibt manches im Kopf hängen, was wir lieber abschütteln würden. Leopold Loewenfeld (1847 bis 1923) kennt zahlreiche solcher Fälle: Ein 49-jähriger Gutsbesitzer leidet darunter, dass er sich Gedanken macht, obwohl er diese überhaupt nicht denken will. Sein eigentliches, das willentliche Denken muss er stets unterbrechen. Er selbst charakterisiert seinen Zustand als ‚*Gedankenflucht*'[1]. Wenn er seine Zeitung liest, muss er so intensiv über das Gelesene nachdenken, dass er mit der Lektüre niemals fertig wird.

Um sich ärztlichen Rat zu holen, sucht der Gutsbesitzer den Therapeuten Leopold Loewenfeld auf. Loewenfeld führt seit Ende des 19. Jahrhunderts eine eigene Praxis als *Spezialarzt für Nervenkrankheiten in München*[2]. Viele seiner Patienten grübeln zwanghaft über das, was sie gesehen oder gehört haben. Meistens wechseln die Inhalte, ausgelöst von mannigfaltigen Eindrücken und Erlebnissen. Nur eine Minderheit hat immer das Gleiche im Kopf. Einige Patienten werden den ganzen

Tag davon gebeutelt, gegen ihren Willen zu denken. Keiner von ihnen kann sich auf Dauer von dieser Qual selbst befreien. Treffend spricht der Nervenarzt von einer Grübel- oder Fragesucht. Ein 33 Jahre altes Kindermädchen ist ein typischer Fall. Sie fragt sich ständig, ob es eine Seele gibt, warum wir diese nicht sehen, wenn sie den toten Körper verlässt und warum wir sterben müssen. In einer anderen Zeit und unter anderen Umständen wäre die Frau womöglich eine hochangesehene Philosophin geworden. Der Therapeut attestiert ihr jedoch nicht große Gedankentiefe, sondern eine psychische Zwangserscheinung.

Einerseits diagnostiziert Loewenfeld die Zustände als zwanghaft, andererseits weiß er, dass jeder Mensch zuweilen die fantastischsten Gedanken entwickelt, selbst ein angeblich geistig gesunder. Das Leben lehrt ihn, dass manche Gedanken kommen und sich festsetzen. Der Psychiater Richard von Krafft-Ebing (1840 bis 1902) prägt den Begriff Zwangsvorstellungen. Der Arzt weist ebenfalls darauf hin, dass sie sich bei Gesunden wie bei Kranken einstellen. Der Schwede Bror Gadelius (1862 bis 1938) erkennt wenige Jahre später, dass *der die Zwangsgedanken hervorbringende Mechanismus nur eine krankhafte Steigerung normaler psychologischer Vorgänge darstellt*[3].

Von Krafft-Ebing verwendet seinen Begriff zum ersten Mal 1867 in einer Publikation. Das Forschungsgebiet ist in der zweiten Hälfte des 19. Jahrhunderts noch jung. Andere Störungen sind schon detaillierter erfasst, da beginnen die Ärzte Fälle von Zwangsphänomenen zu beschreiben. Allmählich schälen sich diese als eigene Gruppe heraus. Loewenfeld erinnert an frühe Aufsätze aus den 40er und 50er Jahren des 19. Jahrhunderts. Sie führen bereits die Merkmale auf, welche heute die Zwangsneurosen ausmachen. Eine Frau traut sich beispielsweise nicht, Gegenstände zu berühren. Sie fürchtet, dass sie diese dann stehlen wird. Um sich zu beruhigen, steht sie so lange auf einem Bein, bis der Gedanke verschwindet. Nur leider kehrt er immer wieder zurück. Die Frau ist von normaler Intelligenz und einsichtig. Ihr muss niemand sagen, wie absurd ihr Tun ist. Sie weiß es selbst, genau aus diesem Grund leidet sie. Die Berührungsfurcht tritt auch heute oft auf. Die Geplagten haben Angst, Geld oder Türklinken anzufassen. Sie fürchten, sie könnten sich mit Viren wie HIV infizieren und AIDS bekommen. Solche Krankheitserreger kennen die Menschen des 19. Jahrhunderts zwar nicht, trotzdem meiden sie Gegenstände.

In den Folgejahren umkreisen die Ärzte die Phänomene noch unsicher. Es fällt ihnen schwer, sie klar gegeneinander abzugrenzen. Insbesondere streiten sie sich, ob Wahnvorstellungen zwingend mit Zwangsdenken einhergehen oder nicht. Ein französischer Autor schreibt: *Der (...) entstandene Gedanke präsentiert sich dem Geiste in zudringlicher Weise, er verlässt ihn nicht mehr, belagert ihn (...)*[4]. Der zunächst bewusste Gedanke wird immer selbstverständlicher, mit der Zeit unbewusst und letztlich wahnhaft. Bei den meisten Psychiatern setzt sich hingegen die Einsicht durch, dass der Wahn nicht jedes Mal vorkommt. Er tritt als weitere Komplikation auf. Was die Patienten gemeinsam haben, sind eigentlich sinnvolle Gedanken, eine reflektierte Sichtweise, Intelligenz und eine Angst, die in einer Zwangshandlung endet. Oft häufen sich mehrere Fälle innerhalb einer Familie, sodass die Autoren eine erbliche Veranlagung vermuten.

Wie bei der Frau, die auf einem Bein steht, um ihre Gedanken zu verdrängen, kann ein Zwang einmalig und individuell sein. Gleichwohl treten bestimmte Handlungen merkwürdig oft auf: Der Zwang etwas zu zählen, beispielsweise die eigenen Schritte beim Gehen. Oder der Zwang etwas zu kontrollieren. Einer der häufigsten Zwänge ist aus Shakespeares Drama *Macbeth* bekannt. Es ist der Waschzwang der Lady Macbeth. Angestachelt von Ehrgeiz und Machtwillen begehen sie und ihr Mann zahlreiche Bluttaten. Die Schuldgefühle holen Lady Macbeth am Ende ein. Nun irrt sie durch den Palast, getrieben von ihrem schlechten Gewissen. Ihr Arzt beobachtet sie. *Schaut, wie sie sich die Hände reibt*[5], sagt er zu ihrer Kammerfrau. Diese kommentiert: *Das ist ihre gewöhnliche Gebärde, daß sie tut, als wüsche sie sich die Hände; ich habe wohl gesehen, daß sie es eine Viertelstunde hintereinander tat*[6].

Nach modernem klinischen Verständnis ist eine Viertelstunde sehr kurz. Zwangshandlungen nehmen oft mehrere Stunden in Anspruch und stehlen den Betroffenen ihre Lebenszeit. Die Handlungen müssen strengstens befolgt und penibel eingehalten werden, wie ein Hofprotokoll. Wer also schon von einem Zwang spricht, nur weil er ein-, zweimal nachsehen muss, ob er wirklich den Herd ausgeschaltet hat, ist sich allenfalls unsicher. Dem Neurotiker reicht das Nachschauen nicht. Denn er weiß, dass der Herd ausgeschaltet ist, kann sich aber erst nach einer Stunde oder mehr aus der ständigen Kontrolle lösen. Im Grunde müsste sich Lady Macbeth nicht einfach die Hände reiben, sondern wie in einem Ritual die Finger in bestimmter Reihenfolge reinigen, waschen – und wieder von vorn beginnen.

Shakespeare ist nicht der einzige Schriftsteller, der das Phänomen literarisch verwertet. Viele Autoren lassen ihre Gestalten wie fremdbestimmt wirken. Zoologen wissen von bestimmten Parasiten, dass diese in der Lage sind, ihren Wirt zu kontrollieren. Ein parasitischer Wurm dringt als Jungtier in Heuschrecken ein. Dort stellt er ein Protein her, das den Wirtsproteinen ähnelt. Dieses *Fake*-Protein dringt ins Gehirn der Heuschrecken ein und ändert ihr Verhalten. Sie springen ins Wasser, wo der ausgewachsene Wurm lebt. Wie fremdgesteuert wirken auch manche Figuren von Hartmut Lange in seinen Novellen. Der Taxifahrer Michael Denninghoff (*Die Ewigkeit des Augenblicks*[7]) sucht nach dem Tod seiner Frau verzweifelt nach einem Bild. Es lässt ihn nicht ruhen. Er muss es einfach finden, um darin die Erinnerung an seine Frau und die Ewigkeit des Augenblicks aufrecht zu halten.

Viele Romanfiguren werden von Gedanken infiziert, die sie nicht zur Ruhe kommen lassen. Allerdings leiden sie weniger unter Zwangsgedanken im klinischen Sinne. Vielmehr jagen sie einer fixen Idee hinterher. Auch ihr besessenes Handeln, bei dem sie vergessen, was angemessen ist, erfüllt nicht die Kriterien einer klinischen Diagnose. Dass sie die Beziehungen zur Wirklichkeit verlieren, macht sie zwar literarisch interessant. Sie halten die Spannung aufrecht. Doch zeichnet einen Zwangsneurotiker eben aus, dass er realistisch und reflexiv bleibt. Er behält die Einsicht in sein absurdes Tun. Deswegen bemüht er sich so sehr, von den Gedanken und Handlungen abzulassen. Tragischerweise gelingt es ihm nicht. Als hätte er tatsächlich einen Parasiten im Hirn.

Nach Sigmund Freud (1856 bis 1939) zeichnet sich eine echte und nicht nur romanhafte Zwangshandlung durch ihr *Zeremoniell*[8] aus. Es besteht aus *kleinen Verrichtungen, Zutaten, Einschränkungen, Anordnungen, die bei gewissen Handlungen des täglichen Lebens in immer gleicher oder gesetzmässig abgeänderter Weise vollzogen werden*[9]. Sigmund Freud ist der Erste, der von Zwangsneurose spricht und das Konzept ausgestaltet. Über mehrere Jahre wendet er sich dem faszinierenden Thema zu. Zwangsneurose ist der Überbegriff für Zwangsdenken, -vorstellungen oder -impulse. Zwangsimpulse sind plötzliche, völlig fremdartige Gedanken, die die Menschen anspringen. Sie jagen ihnen einen Schrecken ein, weil sie anrüchig, verwerflich oder pervers sind. Während ein Geschäftsmann mittleren Alters beispielsweise morgens, auf dem Weg zur Arbeit, an der Bahnsteigkante steht und sein Zug einfährt, durchzuckt ihn der Gedanke, dass er jetzt gern die Frau neben sich vor den Zug stoßen möchte. Es geht noch schlimmer. Mütter berichten von Impulsen, dass sie ihre Kinder mit dem Brotmesser die Finger abschneiden möchten. Aus Angst, sie könnten den Gedanken in die Tat umsetzen, verstecken sie fortan alle Messer im Haus.

Ist das irre? Das bizarre Phänomen ist jedenfalls so weit verbreitet, dass viele Menschen irre sein müssten. Es existiert ein großer Markt mit Ratgeberliteratur. Die Autoren beschwichtigen ihre Leser in erster Linie durch die Einsicht, dass viele von uns in diese Lage kommen. Es gehört zur menschlichen Natur, dass etwas im Sinn auftaucht, das wir als fremd empfinden, als nicht zu uns passend. Damit steht wieder die Frage im Raum, wer oder was ein Ich ist, wenn dieses Ich das denkt, was es nicht denken will. Das Ich ist also nicht Herr über seine Gedanken? Doch dann muss, wer A sagt, auch B sagen und bekennen, dass auch geniale Gedanken nicht vom Selbst stammen. Wer sich gegen unliebsame Einfälle sträubt, muss auch die glanzvollen Geistesblitze ablehnen. Gedanken kommen und gehen und sind zunächst wertfrei. Die Bewertung übernehmen Prägung und Erziehung. Mit dem Ergebnis, dass wir Inhalte von uns abspalten wollen. Das wirft die philosophische Frage nach dem Ich auf. Oder man lebt pragmatisch und lernt es als natürlich zu akzeptieren, dass wir nicht alles unter Kontrolle haben.

Auch einer der berühmtesten Zwangsneurotiker aus Sigmund Freuds Praxis, der Rattenmann, spürt Zwangsimpulse. Freud hat ihm einen umfangreichen Aufsatz gewidmet. Schon während der Behandlung, die im Oktober 1907 beginnt und etwa ein Jahr dauert, berichtet Freud öffentlich über den Fall und stellt ihn auf einem Kongress der Wiener Psychoanalytischen Vereinigung vor. Der Betroffene ist ein *jüngerer Mann von akademischer Bildung*[10] (29 Jahre alt). Seit seiner Kindheit leidet er unter Zwangsvorstellungen. Sie verstärken sich seit vier Jahren. In absurder Weise fürchtet er, dass sein Tun und Handeln tödliche Folgen hat für seinen Vater oder seine Geliebte. Den Namen Rattenmann trägt er wegen einer Strafe, die ihm ein Vorgesetzter beim Militär lustvoll schildert. Dabei wird einem gefesselten Verurteilten ein Topf über das Gesäß gestülpt, in das Ratten eingelassen werden. Als der Offizier davon erzählt, schießt seinem Zuhörer der Gedanke durch den Kopf – vielmehr der Wunsch, korrigiert Freud im Stillen – dass diese Strafe seinen Vater oder seine Geliebte treffen soll.

Doch nicht die *Rattenstrafe*[11] versinnbildlicht das zwanghafte Element. ‚*Wenn ich den Wunsch habe, eine Frau nackt zu sehen, muß mein Vater sterben.*‘[12] So lautet der Gedanke, der stets wiederkehrt, gegen den der Patient sich nicht wehren kann. In der Therapie arbeitet Freud heraus, dass diese absurde wenn-dann-Verknüpfung eine längere Gedankenkette verkürzt. Die Ausgangssituation: Der junge Mann begehrt die Frau. Gegen den ausdrücklichen Willen des Vaters möchte er sie heiraten. Doch wenn er die Frau ehelicht, dann erleidet der Vater ein Unglück. Ausformuliert: Wenn er die Dame heiratet, dann wird sein Vater sehr wütend. So wie es schon einmal geschah, als der Junge etwas Unerlaubtes tat (wahrscheinlich etwas sexuell Unerlaubtes, denkt sich Freud) und erwischt wurde. Der Vater wurde so wütend und schlug seinen Sohn so heftig, dass dieser in seiner Verletztheit und Hilflosigkeit ihn beschimpfte. Da seine Gedanken allmächtig sind, tritt das Unglück auch ein, das er ihm wünscht.

Auf die *Allmacht (der) Gedanken und Gefühle*[13] trifft Freud häufiger bei Zwangsneurotikern. Sie sind ein Überbleibsel *des alten Kindergrößenwahnes*[14]. Ein Kind wünscht sich etwas. Wenn sich der Wunsch zufällig erfüllt, denkt das Kind, hier ein Gesetz von Ursache und Wirkung zu sehen: Sobald es etwas denkt, geschieht es auch. Die erwachsenen Neurotiker unterliegen, gegen jegliche Vernunft, wieder diesem Irrglauben. Sie haben den zwanghaften Impuls oder Wunsch, der ein Unglück heraufbeschwört. Um es zu verhindern, müssen sie ihre Zwangshandlung ausführen. Sie beginnt als *Zauber gegen böse Wünsche*[1515] und ersetzt schließlich die verbotene sexuelle Handlung. Der Patient schafft sich seine eigene *Privatreligion*[16] und die Tat wird eine *‚heilige Handlung‘*[17].

Freud zeigt sich verblüfft, wie oft er bei intelligenten Menschen diesen Aberglauben findet: *Alle Zwangskranken sind in solcher Weise, meist gegen ihre bessere Einsicht, abergläubisch*[18]. Selbst Therapeuten unserer Tage bestätigen diese Korrelation. Ein Examenskandidat sagt sich: Wenn das nächste Auto, das ich sehe, blau ist, bestehe ich die Prüfung. Eine besorgte Tochter denkt: Wenn mein Bus heute pünktlich ist, hat mein Vater die Operation gut überstanden. Freud hat auch darin Recht behalten, dass viele Gedanken und Handlungen von Angst und Ungewissheit genährt werden. Der Zweifel ist ihr ständiger Begleiter. Die Zwangshandlung beruhigt den Betroffenen, verschafft kurzfristig Linderung, aber dominiert seinen Alltag. Wird der Betroffene an der Ausführung seiner heiligen Handlung gehindert, wächst die Angst.

Der Ersatz für verbotenes sexuelles Tun ist das Steckenpferd, das Freud gern reitet. Kaum ein Therapeut sieht heute jedoch in jedem Zwang den Bezug zum Sex. Auch in anderen Aspekten hat sich die moderne Psychiatrie von Freud gelöst. In seinem Aufsatz zum Rattenmann berichtet er stolz, dass er seinem Patienten geholfen und ihn therapiert habe. Nach Freuds Ansatz forschen Therapeut und Klient gemeinsam nach der Ursache. Je mehr sich die Zusammenhänge verdichten, desto mehr löst sich die Neurose auf wie eine Fata Morgana, wenn man sich ihr nähert. Die Kenntnis der Ursache bringt also Hilfe. Das hält man heute für einen Irrtum. Man kann noch so viel in der Kindheit bohren, zu Tage fördern und Einsichten gewinnen, dadurch allein ändert sich nichts und es geht dem Leidenden nicht besser.

Bis in die 60er Jahre des vergangenen Jahrhunderts versucht man den Patienten mittels einer Analyse zu helfen. Heute bewegen sich nur eingeschworene Freudianer auf diesem Weg. Seit etwa den 70er Jahren arbeiten die Therapeuten lieber kognitiv an den Störungen. Sie sind bestrebt, den Leidensdruck der Menschen aufzuheben, indem sie ihr Verhalten ändern. Vereinfacht gesagt, konfrontiert der Therapeut bei einer Zwangshandlung seinen Patienten mit dem, was dieser als Bedrohung empfindet. Der Patient sieht schließlich ein, dass die Welt nicht untergeht und er genauso weiterlebt, wenn er eine Türklinke mit der Hand berührt. Er gewöhnt sich an den Reiz.

Das Vorgehen benötigt ebenso Zeit wie die Befreiung von Zwangsgedanken. Aus eigener Erfahrung weiß vermutlich jeder, dass es vergebene Liebesmüh ist, wenn man sich vornimmt, nicht mehr daran zu denken. Diese Strategie ähnelt der berühmten Aufforderung: Denken Sie jetzt nicht an rosa Kaninchen! In diesem Fall hat jeder das Bild des flauschigen Kuscheltiers unmittelbar vor Augen. Die Gedanken werden in der Therapie gar nicht abgeschaltet, sondern ihrer Macht beraubt. Die kleinen Männchen im Kopf wollen nicht verstummen? Dann sollte man sie nicht beachten. Das hat etwas Buddhistisches. Man wird gelassen. Der plötzliche Drang sich zu verletzen oder seinen Nachbarn vor den Zug zu stoßen, ist verstörend. Aber kein Betroffener folgt diesem Drang. Die Angst nährt sich nur immer wieder selbst. Hier beginnt die Therapie: Keine Panik, es passiert nichts! Es geht vielen Menschen wie Ihnen. Darin spiegelt sich wider, was schon die ersten Autoren schreiben. Die Bandbreite bei Zwangsgedanken ist groß, der Übergang vom normalen, gesunden zum krankhaften Denken schwierig zu ziehen.

Am bekanntesten ist wohl das Gedankenkarussell, das sich weiterdreht und dessen Stecker wir nicht finden. Vor allem wenn wir abends ins Bett gehen, springt es an, lärmt und leuchtet wie auf einem Jahrmarkt. Was uns anschließend den Schlaf raubt, sind einerseits die Sorgen, andererseits die Wut darüber, es nicht abschalten zu können. Der Buddhismus lehrt, dass der Inhalt nicht mit einer Empfindung verknotet ist. Lernen wir, die Gedanken getrennt wahrzunehmen von den Empfindungen, schaffen wir Distanz. Die Verbindung löst sich auf, und nach und nach verschwinden die Gedanken von allein.

Welche Therapie sinnvoll ist, hängt auch von der Ursache für die Zwangsgedanken ab. Ist es die früh entwickelte Angst vor Unsicherheit, das anerzogene strenge Über-Ich oder eine erbliche Veranlagung, welche die Autoren im 19. Jahrhundert sahen? Mehr oder weniger haben alle Behandlungen ihre Grundlage in der Neurobiologie des Gehirns. Beteiligt sind Regionen für das bewusste Denken und die Steuerung der Emotionen. Die Angst liegt tief im Inneren des Gehirns. In der Amygdala. Man könnte sagen, die Amygdala sieht zwar nichts und hört nichts, muss sich aber stets vordrängeln und verbreitet Unruhe. Fachlicher gesprochen: Dieses Gebilde ist verdrahtet mit anderen Regionen, sowohl mit der Hirnrinde (dem Cortex) als auch mit dem Thalamus. Im Cortex liegen die Zentren für die typisch menschlichen Eigenschaften wie Denken, Sprechen, Planen, Analysieren. Der Thalamus ist eine Schaltstelle. Er empfängt von den Sinnesorganen Reize und leitet sie weiter an die dafür vorgesehenen Zentren im Cortex – aber auch an die Amygdala. Während die Cortexregionen analysieren, auswerten und dafür Zeit benötigen, ist die Amygdala schneller und prescht mit ihrer Warnmeldung vor. Überall sieht sie Gefahren. Auch Wörter erscheinen plötzlich bedrohlich. Der Organismus wird alarmiert.

In den dunklen Tagen unserer Vorzeit ergibt es Sinn, schnell die Feuerglocke zu läuten. Es ist besser, eine Situation als gefährlich einzustufen als zu verharmlosen. Wenn sie nicht gefährlich ist, okay, dann hat man sich umsonst aufgeregt. Aber untätig zu bleiben, während es brennt, endet tödlich. Daher besitzen auch Tiere, die nicht so analytisch denken wie der Mensch, eine Amygdala. Erich Urbach und Camillo Wiethe, zwei österreichische Ärzte, beschreiben 1929 zum ersten Mal eine Erkrankung, bei denen die Amygdala ausfällt. Die Patienten verlieren Schrecken und Furcht. Dadurch sind sie kein Vorbild an Tapferkeit für die Gemeinschaft. Eher im Gegenteil. Sie finden keine Beziehung zu ihren Mitmenschen. Ihnen gelingt es nicht, Gesichtsausdrücke emotional zu deuten und sie leiden an Gedächtnisstörungen. Obwohl die Amygdala gewissermaßen hysterisch wirkt und oft nervt, sie ist überlebenswichtig.

Patienten mit einer Zwangsstörung lernen im Laufe der Therapie, Situationen sachlich einzuschätzen. Die vernünftigen, einsichtsfähigen Regionen des Cortex werden gestärkt, sie dämpfen die aufgeregte Amygdala. Es brennt also nicht, nur weil die Amygdala wieder einmal ‚*Feuer! Feuer!*' ruft. Der Störung auf neurobiologischer Ebene entspricht biochemisch eine Fehlfunktion des serotonergen Systems. Hinter diesem Begriff verbergen sich die Nervenzellen, die mit dem Botenstoff Serotonin arbeiten. Die bekannte Bedeutung von Serotonin deckt sich mit Befunden bei Zwangsneurosen: Serotonin hat erheblichen Einfluss auf das Essverhalten – und Essstörungen machen eine der häufigsten Zwangsstörungen aus. Serotonin sorgt für Wohlbefinden, Glücksgefühle – viele Zwangsneurotiker sind depressiv. Serotonin vermittelt das Gefühl von Sicherheit – Neurotiker sind oft ängstlich und unsicher. Seit einigen Jahren setzt man daher Medikamente, die den Serotoninspiegel erhöhen, mit Erfolg zur Behandlung ein.

Anders verhält es sich beim Grübeln. Wenn jemand förmlich an einem Gedanken klebt, ein Problem nicht aufgibt. Es wird immer und immer wieder durchgekaut. Treffend heißt Grübelzwang auch Rumination. In der Zoologie ist das der Begriff für das Wiederkäuen der Nahrung von Rindern. Doch anders als für seinen tierischen Widerpart ist der Gegenstand für den mentalen Wiederkäuer nicht nahrhaft und wird nicht verdaut. Bei der Grübelsucht scheint mehr der Dopamin-Haushalt aus dem Gleichgewicht zu sein als das Serotonin. Genetiker haben ein Gen für den Dopamin-Stoffwechsel identifiziert, das in verschiedenen Versionen beim Menschen vorliegt. Eine davon findet man besonders häufig in zum Grübeln neigenden Menschen.

Wie bei vielen psychischen Merkmalen ist es nicht von Natur aus ein Nachteil, diese Genvariante zu besitzen. Der Nachteil entsteht erst aus dem kulturellen Umfeld, den Bedingungen der Gesellschaft. In einer heiklen Situation neigt jemand, der vielleicht dank seiner Genvarianten sensibel ist, zum Grübeln. Er spinnt Gedanken weiter, wo andere längst den Faden loslassen. In anderem Kontext ist das eine Stärke. Gibt man dem Grübler eine Aufgabe, bleibt er dran, beißt sich fest und gibt nicht auf, wo seine Mitmenschen scheitern.

Das Gehirn schlägt dem bewussten Ich, was auch immer das philosophisch sein könnte, fortlaufend Gedanken vor, im Grunde führt es ein Selbstgespräch. Die Kunst besteht darin, das rechte Maß zu finden: ob wir immer auf unsere inneren Stimmen horchen oder uns lieber mal taub stellen.

Anmerkungen

1 Leopold Loewenfeld, Die psychischen Zwangserscheinungen. Auf klinischer Grundlage dargestellt, Wiesbaden: J. F. Bergmann (1904), S. 238.
2 Leopold Loewenfeld, Die psychischen Zwangserscheinungen. Auf klinischer Grundlage dargestellt, Wiesbaden: J. F. Bergmann (1904), S. III.
3 Leopold Loewenfeld, Die psychischen Zwangserscheinungen. Auf klinischer Grundlage dargestellt, Wiesbaden: J. F. Bergmann (1904), S. 34.
4 Leopold Loewenfeld, Die psychischen Zwangserscheinungen. Auf klinischer Grundlage dargestellt, Wiesbaden: J. F. Bergmann (1904), S. 4.
5 William Shakespeare, Macbeth, Köln: Anaconda (2005), S. 82.
6 ebd.
7 Hartmut Lange, Die Ewigkeit des Augenblicks, in: Hartmut Lange, Das Haus in der Dorotheenstraße. Novellen, Zürich: Diogenes (2016), S. 9.

8 Sigmund Freud, Studienausgabe, Bd. 7, Zwang, Paranoia und Perversion (hrsg. von Alexander Mitscherlich/Angela Richards/James Strachey), Frankfurt a. M.: Fischer (2000), S. 13.

9 ebd.

10 Sigmund Freud, Studienausgabe, Bd. 7, Zwang, Paranoia und Perversion (hrsg. von Alexander Mitscherlich/Angela Richards/James Strachey), Frankfurt a. M.: Fischer (2000), S. 38.

11 Sigmund Freud, Studienausgabe, Bd. 7, Zwang, Paranoia und Perversion (hrsg. von Alexander Mitscherlich/Angela Richards/James Strachey), Frankfurt a. M.: Fischer (2000), S. 45.

12 Sigmund Freud, Studienausgabe, Bd. 7, Zwang, Paranoia und Perversion (hrsg. von Alexander Mitscherlich/Angela Richards/James Strachey), Frankfurt a. M.: Fischer (2000), S. 42.

13 Sigmund Freud, Studienausgabe, Bd. 7, Zwang, Paranoia und Perversion (hrsg. von Alexander Mitscherlich/Angela Richards/James Strachey), Frankfurt a. M.: Fischer (2000), S. 92.

14 ebd.

15 Sigmund Freud, Studienausgabe, Bd. 9, Fragen der Gesellschaft, Ursprünge der Religion (hrsg. von Alexander Mitscherlich/Angela Richards/James Strachey), Frankfurt a. M.: Fischer (2000), S. 376.

16 Sigmund Freud, Studienausgabe, Bd. 7, Zwang, Paranoia und Perversion (hrsg. von Alexander Mitscherlich/Angela Richards/James Strachey), Frankfurt a. M.: Fischer (2000), S. 15.

17 Sigmund Freud, Studienausgabe, Bd. 7, Zwang, Paranoia und Perversion (hrsg. von Alexander Mitscherlich/Angela Richards/James Strachey), Frankfurt a. M.: Fischer (2000), S. 14.

18 Sigmund Freud, Studienausgabe, Bd. 9, Fragen der Gesellschaft, Ursprünge der Religion (hrsg. von Alexander Mitscherlich/Angela Richards/James Strachey), Frankfurt a. M.: Fischer (2000), S. 374.

XIX Bilder oder Sprache – Womit denken wir?

Ein Bild sagt mehr als tausend Worte. Bilder erlauben ein schnelles Verständnis. Sie vermeiden sprachliche Missverständnisse. Bilder reden nicht lang und breit um den heißen Brei herum, sondern bringen etwas auf den Punkt, während sich passende Worte erst langsam finden. Bilder geben klare Informationen. Mit Hilfe von kleinen Bildchen orientieren wir uns auf dem Flughafen von Tokio, ohne dass wir Japanisch können. Ein Strichmännchen reicht, und wir wissen, wo die Toiletten sind. Bilder inspirieren. Von August Kekulé, einem deutschen Chemiker des 19. Jahrhunderts, ist eine Anekdote überliefert. Kekulé sucht nach der Struktur von Benzol, einer immens wichtigen, aber unerforschten Verbindung. Er kommt auf die richtige Lösung, als in einem Wachtraum plötzlich das Bild einer Schlange auftaucht, die sich selber in den Schwanz beißt. Kekulé entwirft daraufhin eine Ringstruktur für das Molekül. Sie ist bis heute gültig. Bilder helfen beim Lernen ebenso wie beim Denken. Kekulés Traum ist für manche Philosophen eher ein Albtraum. Steif und fest behaupten sie, dass nur die Sprache das Werkzeug des Denkens sein könne.

Im 21. Jahrhundert erscheint diese Ablehnung des bildhaften Denkens völlig überholt. Wir sollen uns zwar kein Bild machen, wenn wir der Bibel folgen. Aber nicht einmal ein göttliches Gebot bewirkte, dass die Menschen je darauf verzichteten. Spätestens seit Mitte des 20. Jahrhunderts werden wir von Bildern geradezu überflutet. Fotografien sind bereits allgegenwärtig, als der Fernseher in die Wohnung einzieht. Im 21. Jahrhundert ist es die wunderbare weite Welt des Internets, welche bunte Bilder frei Haus liefert.

Natürlich sieht das anders aus, wenn man 2500 Jahre zurückblickt. Ein Sprung in die griechische Antike, nach Athen. Zu dieser Zeit bindet Platon das Denken ausschließlich an die Sprache. Das mag zeitgemäß sein, geradezu logisch. Denn Platon versteht, wie alle seine Zeitgenossen, unter dem altgriechischen *logos* sowohl Reden als auch Denken. Das Wort vereint beide Bedeutungen. In seinem Dialog *Der Sophist* schreibt er: *Also Gedanken und Rede sind dasselbe, nur daß das innere Gespräch der Seele mit sich selbst, was ohne Stimme vor sich geht, von uns ist Gedanke genannt worden*[1]. Wir sagen selbst oft, wer nachdenkt, führt einen inneren Monolog. Denken gilt als inneres Sprechen, als Selbstgespräch. Die Bücher der Griechen kamen ohne Illustrationen aus. Nach Plinius dem Älteren suchten sie nach den Wörtern, um Inhalte auszudrücken, weil die bildliche Darstellung nicht möglich war. Medizinische Texte werden beispielsweise erst in der Neuzeit durchgehend mit Hilfe von Abbildungen veranschaulicht.

Ob mit oder ohne Fernsehen oder Internet, wir schauen die Welt an, machen uns ein Bild von ihr und entwickeln innere Bilder. Platons Ansicht bleibt daher nicht lange unwidersprochen. Schon sein Schüler Aristoteles ist überzeugt von der Notwendigkeit der Bilder für das Denken: *Daher denkt die Seele niemals ohne Vorstellungsbilder*[2], schreibt er in *Über die Seele*. Der Schüler arbeitet viel naturwissenschaftlicher als sein Lehrer. *Über die Seele* ist *natur*philosophisch angelegt. Wie ein Biologe von heute untersucht Aristoteles die Sinneswahrnehmung, bevor er sich dem Denken widmet. Denn man könnte *ohne Wahrnehmung nichts lernen und verstehen, und wenn man etwas geistig betrachtet, muss man es zugleich als Vorstellungsbild betrachten*[3].

Gegenüber modernen Kollegen genießt Aristoteles den Vorteil, dass er am Anfang der Geistesgeschichte steht. Er vereinigt zwei Denkrichtungen in einem Kopf, was in ihrem weiteren Verlauf kaum mehr möglich ist, weil Philosophie und Naturwissenschaft getrennte Wege gehen. Sie kommen unterschiedlich weit. Im Gegensatz zu der Geisteswissenschaft, die auf der Stelle zu treten scheint und bekannte Positionen oft nur neu interpretiert, vergrößern Biologen das Wissen über Gehirn und Geist fortlaufend. Sie erfahren immer mehr darüber, wie das Gehirn Reize von außen verarbeitet, wie es sie speichert, wie es Erinnerungen wachruft. Man vergleicht gern das Wissen von der Außenwelt mit Bildern, die man im Kopf hat. Was zunächst als Metapher gemeint war, wird allmählich wörtlich verstanden. Im Kopf sind Bilder vorhanden.

An diesem Punkt widersprechen Philosophen. Ihnen widerstrebt diese Redeweise, weil es die Dinge nicht einfach und anschaulich erfasst, sondern falsch darstellt. Wenn man ständig von einem Bild im Kopf spricht, von einer mentalen Photographie oder einer vergleichbaren Metapher, so wird das Verständnis verzerrt. Es klingt so, als wären diese Bilder exakte Reproduktionen der Umgebung. So wie man etwas sieht, so wäre der Gegenstand beschaffen, und eins-zu-eins würde die Erinnerung Vorstellungsbilder reproduzieren.

Sehen ist gleichwohl mehr ein Interpretieren als ein Abbilden. In jedem Moment nehmen wir etwas wahr, das gar nicht vorhanden ist. Das weiß auch jeder Biologe. Denn die Netzhaut hat in beiden Augen blinde Flecken. Das sind Stellen, die keine Reize empfangen können, weil von hier der Sehnerv ins Gehirn führt. Trotzdem haben wir keine schwarzen Löcher vor Augen. Was nicht vorhanden ist, ergänzt das Gehirn aus vorliegenden Informationen. Es macht sich sein eigenes Bild.

Jeder kennt die Wirkung von optischen Täuschungen und Illusionen. Einen guten Eindruck vermittelt der Necker-Würfel. Er gehört zu den bekannten Kippfiguren, die etwas anderes darstellen, wenn man sie nur lang genug betrachtet. Ihr Erscheinungsbild kippt mit der Zeit um. Ein Necker-Würfel ist perspektivisch gezeichnet. Schaut man ihn an, ist er zunächst nach vorn ausgerichtet. Plötzlich springt das Bild um. Der Würfel richtet sich nach oben aus. Ein und dieselbe Zeichnung sehen wir auf zweierlei Weise an. Das gilt ebenfalls für die schwarz-weiß-Zeichnung, in der man eine junge oder alte Frau sehen kann. Auch der Philosoph Ludwig Wittgenstein verwendet eine Kippfigur für seine Überlegungen: Die Löffel eines Hasenkopfes sind in einer Zeichnung gleichzeitig der Schnabel einer Ente.

In seinem Frühwerk definiert Wittgenstein, was ein Gedanke ist: *der sinnvolle Satz*[4]. 1911 kommt der gebürtige Wiener nach Cambridge. Es ist eher unwahrscheinlich, dass ihn jemand direkt gefragt hat, was eigentlich ein Gedanke ist. Wittgenstein geht den Problemen aus eigenem Antrieb nach. Er will das Ganze der Welt verstehen und ergründen, wie wir sie erfassen. Trotz der einseitigen Definition berücksichtigt er Bilder gleichermaßen als Werkzeuge zum Weltverständnis. *Wir machen uns Bilder der Tatsachen*[5]. Wittgensteins einfache, schnörkellose Sätze füllen ein kleines, aber wirkungsmächtiges Buch, den *Tractatus logico-philosophicus*. Er entwirft darin eine Abbildtheorie: *Das Bild ist ein Modell der Wirklichkeit*[6]. Dieses Bild erfassen wir gedanklich, *das logische Bild der Tatsachen ist der Gedanke*[7], den wir in Sprache fassen. Kurzum, die Sprache ist für ihn ein Abbild, wie die Welt aufgebaut ist. Später rückt Wittgenstein davon ab, dass die Sprache kristallklar und eindeutig ausdrückt, wie die Welt beschaffen ist. Er korrigiert sich selbst: Sprache bildet etwas Bestehendes nicht ab. Ihre Bedeutung ergibt sich nicht aus dem Bezug auf die Welt, sondern daraus, wie wir sie gebrauchen, wie wir mit den Wörtern umgehen.

Ohne Zweifel tauschen wir Gedanken untereinander sprachlich aus, zumindest auch sprachlich. Wer jedoch behauptet, dass Gedanken nur aus Sprache bestehen, steht schnell vor dem nächsten Problem. Wer die Sprache als Bedingung für das

Denken ansieht und Bilder ausschließt, spricht letztlich Tieren und selbst kleinen Kindern die Fähigkeit zum Denken ab. Dabei sehen Psychologen in neugierigen, entdeckungsfreudigen Krabblern von zwei oder drei Jahren wissenschaftlichen Geist am Werk. Sie sind neugierig und wollen die Welt entdecken. Lange Zeit war das Bilddenken bei den Philosophen in Ungnade gefallen, weil Bilder starr und begrenzt sind. Nie und nimmer können sie so vielschichtig Informationen abspeichern und bereithalten, wie es der sprachliche Ausdruck zulässt. Zudem können wir nicht gezielt auf sie zugreifen wie auf Sprache.

Die Gegner widersprechen. Sie halten es nicht für ausgemacht, dass Bilder leistungsschwächer sein sollen als die Sprache. Wieso auch nicht, das tägliche Leben bestätigt die Bilderfreunde. Man muss kein Experte sein, um die Kraft der Bilder anzuerkennen. Wir verfügen über ein Bildgedächtnis, das sofort Assoziationen wachruft und neue Einfälle auslöst. Persönliche Erinnerungsbilder sind Teil unserer Biografie. Oft ist es viel zu aufwendig, etwas sprachlich einzukleiden. Jeder kann ein Gesicht blitzschnell im Gewimmel von Menschen wiedererkennen, scheitert aber, wenn er es nur aufgrund einer Beschreibung finden soll. Aus diesem Grund schickt die Polizei Phantombilder heraus und keine Texte. Psychologen grenzen deswegen schon lange das sprachliche vom nichtsprachlichen Gedächtnis ab. Vielleicht haben die Philosophen ja gefehlt, als das in ihrer Fortbildung zur Sprache kam. Immerhin, nachdem sie lange die Erklärung von Bildern geleugnet haben, erkennen sie ihren Irrtum und debattieren wieder darüber. Martin Heidegger nannte die Sprache einst das *Haus des Seins*. Wenn das so ist, hängen auf jeden Fall die Wände voller Bilder.

Fragen wir eine Biologin, womit wir denken, gibt sie weder der Sprache noch den Bildern den Vorzug. ‚*Wir denken mit dem Gehirn, womit denn sonst*', könnte sie antworten. Der Philosoph, der das hört, bekommt wieder Magendrücken und verzieht säuerlich das Gesicht. Er ist ohnehin der Meinung, dass diejenigen die entscheidenden Fragen nicht verstehen, die sich nur auf das Gehirn fokussieren. Wer nur die Nervenzellen (die Neuronen) im Blick hat, verliert den Überblick. Naturalisten wie die Biologin machen es sich folglich viel zu einfach.

Die Philosophie fragt indes nicht danach, was ein Gedanke ist. Sie pflegt ihren eigenen Jargon und in diesem heißt das Gebiet *mentale Repräsentation*. Ihre Frage lautet dann: Wie werden Überzeugungen, Wünsche oder Vorstellungen über die Außenwelt mental repräsentiert? Letztlich, so ihre Antwort, sprachlich. Die Hirnforschung liefert ihrer Ansicht nach Fakten, aber keine Erkenntnisse. Damit verschiebt sich der Streit aufs Neue. Die jetzige Grenze verläuft nicht zwischen Sprache und Bild, sondern zwischen den Naturalisten der Biologie, den Hirnforschern, auch einigen Philosophen und den Antinaturalisten, vornehmlich aus der Philosophie.

Das Gedächtnis liefert den Biologen einen passenden Einstieg in die Debatte. Wer wollte bestreiten, dass wir zum Denken auf unser Gedächtnis angewiesen sind. Zum Allgemeinwissen gehört, dass wir das Kurzzeitgedächtnis unterscheiden vom Langzeitgedächtnis. Für kurze Zeit können wir uns nur weniges merken, aber das Langzeitgedächtnis ist (bildhaft! gesprochen) wie ein riesengroßer Speicher, eine Lagerhalle mit nahezu unendlich viel Platz, wenn man geschickt stapelt, lagert und aufbewahrt. Nur muss die frische Information durch ein Nadelöhr vom Kurzzeit- ins Langzeitgedächtnis. Dieses Nadelöhr oder *Tor zum Gedächtnis* heißt Seepferdchen. Das ist die Übersetzung für den Fachbegriff Hippocampus. Ein wenig erinnert die Form des Hippocampus an die Tiere, daher stammt der Name.

Biologen und Mediziner schauen sich zusammen gern Patienten an. Wenn ein Gehirnschaden zum Verlust wichtiger geistiger Fähigkeiten führt, erkennen sie daran wichtige Zusammenhänge. Einige Patienten haben den Wissenschaftlern so viele Einblicke ermöglicht, dass man sie mit einer Art Künstlernamen würdigt. Ein berühmter Fall ist derjenige von *Boswell*[8]. Eine Virusinfektion hatte Areale von *Boswells* Gehirn geschädigt, unter anderem im Hippocampus. *Boswell* verlor dadurch die Fähigkeit, sich Neues einzuprägen. Obwohl Wissenschaftler ihn seit Jahren regelmäßig untersuchen, müssen sie sich jeden Morgen wieder vorstellen, wenn sie ihn sprechen wollen. Denn er kann eine neue Information nicht länger als bis zu 40 Sekunden behalten. Verlassen die Leute den Raum, vergisst *Boswell* sie sofort wieder. Der Weg ist versperrt vom Kurzzeit- ins Langzeitgedächtnis.

Dass das Gehirn aus Nervenzellen besteht, ist ebenfalls Allgemeinwissen. Schätzungsweise verfügt der Mensch über 100 Milliarden Nervenzellen im Gehirn. Sie *feuern* unermüdlich. Mit diesem Verb bezeichnen Biologen die Aktivität der Zellen. Neuronen stehen untereinander in Verbindung, wie wir mit anderen Menschen Beziehungen pflegen: zu Kollegen, Freunden oder Bekannten. Das soziale Netz der Nervenzellen ist allerdings erheblich umfangreicher. Man schätzt, dass die Neuronen im Gehirn untereinander 100 Billionen oder 10^{14} Kontakte oder Synapsen ausbilden. Die Erträge der Neurobiologie sind mittlerweile so umfangreich, dass sie auch den Philosophen Paul Churchland beeindrucken. Er ist, obwohl Philosoph, überzeugt, dass das Wissen *in der individuellen Konfiguration der 10^{14} Synapsen eines Menschen ‚gespeichert‘*[9] wird.

In seinem Buch *Die Seelenmaschine* (englisch: *The Engine of Reason, the Seat of the Soul*[10]) präsentiert Paul Churchland die Grundlagen für Lernen und Denken, um den Geist biologisch zu erklären. Er ignoriert dafür traditionelle philosophische Pfade. Er analysiert nicht die Sprache, keine Sätze und keine satzartigen Strukturen. Churchland erläutert, wie Sinnesrezeptoren arbeiten und Nervenzellen aktiv sind. Manchen Kollegen ist er damit ein Dorn im Auge.

Anhand des Geschmackssinns verdeutlicht Churchland, wie das Gehirn Reize speichert. Er illustriert, wie das Gehirn den Geschmack als Teil der Außenwelt mental repräsentiert. Ein Beispiel: Äpfel schmecken anders als ein Salat mit Essig-Öl-Vinaigrette, Spinat anders als Pommes-Mayo. Um den Geschmack zu differenzieren, stehen den Menschen vier Rezeptoren zur Verfügung: Jeweils ein Rezeptor für *salzig*, einer für *süß*, für *sauer* und für *bitter* (inzwischen kennt man einen fünften für *fleischig/umami*, für das Verständnis ist er hier entbehrlich). So ähnlich wie die Farbe orange aus rot und gelb gemischt wird, aber grün aus anderen Grundfarben, so ist der Geschmack eine Art eigener Mischung. Ein Apfel aktiviert den Rezeptor für *süß* und für *sauer*, der Salat aktiviert wohl *sauer* und *bitter*, aber *süß* nur wenig. Sinneszellen übertragen den Grad an Aktivierung auf die Nerven. Beim Biss in einen Apfel bleiben Nervenzellen im Gehirn stumm, die der Salat aktiviert. Die Nervenzellen *feuern* unterschiedlich. Es entstehen somit unterschiedliche Muster an elektrischer Aktivität im Gehirn. Diese Aktivitätsmuster repräsentieren das sinnliche Wissen. Das Prinzip bleibt sogar gleich, wenn man komplexere Wahrnehmungen verstehen will, Gesichter zum Beispiel. Ein zartes Gesicht mit feinen Lippen bringt andere Neuronen zum Feuern als ein kantiger Quadratschädel.

Churchland legt neurowissenschaftlich dar, wie ein Mensch Wissen aufbaut, wie er lernt und Bilder in den Kopf bekommt. Es beginnt nach der Geburt, sobald der Mensch mit den Sinnen seine Umwelt wahrnimmt. Die Reize, die er verarbeitet, stärken die Synapsen, die er gerade nutzt. Einzelne Kontakte werden stärker, andere lockerer. Die Kombination aus Verbindung, Stärke und Aktivität repräsentiert das Wissen. Manche Nervenzellen werden Kollegen, andere werden Freunde oder nur lose Bekannte; wieder andere verlieren sich ganz aus den Augen: Sie trennen sich, und der Mensch vergisst, was er vorher wusste. Zurück bleibt die Erinnerung wie ein blasser Schleier, dass er einmal etwas im Kopf hatte.

Die ersten Sätze im Vorwort von Paul Churchlands *Die Seelenmaschine* lauten: *Wie funktioniert unser Gehirn? Wie denken wir, wie fühlen und träumen wir? Wie entsteht unser Selbstbewußtsein?*[11] Offensichtlich formuliert Churchland seine wichtigen Fragen anders als die Antinaturalisten die ihren: Was passiert, wenn wir gedanklich Bezug nehmen auf die Wirklichkeit, wie entsteht Bedeutung? So fragt ein Antinaturalist. Die Philosophen werfen den Kollegen, die ihnen zu sehr mit der Biologie liebäugeln, vor, sie machten es sich viel zu leicht. Die Naturalisten segeln wie heimatlose Freibeuter kreuz und quer im Meer des Wissens und kapern die stolzen philosophischen Theorien über die Sprache. Ist das nur Neid auf den vermeintlichen Erfolg der Naturwissenschaft? Schmollt da jemand? Der Vorwurf, die Naturalisten verstünden überhaupt nicht die Frage, zielt insofern ins Leere, als sie ihre Fragen anders ausrichten.

Natürlich bleibt es den Sprachphilosophen unbenommen, die Sprachkarte auszuspielen. Niemand bestreitet ernsthaft die enorme Bedeutung von Sprache für das Denken. Der Mensch hat ungeahnte neue Welten betreten, seitdem er auf Urlaute verzichtet und sich einer differenzierten Sprache bedient. Insbesondere seitdem er diese verschriftlicht, zunächst als Bilderschrift. Das bildhafte Denken dagegen stößt irgendwann an Grenzen. Bilder können passen, zutreffen, ähnlich sein. Doch nur wenn man die logische Form von Sätzen untersucht, meint der Antinaturalist, kann man wahre Aussagen formulieren und geistige Zustände erforschen.

Die ausgefeilte Sprache in Wort und Schrift trennt den Menschen vom Tier. Wir denken nicht nur über Sachen, sondern ebenso über das Denken selbst nach, werden uns dessen bewusst, reflektieren es. Allerdings verbindet Sprache nicht nur, sie grenzt auch ab. Tiere nutzen vielfältige Mittel, um einen Konkurrenten auszutricksen und zu täuschen. Doch keines ist so raffiniert wie die Sprache, wenn der Mensch seine wahren Absichten verbergen will. In den Worten des französischen Staatsmannes Charles-Maurice de Talleyrand (1754 bis 1838): *Die Sprache wurde erfunden, damit die Menschen ihre Gedanken voreinander verbergen können*[12].

Daher hält sich bis heute die Ansicht, dass der Faden, der die Gedanken webt, die Wörter sind. Und Wörter werden zu Sätzen kombiniert. Wer von der Sprache des Geistes spricht, zeichnet gern dieses Bild, um seine Ansichten zusammenzufassen. Dahinter steckt mehr als nur eine Metapher. *Die Sprache des Denkens*[13] ist eine Theorie, die ernst genommen werden will. Das Konzept fußt auf einer These von Noam Chomsky (1928 geboren). Der US-amerikanische Linguist kritisiert 1959 den Behavioristen Burrhus F. Skinner in einer Rezension über dessen Buch zum Spracherwerb. Chomsky stellt gegen Skinner eine eigene These auf: Jeder Mensch kommt auf die Welt und besitzt angeborenes Sprachwissen. Im Grunde steckt da sehr viel Platon drin. Platon, ebenso wie später René Descartes, schreibt, dass wir von Geburt an Wissen besitzen. Nach Chomsky umfasst dieses Wissen eine Universalgrammatik.

Jerry Fodor (1935 bis 2017) überträgt 1975 die Vorstellung von der angeborenen Grammatik auf den Geist. Er entwickelt eine computationale Theorie. Er meint damit, man verstehe den Geist besser, wenn man sich vorstellt, dass er wie ein Computer rechnet. Da der Mensch in der Lage ist, eine Sprache schnell zu erlernen und da alle Sprachen des Menschen sich gleichen, arbeitet der menschliche Geist nach einem eingebauten Programm. Vergleichbar einem Computer. Statt von Programm spricht Fodor von der *Language of Thought*[14] und nennt sie Mentalesisch. Kritiker wie Paul Churchland lehnen die Theorie ab, weil das Gerede von den eingebauten Regeln Unfug sei und weil sie nichts dazu beitrage, Bedeutung zu erklären.

Es ist, wie es ist, ein Kommen und Gehen von Theorien und -ismen. Der Computationalismus geht, der Konnektionismus kommt. Der Computationalismus verliert seine Anhänger, weil Computer von außen programmiert werden müssen, um zu *denken*. Das Gehirn erhält seine Impulse von Sinnesorganen, aber programmiert sich in erstaunlicher Weise selbst. Außerdem *lebt* der Computer von einem zentralen Prozessor. Eine vergleichbare zentrale Leitung fehlt im Gehirn. Das Zusammenspiel der Regionen wird zuweilen mit einem Orchester verglichen, in dem die verschiedenen Stimmen aufeinander hören. Wäre das so, dann nähme der Dirigent die Aufgabe des Mikroprozessors wahr. Das Gehirn hingegen musiziert ohne Dirigenten. Darin gleicht es einem Streichquartett oder besser noch einer Jazz-Formation, in der die Mitglieder aufeinander hören und improvisieren, aber nicht nach Noten spielen.

Die nächste Theorie, der Konnektionismus, löst die Computertheorie ab, weil sie stärker das Gehirn selbst berücksichtigt und seinen Aufbau. Der Konnektionismus basiert darauf, dass sich Neuronen über Synapsen verknüpfen und Netze formen. Mittels langer Fortsätze und der Synapsen sind die Gehirnregionen vernetzt. Sie schicken ständig Signale hin und her. Ein *high-speed* Intranet in unserem Kopf mit Datenströmen, die nie versiegen. Nicht die einzelnen Neuronen, sondern die neuronalen Netze codieren Wissen. Wie Paul Churchland berücksichtigt auch ein Konnektionist die biologische Grundlage des Gehirns.

Wer davon träumt, dass diese Netze schon alles erklären können, den holt jedoch ein kleiner Wurm in die Realität zurück. *Caenorhabditis elegans* ist der Name des nur einen Millimeter kleinen Tiers. Dieser Fadenwurm kriecht über die Petrischalen in den Laboren der Welt. Wissenschaftler halten sich das Haustier als Modellorganismus, um an ihm die Vorgänge zu untersuchen, die im Menschen zu komplex sind. Mittlerweile kennen sie *Caenorhabditis* zwar in- und auswendig. Doch verstehen sie ihren Winzling immer noch nicht. Sie kennen seine 302 Neuronen und etwa 7000 Synapsen, können aber mit keinem Modell das Verhalten erklären. Wie soll das jemals beim Menschen möglich sein mit seinen 100 Billionen Synapsen? Zumal diese nicht einmal starr sind: Tagtäglich schafft das menschliche Gehirn neue Synapsen, löst die ungenutzten auf, um die neuen Eindrücke zu speichern.

Ob die Naturalisten die Gedanken und den Geist allein durch die Tätigkeit des Gehirns erklären können, mutet letztlich wie die Frage an, ob die Erscheinungen des Lebens auf Physik und Chemie zurückführbar sind: Können wir erklären, wie unsere Zellen wachsen und sich teilen, wenn wir nur die Gleichungen der Physik und Chemie lösen? Dazu schreibt der Physiker und Philosoph Carl Friedrich von Weizsäcker (1985): *Wenn der Physikalismus korrekt ist, so ist auch eine Brüllaffenfamilie im Urwald ‚im Prinzip' eine Lösung der Schrödingergleichung;* (doch) *niemand wird versuchen, sie rechnerisch aus der Gleichung abzuleiten*[15]. Etliche Erscheinungen des Lebens lassen sich eben besser verstehen und erklären, wenn man sie von höherer Warte aus betrachtet, mit den Methoden anderer Wissenschaften. Wenn *der Geist* in der Zukunft aus der Gehirnaktivität ableitbar sein sollte, wird der Umfang enorm sein. Es könnte schlicht einfacher sein, den Menschen über seine Bilder und seine Sprache zu verstehen.

Anmerkungen

1 Platon, Der Sophist, in: Werke, Bd. 6 (hrsg. von Gunter Eigler), Darmstadt: WBG (6. Auflage 2011), S. 385 (263e).

2 Aristoteles, Über die Seele (übers. und hrsg. von Gernot Krapinger), Stuttgart: Reclam (2011), S. 159 (431a).

3 Aristoteles, Über die Seele (übers. und hrsg. von Gernot Krapinger), Stuttgart: Reclam (2011), S. 163, 165 (432a).

4 Ludwig Wittgenstein, Werkausgabe, Bd. 1, Tractatus logico-philosophicus, Tagebücher 1914–1916, Philosophische Untersuchungen, Frankfurt a. M.: Suhrkamp (1984), S. 25.

5 Ludwig Wittgenstein, Werkausgabe, Bd. 1, Tractatus logico-philosophicus, Tagebücher 1914–1916, Philosophische Untersuchungen, Frankfurt a. M.: Suhrkamp (1984), S. 14.

6 Ludwig Wittgenstein, Werkausgabe, Bd. 1, Tractatus logico-philosophicus, Tagebücher 1914–1916, Philosophische Untersuchungen, Frankfurt a. M.: Suhrkamp (1984), S. 15.

7 Ludwig Wittgenstein, Werkausgabe, Bd. 1, Tractatus logico-philosophicus, Tagebücher 1914–1916, Philosophische Untersuchungen, Frankfurt a. M.: Suhrkamp (1984), S. 17.

8 Paul M. Churchland, Die Seelenmaschine. Eine philosophische Reise ins Gehirn, Heidelberg/Berlin (2001), S. 194.

9 Paul M. Churchland, Die Seelenmaschine. Eine philosophische Reise ins Gehirn, Heidelberg/Berlin (2001), S. 6.

10 Paul M. Churchland, Die Seelenmaschine. Eine philosophische Reise ins Gehirn, Heidelberg/Berlin (2001), S. IV.

11 Paul M. Churchland, Die Seelenmaschine. Eine philosophische Reise ins Gehirn, Heidelberg/Berlin (2001), S. XI.

12 zitiert nach: Daniel C. Dennett, Spielarten des Geistes. Wie erkennen wir die Welt?, München: Wilhelm Goldmann (2001), S. 145.

13 Jürgen Schröder, Die Sprache des Denkens, Würzburg: Königshausen und Neumann (2001).

14 Jerry A. Fodor, The Language of Thought, Harvard: Harvard University Press (1975).

15 Carl Friedrich von Weizsäcker, Aufbau der Physik, München/Wien: Carl Hanser (2. Auflage 1986), S. 628.

XX Nicht nur kleine Kinder haben komische Ideen

Kann die Entwicklungspsychologie Denken und Bewusstsein erklären?

Kindermund tut Wahrheit kund, heißt das Sprichwort. *Mont* (sieben Jahre alt) antwortet auf die Frage *Weißt du, was das ist: denken? – Ja.* Der Erwachsene fragt weiter: *Denke an dein Haus, machst du mit? – Ja – Womit denkst du? – Mit dem Mund. – Kannst du auch denken, wenn der Mund geschlossen ist? – Nein – Wenn die Augen geschlossen sind? – Ja – Wenn die Ohren verschlossen sind? – Ja – Schließe deinen Mund und denke an dein Haus. Denkst du? – Ja – Womit hast du gedacht? – Mit dem Mund*[1].

Der Genfer Entwicklungspsychologe Jean Piaget (1896 bis 1980) führt im vergangenen Jahrhundert viele solcher Kurzinterviews mit Kindern; manche von ihnen sind jünger, manche älter als *Mont*. Viele antworten ähnlich. Sie denken mit dem Mund, manche auch mit den Ohren. Womit für sie klar ist, dass ein Hund denken kann, ein Vogel jedoch nicht, weil er keine Ohren besitze. Auch *Acker* (etwa siebeneinhalb Jahre alt) meint, dass man mit dem Mund denke. *Wenn man mit dem Mund denkt, woher kommt das Denken? – Von den Augen, von außen. Man sieht, dann denkt man*[2].

Drei Befunde sind erstaunlich. Erstens die Betonung der Sprache. Die Kinder verbinden Denken mit der gesprochenen Sprache, folglich mit dem Mund. Dass Sprache und Denken innig miteinander verknüpft sind, ist für Kinder ebenso naheliegend wie für uns und wie vor 4000 Jahren im Reich der Pharaonen. In der ägyptischen Mythologie erhält der Sonnengott Re seine Macht zu herrschen durch das Götterpaar Hu und Sia. Hu ist die Personifikation des Wortes, während Sia das Denken verkörpert. Das Wort und das Denken begleiten Re auf seiner Fahrt in der Sonnenbarke und halten dabei die Ruder in den Händen.

Der zweite Befund: Der siebeneinhalb-jährige *Acker* fasst mit seinen zwei kurzen Sätzen die halbe Geschichte von Denken und Geist zusammen: *Man sieht, dann denkt man.* Die visuelle Wahrnehmung wird seit 400 Jahren erforscht, weil sie der entscheidende Weg ist, auf dem wir Informationen über die Außenwelt erhalten. Das Auge nimmt Bilder auf, es empfängt Ideen, leitet sie in das Gehirn und wir denken.

Der dritte Punkt wird erst deutlich, wenn man in dem Buch *Das Weltbild des Kindes* von Piaget weiterliest. Piaget berichtet darin ausführlich von seinen Gesprächen mit den Kindern verschiedener Altersstufen und gibt ihre Antworten wieder. Während viele Kinder in *Monts* Alter noch mit dem Mund denken, antworten zunehmend die älteren, dass sie für das Denken ihr Gehirn nutzen oder ihren Geist anstrengen. Jean Piaget beschreibt die zunehmende Reifung des kindlichen Geistes. Seine Arbeiten belegen, wie sich Schritt für Schritt das Denken entwickelt, wie es buchstäblich zur Sprache kommt, sich differenziert, logischer wird, komplexer und formaler. Kurz, wie der Mensch zu Bewusstsein und Geist kommt, wenn er älter wird.

Piaget verbringt einen Großteil seines Lebens mit der Untersuchung der Kinder. Geplant war das nicht. *Anstatt der Kinderpsychologie fünf Jahre zu widmen, wie ich es im Jahre 1921 vorgesehen hatte, hatte ich beinahe 30 Jahre damit zugebracht*[3], schreibt er in seiner Autobiographie von 1966. Er beginnt, das kindliche Denken zu untersuchen, um dann *zu den Ursprüngen des geistigen Lebens*[4] zurückzukehren und *das Problem des Denkens im allgemeinen anzugehen*[5]. Als Schlüssel dazu dient ihm die Biologie. Sie soll es ihm ermöglichen, die *geistigen Strukturen*[6] aus der *Nervenentwicklung*[7] abzuleiten. Die geistige Entwicklung des Kindes illustriert ihm, wie wir zunächst nur biologisch ausgestattet sind, nur ein Organismus sind, aber in Auseinandersetzung mit der Umwelt zur Erkenntnis gelangen. In der Biologie weiß Piaget *die Erklärung aller Dinge und des Geistes selbst*[8].

Nach dem Biologie-Studium lernt Piaget experimentelle Psychologie. Er findet Zugang zur Psychopathologie und Psychoanalyse. Hier lernt er das Gespräch als Methode kennen – was wohl seine Vorliebe für das Gespräch mit Kindern erklärt. Die *Tücken des Unbewußten*[9] reizen ihn nicht sonderlich, er bevorzugt den Intellekt, der normal funktioniert. In dem erwähnten Jahr 1921 ist Piaget schon zwei Jahre in Paris. Er arbeitet in dem früheren Labor von Alfred Binet, dem Begründer der Intelligenztests. Piaget soll Denk-Tests für Pariser Kinder standardisieren. *Ich stellte mit Verblüffung fest, daß die einfachsten Gedankengänge* (über Beziehungen und

Ordnung) *bei normalen Kindern bis zu elf Jahren Schwierigkeiten darstellten, die der Erwachsene nicht ahnt*[10].

Piaget hat nicht vor, solange die Psychologie des Kindes zu erforschen. Aber er rechnet vermutlich auch nicht mit einer derartigen Resonanz auf seine Arbeit. Sie verschafft ihm so große Anerkennung, dass jedes Lehrbuch der Entwicklungspsychologie ihn heute respektvoll als Stammvater zitiert. Obwohl seine Einteilung in Entwicklungsstufen inzwischen überholt ist und seine Methoden kritisiert werden. Einige Schwächen erkennt Piaget im Laufe der Zeit selber.

Psychologen führen heutzutage ihre Experimente durch, ohne auf die Sprachreife der Kinder angewiesen zu sein. Dadurch erkennen sie, dass die Kinder viele Fähigkeiten früher ausbilden, als Piaget sie zuschreibt. Anders als er behauptet, entwickeln die Kleinkinder schon in ihren ersten zwei Lebensjahren erstaunliche geistige Fähigkeiten. Etwas blumig spricht man gern von den krabbelnden Entdeckern. Wenn man ihnen Gegenstände zeigt, verfolgen sie diese mit Interesse. Der Gradmesser dafür ist die Blickdauer. Sobald die Kleinkinder ein neues Objekt kennen und nicht mehr ‚cool' finden, schauen sie es nicht mehr so lange an. Das ändert sich wiederum, falls etwas Unerwartetes passiert, womit sie nicht rechnen.

Der Versuchsleiter präsentiert in einem Experiment dann beispielsweise einen Hund, den er unmittelbar hinter einem Schirm versteckt. Ohne dass das Baby es bemerkt, nimmt er den Hund beiseite. Entfernt er nun den Schirm, ist der Hund weggezaubert. Im Alter von drei, vier Monaten sind die Babys verblüfft. Sie schauen länger hin. Sie verhalten sich, als wenn sie nach einer Erklärung suchten, warum der Hund verschwunden ist. Offenbar erwarten sie etwas anderes. Das ist nur möglich, weil sie den Hund als stabiles, eigenes Objekt abgespeichert haben. Psychologen sagen, dass das Baby bereits über eine mentale Repräsentation verfügt. Damit gießen sie Öl ins Feuer einer philosophischen Diskussion. Denn manche Philosophen meinen, nur sie hätten Anspruch auf diesen Ausdruck und die Suche nach Antworten, wie das geschieht – und ob der einzige Weg dazu nicht die sprachliche Annäherung ist.

Kinder bilden nicht nur frühzeitig eigene Überzeugungen. Sie erkennen auch deutlich früher als man lange Zeit annimmt, dass andere Menschen ebenfalls Kenntnisse und Meinungen besitzen. Diese weichen gelegentlich jedoch von den eigenen ab. Die Kinder entwickeln eine *Theory of Mind*. Das klassische Experiment stammt von den österreichischen Psychologen Heinz Wimmer und Josef Perner von 1983. Dazu stellt ein Erzähler den Kindern die Geschichte von Maxi und der

Schokolade vor. Maxi kommt mit seiner Mutter vom Einkaufen nach Hause. Maxi sieht noch, wie seine Mutter die Schokolade in den blauen Schrank legt, bevor er zum Spielen in den Garten geht. Während Maxi draußen spielt, nimmt die Mutter die Schokolade aus dem blauen Schrank und legt sie in den roten. Wenn Maxi zurückkommt und sich etwas Schokolade nehmen will, wo wird er danach suchen? In dem roten Schrank, sagen die dreijährigen Kinder. Sie haben ja gesehen, wie die Mutter die Schokolade dort platziert, also wird Maxi dort danach suchen. Je älter die befragten Kinder sind (ab vier bis fünf Jahren), desto höher wird der Anteil derjenigen, die sagen, dass Maxi im blauen Schrank nachsieht. Sie selbst wissen zwar, dass die Schokolade dort nicht liegt, aber sie wissen auch, dass Maxi das eben nicht wissen kann.

Wann das Kind welche Entwicklungsschritte bewältigt, hängt auch von seinem kulturellen Umfeld ab. Kleinkinder in Deutschland und selbst schon Säuglinge entwickeln sprachliches Verständnis früher als ihre Altersgenossen in Kamerun, wie Psychologen untersucht haben. Sie lernen einzelne Vokale und Konsonanten schneller. Wenn die Kinder ein halbes Jahr alt sind, reagiert ein Drittel von ihnen hierzulande auf den eigenen Namen, in Kamerun jedoch sind es deutlich weniger, nur rund vier Prozent. Die deutschen Kinder nutzen die Sprache viel früher. Sie setzen sie beispielsweise ein, um auf sich aufmerksam zu machen. Erklären kann man die Unterschiede mit abweichenden Erziehungsstilen. In Mitteleuropa prägt der direkte und intensive Kontakt der Eltern zu ihren Kindern die Beziehung. Sie sind ihnen zugewandt und reden mit ihnen. In Kamerun werden die Kinder mehr motorisch gefordert und nicht ständig betüddelt. Sie hinken zwar sprachlich hinterher, sitzen indes früher selbstständig aufrecht und kontrollieren ihre Bewegungen geschickter.

Die Unterschiede setzen sich fort, wenn die Kleinkinder ihr Ich-Bewusstsein entwickeln. Deutsche Kleinkinder erkennen sich selbst früher im Spiegel. Mit rund 19 Monaten sind rund drei Viertel dazu in der Lage. Einige Monate später beginnen sie, halb distanziert, halb bewusst, ihren eigenen Vornamen zu verwenden, bevor sie, wieder einige Monate später, *ich* sagen, wenn sie von sich sprechen.

Diese Wissenschaftler in Windeln beobachten aufmerksam ihre Umwelt. Sie verfolgen, was um sie herum geschieht und beginnen, selbst zu handeln. Im ersten Jahr beobachten sie. Sie sehen: Erst geschieht x, dann y. Erst öffnet die Mutter ihre Bluse, dann erhält das Baby seine Milch. Sie lernen eine Reihenfolge kennen. Im zweiten Jahr folgt die Handlung, und für eine erfolgreiche Handlung müssen sie die Reihenfolge einhalten. Erst müssen sie eine Schachtel öffnen, dann können sie das Plüschtier herausholen. Es sind die Grundelemente für ein Kausalverständnis: Auf eine Ursache folgt eine Wirkung. Gleichzeitig baut das Kind ein einfaches Verständnis von Zeit auf.

Was sich seit Piagets Arbeiten nicht geändert hat, ist die Einsicht, dass die Babys zunächst durch eigenes Tun lernen. Die eigene Wahrnehmung und die eigene Erfahrung katalysieren den Lernerfolg. Weckt man die Neugier, probiert das Kind aus. Es lernt aus den eigenen Anschauungen und Erfahrungen und sammelt sie. Das indirekte Lernen aus zweiter Hand beginnt später, etwa im Laufe des fünften Lebensjahres. Bis dahin ist ein Sprachverständnis aufgebaut, das die Kommunikation erlaubt. Die Eltern teilen dem Kind etwas mit. Das Kind kann das Mitgeteilte einordnen und verwerten, weil ein Gerüst aus Weltwissen und Sprache vorhanden ist, in dem Neues abgelegt und einsortiert wird. Die Wörter rauschen nicht mehr einfach durch, sondern verfangen sich im Netz der beherrschten Begriffe.

Erst beobachten, dann handeln lautet auch das Prinzip der Sprachentwicklung. Erst wächst ein passives Verständnis der Sprache. Die Ohren nehmen immer mehr Laute und Kombinationen von Lauten auf, und das Gehirn speichert die neuronalen Muster. Am Beginn stehen nicht allein die Wörter, sondern auch die Gesten. Zeige-Gesten, die auf etwas hinweisen. Nicht nur die Eltern zeigen auf einen Gegenstand, benennen ihn und verknüpfen Wort und Objekt miteinander. Auch die Kinder verwenden Zeige-Gesten und fordern die Eltern auf, etwas zu benennen, zu tun oder nur hinzuschauen. Zeige-Gesten erzeugen eine gemeinsame Aufmerksamkeit und schaffen eine Grundlage für den Spracherwerb.

Der Philosoph und Theologe Aurelius Augustinus hatte um 400 n. Chr. beschrieben, dass das Kind auf diese Art und Weise Sprache und Bedeutung erlerne: Das Kind sieht den Hinweis auf etwas, nimmt den Gegenstand wahr und hört den Laut *Hund*. Im 20. Jahrhundert kritisiert Ludwig Wittgenstein, dass es allerdings nicht ausreicht, mit dem Zeigefinder auf etwas zu zeigen, einen Laut zu äußern, und fertig ist die Bedeutung. Denn was bedeutet der Laut *Hund*? Fell, vier Beine oder das Tier? Das Gemeinte macht der Zeigefinger nicht klar. Aus diesem Grund unterlaufen dem Kind anfangs viele Fehler. Katzen, Stofftiere, vielleicht auch Pferde haben mehr oder weniger Fell und vier Beine – also alles Hunde. Versuch, Irrtum und Korrektur von außen erhöhen die Trefferquote immer mehr und verfeinern das Verständnis.

Mit 18 Monaten erreicht das Kind die Grenze von 50 Wörtern. Damit ist es an eine kritische Grenze vorgestoßen. Immer mehr Wörter stehen jetzt in Verbindung miteinander. Die Grundlage wächst schnell, und die Lernkurve weist steil nach oben. Mit 50 neuen Wörtern pro Woche explodiert der Wortschatz ab jetzt regelrecht. Das Kind nimmt die nächste Stufe. Der Wortschatz ist umfassend genug, um grammatische Regeln zu sammeln. Auf das passive Verständnis der Sprache folgt mehr und mehr der aktive Gebrauch. Vorderhand mit Fehlern, unbestimmt, tastend; aber die Verwendung wird zunehmend sicherer. Das Kind beginnt laut mit sich selbst zu sprechen, um sich zu vergewissern und die Welt zu beherrschen. Auf die Substantive folgen die Verben, dann die Adjektive. Schließlich beherrscht es die kleinen, mehrdeutigen Wörter, die manchmal dies, manchmal das heißen. Es unterscheidet, ob die Puppe *auf* dem Bett liegt, ob es *auf drei* los geht oder ob *auf* die Nacht der Tag folgt.

Im dritten Lebensjahr lebt das Kind nicht nur in der Gegenwart. Es erinnert sich und benutzt die Vergangenheitsform. Dass es auch wieder vergessen kann, weiß es noch nicht. Manche Zwei- oder Dreijährige sind felsenfest davon überzeugt, dass sie nichts und niemals vergessen. Wer jemals mit Kindern Memory gespielt hat, könnte sogar geneigt sein, ihnen zu glauben. Im vierten bis fünften Lebensjahr fließen Zeitadverbien ein. Vorab kennt das Kind nur Zeitpunkte. Allmählich ordnet es diese zu einer logischen Abfolge und ergänzt sie zu einem Zeitraum.

Was geschieht in dieser Zeit im Gehirn? Es passt sich an – und zerstört sich selbst. In den ersten drei Lebensjahren haben die Nervenzellen mehr Synapsen ausgebildet, als das Gehirn dauerhaft benötigt. Die hohe Zahl bedeutet einen Markt der Möglichkeiten. Doch nicht alle Marktstände können beliefert werden und viele werden wieder abgebaut. Manche Synapsen werden benötigt, manche gefordert, ausgebaut und gestärkt. Andere verkümmern ungenutzt. Das Gehirn reift zwar stetig, aber nicht in gleichmäßigen Schritten. Im Abstand von einigen Wochen organisiert es sich ruckartig um. Es sichert Gelerntes und bereitet den nächsten Entwicklungsschritt des Kindes vor.

Bis ins hohe Alter erhält sich das Gehirn seine Flexibilität. Neue Reize aktivieren Nervenzellen. Sie stärken ihre Synapsen, bilden neue aus und lassen alte verwaisen. In einem Dokumentarfilm über den Gedächtnisforscher Eric Kandel (1929 geboren) und seine Arbeit erläutert Kandel selbst, dass für das Kurzzeitgedächtnis vorhandene Synapsen aktiver werden. Für das Langzeitgedächtnis legt das Gehirn neue an oder baut sie aus. Nervenzellen schalten selbsttätig ihre Gene an und fahren dann die Produktion von Eiweißen hoch. Zu Beginn des Films kündigt Kandel dem Zuschauer diese Veränderungen an: *Wenn die Leute sich diesen Film ansehen und sich am nächsten Tag daran erinnern können, dann liegt das daran, dass sich die Genexpression in ihrem Gehirn geändert hat. Das kann zu enormen Veränderungen im Gehirn führen. Jeder Mensch, der gerade diesen Film anschaut, hat ein etwas unterschiedliches Gehirn, weil jeder etwas anderes gelernt hat*[11].

Jeder Mensch verfügt von Natur aus über die Möglichkeiten, Sinnesreize zu verarbeiten. Sie werden als neuronale Muster angelegt und abgespeichert. Vom Beginn eines Lebens liegt der Grundbauplan dafür vor. Die Umwelt, das Leben und die Reize von außen bestimmen, wie er gelesen und umgesetzt wird.

Jean Piaget verfolgt langfristig das Ziel einer Erkenntnislehre, die sich auf die biologische und psychische Entwicklung des Menschen gründet. Derjenige, der den Menschen biologisch versteht und einsieht, wie sich sein Gehirn entwickelt, soll Erkenntnis und geistige Fähigkeiten erklären können. Dieses Projekt wird Piaget nicht mehr abschließen. Es hätte ihm sicherlich nicht die gleiche Anerkennung eingetragen wie seine psychologischen Arbeiten. Denn auf diesem Gebiet sind einige Positionen so versteinert, dass man sich schnell die Zähne ausbeißt oder nicht ernst genommen wird.

Wie kommt der Geist in die Materie?[12] fragt beispielsweise der Philosoph Colin McGinn (1950 geboren) mit seinem Buch (im Original: *The Mysterious Flame. Conscious Minds in a Material World*[13]). Allein diese Art der Fragestellung deutet eine gegensätzliche Betrachtung an. Irgendwie kommt der Geist von außen angeweht und wird abgefüllt wie in einer Flasche. Reibt man dann an dieser Wunderlampe aus Gehirn, entweicht er wieder, bis er die Wünsche erfüllt hat. McGinn schreibt, dass sich das Gehirn der Eigenschaften von Materie bedient. Es *verwandelt sie kraft seiner besonderen Struktur in Bewusstsein*[14]. Allerdings *wissen wir nichts über die speziellen Eigenschaften des Gehirns, die diese unbekannten allgemeinen Eigenschaften* (der Materie) *freizusetzen vermögen*[15].

So romantisch wie McGinn von Mysterium, Rätsel und Geheimnis flüstert und raunt, möchte er aus seiner Zauberwelt vielleicht gar nicht herausgerissen werden. Jedenfalls ignoriert er das, was Entwicklungspsychologie und neuere Hirnforschung zu sagen haben. Von dieser Warte aus konstatiert McGinn, dass wir unwissend bleiben und Bewusstsein oder Geist nicht ergründen können. Der Geist bleibe ein *ewiges Geheimnis*[16], dem die menschliche Intelligenz *niemals beikommen wird*[17]. Er behauptet, *dass unser Intellekt nicht dafür gebaut ist, Bewusstsein zu verstehen*[18]. Aber vielleicht spricht er nur von sich selbst.

Die Reibungsfläche ist der Begriff des Geistes. Der Geist als einschüchternder Sammelbegriff tritt vor unseren Augen wie ein großes Ganzes, ebenso schwer zugänglich wie *das Leben.* Doch die Entwicklungspsychologen veranschaulichen, dass nicht *der Geist* entsteht oder plötzlich uns umweht. Er ist ein schillerndes Mosaik aus vielen kleinen Bausteinen, die nach und nach zusammengesetzt werden und sich zu einem Gesamteindruck fügen. Der Geist ist eine Summe, er ergibt sich als Resultat von Beobachten, Erfahren und Lernen, von sozialer Bindung, Anleitung und Austausch, von sprachlicher und emotionaler Entwicklung. Der französische Schriftsteller Antoine de Rivarol nennt vor mehr als 200 Jahren die gesprochene Sprache die *Experimentalphysik des Geistes*[19]. Im stetigen Fluss wirkt die Umwelt auf den Organismus ein, auf das Gehirn, das reagiert, sich verändert und anpasst. Der Prozess erzeugt Orientierung in der Welt, Austausch und Kommunikation. Fähigkeiten, die zum Geist zählen. Das ist ein langer Weg, ein mühevoller Weg über rund zwei Jahrzehnte, der mit der Geburt beginnt. Was dabei entsteht, ist der individuelle Mensch.

Sollten wir am besten gleich auf den Begriff verzichten und uns nicht weiter um eine Erkenntnistheorie bemühen? Dafür tritt der Philosoph Richard Rorty ein (1931 bis 2007) in *Der Spiegel der Natur. Eine Kritik der Philosophie.* Piagets Ansatz einer genetischen Epistemologie findet nie den Widerhall in der Philosophie, den sich Piaget gewünscht hätte. Auch Rorty greift das Konzept nicht auf. Vielleicht aus Unkenntnis, sicher aber, weil Rorty ein anderes Ziel verfolgt. Er will den Begriff Geist verabschieden, weil er uns wie ein Relikt aus der Zeit von René Descartes bis Kant aufgebürdet ist. Das Körper-Geist-Problem stellt eine Art cartesischer Restmüll dar, den Rorty zusammenfegen und entsorgen möchte. Dieses Problem existiert schlichtweg nicht, also kann es auch keine Lösung geben. Geist, das Mentale oder wie man es nennt, ist nichts, *worüber man ‚philosophischer' Ansicht zu sein habe*[20]. Rorty will die Sicherheit erschüttern, *‚die Erkenntnis' sei etwas, (…) worüber eine ‚Theorie' möglich sein müsse*[21].

Diese Ausrichtung ermöglicht, dass sich Rorty und die Hirnforschung inhaltlich treffen. Das Kontrastbild dazu stammt von Gottfried Wilhelm Leibniz (1646 bis 1716). Bekannt ist sein Vergleich mit einer Fabrik. Leibniz meint, selbst wenn wir das Gehirn soweit vergrößern, dass wir uns darin bewegen und umsehen könnten wie in einer Fabrik, so sähen wir trotzdem keine Gedanken. Eben doch, entgegnet Rorty, wenn man nur Grundkenntnis über die Arbeitsweise mitbringt. Ohne Kenntnisse der Funktion sähe man auch einer Fabrik nicht an, was dort hergestellt wird. *Sind uns genügend neurale Korrelationen bekannt, so werden wir in dieser Situation tatsächlich Gedanken ‚sehen'*[22], schreibt er.

Weil der Begriff Geist so alt ist und eine ehrwürdige Tradition genießt, schleppen wir ihn mit uns herum, und weil die Einsichten in das Gehirn so jung sind, hält sich die alte Sprechweise. In dem Buch *Der Spiegel der Natur* entwirft Rorty daher eine Fiktion. Er experimentiert mit dem Gedanken einer Spezies ohne mentale Prozesse. Nicht dass es sich um Zombies handeln sollte. Es sind intelligente Personen, ebenso nachdenklich wie wir. Sprache, Leben, Technologie und Philosophie sind ähnlich wie bei uns. Aber diese Art hat viel früher in ihrer Ideen-Geschichte Kenntnisse über das Gehirn erworben. Die kulturell-geistige Geschichte beginnt nicht mit Begriffen, und die Neurologie rückt nach, es ist umgekehrt. Daher sagen sie nicht: *‚Jung', pass auf an der Herdplatte, du wirst dir sonst wehtun und Schmerzen bekommen!'* Sie ermahnen: *‚Jung', pass auf, du wirst dir sonst deine Nervenzellen und die Region hinten links im Gehirn aktivieren!'*

Unsere Art über das Mentale zu sprechen verwendet *Platzhalter*[23], weil wir uns die neurologischen Kenntnisse so spät angeeignet haben. Deswegen leben wir weiterhin in dem Glauben, dass es eine *unüberbrückbare Kluft*[24] gebe zwischen Physischem und Mentalem und dass diese angebliche Kluft nicht empirisch überbrückt werden könne.

Piaget und seine Jünger haben in erster Linie im Blick, wie das Kind allmählich Gedanken entwickelt. Die Frage, wie sich unser Denken im Alter verändert, ist nicht minder interessant, aber recht jung. Georg Christoph Lichtenberg (1742 bis 1799) war, zumindest für einen kurzen Moment, vor mehr als 200 Jahren schon weiter. In seinen *Sudelbüchern* findet der aufgeschlossene Leser eine kurze Notiz, mit der Lichtenberg erklärt, wieso Kants Werk so nüchtern und abgeklärt ist. Seine Gedanken sind das Ergebnis seines Lebensalters. *Sollte nicht manches von dem was Herr Kant lehrt, zumal in Richtung auf das Sittengesetz Folge des Alters sein, wo Leidenschaft und Neigungen ihre Kraft verloren haben, und Vernunft allein übrig bleibt*[25]. Auf der anderen Seite haben nicht nur Kinder seltsame Ideen, auch *aus der Verbindung der ruhigen Weisheit des Alters entsteht viel Sonderbares*[26].

Anmerkungen

1 Jean Piaget, Das Weltbild des Kindes, München: Deutscher Taschenbuch Verlag (8. Auflage 2005), S. 48.

2 Jean Piaget, Das Weltbild des Kindes, München: Deutscher Taschenbuch Verlag (8. Auflage 2005), S. 53.

3 Jean Piaget, Autobiographie, in: Jean Piaget. Werk und Wirkung, München: Kindler (1976), S. 42.

4 Jean Piaget, Autobiographie, in: Jean Piaget. Werk und Wirkung, München: Kindler (1976), S. 28.

5 ebd.

6 Jean Piaget, Autobiographie, in: Jean Piaget. Werk und Wirkung, München: Kindler (1976), S. 44.

7 ebd.

8 Jean Piaget, Autobiographie, in: Jean Piaget. Werk und Wirkung, München: Kindler (1976), S. 20.

9 Jean Piaget, Autobiographie, in: Jean Piaget. Werk und Wirkung, München: Kindler (1976), S. 16.

10 Jean Piaget, Autobiographie, in: Jean Piaget. Werk und Wirkung, München: Kindler (1976), S. 26.

11 Petra Seeger, Eric Kandel. Auf der Suche nach dem Gedächtnis. Deutschland: Filmforum Köln (2005), 0:00 bis 0:30.

12 Colin McGinn, Wie kommt der Geist in die Materie? Das Rätsel des Bewusstseins, München: C. H. Beck (2001).

13 Colin McGinn, Wie kommt der Geist in die Materie? Das Rätsel des Bewusstseins, München: C. H. Beck (2001), S. 4.

14 Colin McGinn, Wie kommt der Geist in die Materie? Das Rätsel des Bewusstseins, München: C. H. Beck (2001), S. 119.

15 Colin McGinn, Wie kommt der Geist in die Materie? Das Rätsel des Bewusstseins, München: C. H. Beck (2001), S. 120.

16 Colin McGinn, Wie kommt der Geist in die Materie? Das Rätsel des Bewusstseins, München: C. H. Beck (2001), S. 9.

17 Colin McGinn, Wie kommt der Geist in die Materie? Das Rätsel des Bewusstseins, München: C. H. Beck (2001), S. 17.

18 Colin McGinn, Wie kommt der Geist in die Materie? Das Rätsel des Bewusstseins, München: C. H. Beck (2001), S. 9.

19 Antoine de Rivarol, Vom Menschen. Gedanken und Maximen, Portraits und Bonmots, Berlin: Matthes und Seitz (2012), S. 11.

20 Richard Rorty, Der Spiegel der Natur. Eine Kritik der Philosophie, Suhrkamp: Frankfurt a. M. (8. Auflage 2017), S. 17.

21 ebd.

22 Richard Rorty, Der Spiegel der Natur. Eine Kritik der Philosophie, Suhrkamp: Frankfurt a. M. (8. Auflage 2017), S. 37.

23 Richard Rorty, Der Spiegel der Natur. Eine Kritik der Philosophie, Suhrkamp: Frankfurt a. M. (8. Auflage 2017), S. 99.

24 Richard Rorty, Der Spiegel der Natur. Eine Kritik der Philosophie, Suhrkamp: Frankfurt a. M. (8. Auflage 2017), S. 28.

25 Georg Christoph Lichtenberg, Schriften und Briefe, Bd. 2, Zweitausendeins: Frankfurt a. M. (6. Auflage 1998), S. 523.

26 ebd.

XXI Zwei Seelen wohnen, ach! in meinen Großhirnhälften

Split-brain-Patienten, elektrischer Strom und andere Versuche, um die Funktionen im Gehirn zu lokalisieren

Epilepsie ist die älteste beschriebene Gehirnerkrankung des Menschen. Sie begleitet die Geschichte seiner Zivilisation seit Tausenden von Jahren. Erste Zeugnisse liefern schon alte babylonische oder ägyptische Texte. Manche religiöse Erweckungserlebnisse, wie die Bekehrung vom Saulus zum Paulus, lassen sich als *Großer Anfall* oder *Grand Mal* deuten, als schwere und wohl bekannteste Form der Epilepsie, bei der die Betroffenen nicht ansprechbar sind. Dieser *Grand Mal* war auch den Römern als Problem bekannt. Um die Anfälligkeit dafür zu erkennen, mussten sich Soldaten während der Musterung einem Test unterziehen. Die Anwärter sollten dabei durch die Speichen eines sich drehenden Rades in die Sonne schauen. Dadurch entsteht ein Flackerlicht, das oft epileptische Anfälle auslöst. Im heutigen Alltag kann dieser Fall eintreten, wenn ein Epileptiker auf einer Bahnreise durch das Fenster schaut und die Sonne durch die vorbeiziehenden Bäume sieht.

Anhand der Epilepsie revolutionierte Hippokrates das Bild von Krankheiten in der Antike. Wer einen Anfall erleidet, zuckt wild und unkontrolliert, er oder sie ist buchstäblich von Sinnen und wirkt wie besessen. Daher trug die Störung den Namen heilige Krankheit, und die Menschen nahmen an, dass ein göttliches oder dämonisches Wesen in den Leib gefahren sei und diesen hin- und herwürfe. Hippokrates glaubte nicht daran. Weder ein Gott noch ein Teufel würden die Menschen zu Boden schleudern. Er sah die Ursache für die Epilepsie im Gehirn und sollte Recht damit behalten.

Nicht überraschend vermehrte vor allem im 20. Jahrhundert die Erforschung und die Suche nach Therapien gewaltig das Wissen über das Gehirn im Allgemeinen und das Bewusstsein im Besonderen. Überraschenderweise hat sich die Linie, die

Hippokrates begann, jedoch nicht lückenlos fortgesetzt. Dass Philosophen immer wieder, auch heute, den Geist als etwas Immaterielles beschreiben, dass sie behaupten, man könne ihn nicht allein mit den Funktionen des Gehirns erklären, überrascht wohl nicht. Damit setzen sie eine lange Tradition fort. Aber mit welcher Begründung meinen moderne Wissenschaftler oder Ärzte, dass der Geist eigenständig sei, nachdem sie ihr Arbeitsleben der Erforschung der Epilepsie gewidmet haben?

Wilder Graves Penfield (1891 bis 1976) ist so fasziniert von dieser schillernden Störung im Gehirn, dass er lukrative Stellenangebote ausschlägt, um die Behandlung von Patienten mit der Erforschung des Gehirns verbinden zu können. 1934 gründet Penfield das *Montreal Neurological Institute*, das sich zu einem weltweit wegweisenden Zentrum entwickelt. Penfield erarbeitet eine Operationstechnik, die viele Menschen von ihrem Leiden befreit. Er lokalisiert jeweils die Stelle im Gehirn, wo die Epilepsie ausbricht und entfernt das Gewebe. Parallel dazu gestatten die Arbeiten buchstäblich einen tieferen Einblick in den Aufbau und die Funktion des Gehirns. Dank seiner bahnbrechenden Leistungen gilt er als größter lebender Kanadier, obwohl er eigentlich US-Amerikaner ist.

Wilders Karriere beginnt im Labor. Er untersucht anfangs die Neurophysiologie bei Tieren. Über die Neurologie und Neurochirurgie findet er zum menschlichen Gehirn. In seiner autobiographisch eingefärbten Schrift *Mystery of the Mind* bekennt er, dass er dabei schon immer das höher gesteckte Ziel im Kopf hatte, den Geist zu erklären. Wenn er seine Operationen beschreibt, wirkt er allerdings eher wie ein mitleidloser Frankenstein. Penfield operiert am offenen Gehirn, während seine Patienten bei vollem Bewusstsein sind. Mehr noch, er plaudert völlig ungeniert mit ihnen. Ein Teil der Schädeldecke wurde vorher entfernt, sodass das Gehirn frei liegt. Mit einer feinen Elektrode verabreicht der Chirurg nun kleine Stromstöße. Er wartet ab und beobachtet, wie die Betroffenen darauf reagieren. Sie berichten so detailliert wie möglich, was sie sehen, hören oder empfinden. Um das zu ermöglichen, müssen sie bei Bewusstsein bleiben.

Die Situation wirkt indes von außen brutaler, als die Menschen sie selbst empfinden. Während eines Forschungsaufenthaltes in Deutschland lernt Penfield die Methode zu beherrschen. Nach einer lokalen Anästhesie trennt er die Schädeldecke auf, erlangt somit freien Zugang zur Hirnrinde und kann sich mit den Patienten unterhalten, während er operiert. Sie spüren nichts von der Behandlung, haben keine Schmerzen, weil das Gehirn selbst über gar keine Rezeptoren verfügt, um etwas wahrzunehmen. Es erhält alle seine Informationen nur indirekt, über die Nervenbahnen von den Sinneszellen aus dem Körper zugeleitet.

Penfields ausgeprägtes Interesse fällt auf den Temporal- oder Schläfenlappen, mithin den Bereich der Großhirnrinde hinter den Schläfen und über den Ohren. Hier nehmen viele, sogenannte fokale Epilepsien ihren Anfang. Jeder Anfall ist dadurch gekennzeichnet, dass sich plötzlich massenhaft Gruppen von Neuronen elektrisch entladen. Sie senden daraufhin unkontrolliert mit hoher Frequenz Signale weiter. Die elektrischen Entladungen lassen sich mit einem heftigen Gewitter im Kopf vergleichen. Während bei einer generalisierten Epilepsie beide Hirnhälften von Beginn an betroffen sind, es brennt gewissermaßen an allen Ecken, kennzeichnet ein räumlich abgegrenzter Herd die fokale Form der Erkrankung. Je nachdem, welche Neuronengruppe sich plötzlich entlädt, wirkt sich das Unwetter sehr unterschiedlich aus. Es verursacht nur ein sachtes Kribbeln im Daumen, ein anderes lässt ein ganzes Bein zucken. Manche Betroffene fallen in einen verträumten Zustand, manchen wird speiübel. Einige berichten von einem Déjà-vu, von dem mysteriösen Phänomen, wonach sie etwas schon einmal erlebt hätten. Das Gedächtnis spielt hier einen Streich und täuscht eine Vertrautheit vor, die keine reale Grundlage kennt. Prinzipiell kann jede Funktion des Gehirns während eines Anfalls in Mitleidenschaft gezogen werden.

Allerdings breiten sich manche Gewitter‚zellen' weiter aus. Von ihrem Ursprungsherd greifen sie auf benachbarte Regionen über. Unter Umständen in solche, die für das Bewusstsein entscheidend sind. Manche dehnen sich bis in die gegenüberliegende Gehirnseite aus. Daher unterscheiden Ärzte fokale Epilepsien mit und ohne Einschränkungen des Bewusstseins. Falls sich eine fokale Epilepsie ausdehnt und das Bewusstsein erfasst, so sind die Betroffenen nicht mehr völlig klar bei Bewusstsein, andererseits nicht völlig bewusstlos wie bei einem *Grand Mal*. Den wohl bekanntesten und eindrücklichsten Anfällen, die mehr oder weniger alle Symptome vereinigen, die sonst getrennt für sich auftreten: Man verliert das Bewusstsein und damit die Kontrolle über die Muskeln, stürzt zu Boden, wie die alte deutsche Bezeichnung Fallsucht andeutet, zuckt oder versteift sich. Speichel fließt aus dem Mund, oft schaumig geworden durch den ausgestoßenen Atem, und die Augen sind gespenstisch verdreht.

Penfield sucht nach dem Ursprungsherd einer Temporallappenepilepsie, um ihn zu entfernen. Oft liegt der Erkrankung geschädigtes Gehirngewebe zu Grunde. So vielgestaltig wie das Krankheitsbild, so vielfältig kann die Ursache sein. Das Hirngewebe ist geschädigt aufgrund einer äußeren Verletzung, eines Tumors, einer Infektion in frühen Jahren oder in Folge von Gefäßerkrankungen. Was letztlich einen konkreten Anfall verursacht, ist nachrangig. Penfield möchte die Keimzelle ausfindig machen, lokalisieren und sie dann entfernen. Die stromführende Elektrode führt ihn durch die Windungen des Gehirns. Sie dient ihm als Gehstock wie einem Blinden, der damit seine Umgebung abtastet. Jeder Millimeter zählt. So findet der Chirurg heraus, welches Gewebe er entfernen muss und welches er nicht anrühren darf. Ein Schnitt zu weit links oder rechts, und der Patient verliert seine Sprachfähigkeit.

Aus diesem Grund hält Penfield seine Schützlinge bei Bewusstsein und redet mit ihnen. Trifft er das Sprachzentrum, fängt der Patient an unsinnig zu brabbeln. Reizt die Elektrode eine andere Region, spürt er ein Kribbeln, sieht Lichtblitze oder halluziniert. Eine Frau berichtet von einer Erinnerung, die plötzlich wach wird. Sie steht in ihrer Küche und sieht ihren kleinen Sohn im Garten spielen. Mehrmals löst Penfield die gleiche Wahrnehmung aus, die gleiche Erinnerung oder den gleichen Eindruck, mit dem sich eine Epilepsie ankündigt. Das ist die sogenannte Aura, wörtlich Windhauch oder Windstoß. Im zweiten Jahrhundert n. Chr. teilte ein Epileptiker dem griechischen Arzt Galen mit, dass er immer einen Windhauch auf der Haut spüre, kurz bevor er einen Anfall erleide. Penfield ist sich also im Klaren darüber: Wenn der sachte Strom der Elektrode die Aura auslöst, hat der Chirurg die Stelle identifiziert, die er beseitigen muss.

In vielen Fällen hilft Penfield seinen Patienten zu einem Leben ohne weitere Anfälle. Die Operationen sind erfolgreich. Das allein sind bereits großartige Erfolge. Aber Penfield leistet noch mehr. Kein Neuroanatom oder Chirurg vor ihm konnte so genau und exakt die Hirnfunktionen lokalisieren. Man wusste bisher, dass ein Areal für die Produktion von Sprache existiert und eines für das Verständnis. Ihre genaue Lage war lange Zeit umstritten. Penfield findet den Grund dafür. Es gibt diese Zentren, aber die exakte Ausdehnung ist bei jedem Menschen unterschiedlich. Kein Mensch spricht wie der andere, und kein Gehirn ist wie das andere. Die Kartierung der Neuronengruppen für Motorik und Sensorik zeigt, dass für die Körperpartien, die sehr empfindsam sind wie Lippen, Fingerspitzen oder Geschlechtsteile oder die feine Bewegungen ausführen, das Gehirn proportional mehr Neuronen zur Verfügung stellt, um die Region millimetergenau abzubilden.

Nachdem Penfield vielen Menschen helfen konnte und den neuroanatomischen Kenntnisstand verbessert, widmet er sich seinem Herzensanliegen, wie Gehirn und Geist zusammenhängen. Dass allein das Gehirn den Geist erschafft, ist eine Möglichkeit, aber vielleicht tritt eine unbekannte Energie hinzu. In *Mystery of the Mind* läuft es für ihn darauf hinaus, ob Gehirnmechanismen den Geist erklären können. Wenn ja, ist der Mensch letztlich nur Gehirn, wenn nein, ist er ebenso Geist und

Gehirn. Zeit seines Lebens hoffte Penfield darauf, dass die Wissenschaft die Frage eindeutig entscheiden werde. Die Wissenschaft lieferte jedoch keine Belege dafür, dass der Geist auf das Gehirn zurückführbar sei. Nach allem, was er erkannt, gesehen, gelernt hat, neigt er eher dem Dualismus zu: Der Mensch ist Geist und Gehirn, denn der Geist kann nicht neuronal erklärt werden.

Es fließt ein konstanter Bewusstseinsstrom (*stream of consciousness*[1]) im Menschen. Wenn Penfields Elektroden verschiedene Eindrücke oder Erfahrungen auslösen, so wird dieser Strom verdoppelt. Einerseits durchlebt der Patient die Erinnerungen, andererseits und gleichzeitig weiß er, dass sie nicht real sind. So lebensecht die Bilder erscheinen mögen, wie zum Greifen nah, es bleiben künstlich erzeugte Eindrücke und dessen bleibt man sich bewusst. Niemand geht fehl oder täuscht sich darin. Ein junger Südafrikaner sieht sich lachend auf einer Farm in Südafrika zurückversetzt, gleichzeitig weiß er sich im kalten Montreal auf dem Operationstisch liegen. Weder epileptische Anfälle noch Elektroden lösen jemals eine geistige Aktion aus, weder die Krankheit noch die Stimulation von außen würde, so Penfield, den Geist aktivieren.

Er gelangt zu dem Schluss, dass das Bewusstsein oder der Geist etwas Selbstständiges sei. Zwar abhängig von der neuronalen, elektrischen Aktivität des Gehirns, aber nicht dadurch erklärbar. Es könne oder müsse vielleicht eine zweite Form der elektrischen Energie geben, eine, die noch unbekannt sei und die dem Geist aus dem höchsten Gehirnmechanismus zugeführt werde. Denn irgendeine Verbindung bestehe schließlich zwischen Geist und Gehirn. Daran gibt es keinen Zweifel.

Diese zweite Form der Energie ist bis heute nicht gefunden worden und niemand denkt ernsthaft über ihre Möglichkeit nach. Immerhin, in einem Punkt weist Penfield in die richtige Richtung. Er spricht vom *unverzichtbaren Substrat (indispensable substratum)*[2] für das Bewusstsein, das er finden wollte. Damit nimmt er die Formulierung von den neuronalen Korrelaten des Bewusstseins vorweg, welche die gegenwärtigen Anstrengungen der Naturwissenschaftler zusammenfassen. Penfield vermutet dieses Substrat im Thalamus, dem man heute tatsächlich eine unverzichtbare Bedeutung beim Bewusstsein zuspricht.

Neurobiologen sind eher für ihren reduktionistischen Standpunkt bekannt. Sie streben danach, den Geist nur aufgrund der Aktivität des Gehirns zu erfassen. Rückblickend mag es irritieren, dass noch 1975, als *Mystery of the Mind* erscheint, Penfield sich dieser Meinung nicht anschließt. Doch ist er nicht der einzige Mediziner oder Naturwissenschaftler mit einem Hang zum Dualismus. Unabhängig von ihm bekämpft auch Roger Sperry diese Position: *Vor allem der gesamten materialistisch-reduktionistischen Konzeption vom menschlichen Wesen und Bewußtsein (...) muß ich energisch widersprechen*[3]. Seine Arbeiten und die Untersuchung von ehemaligen Epilepsie-Patienten lassen ihn seine eigene Ansicht vertreten. Der US-Amerikaner Roger Sperry (1913 bis 1994) beginnt als experimenteller Psychologe und erweitert anschließend sein Arbeitsgebiet um die Zoologie. Seine ersten Interessen betreffen das Nervensystem. Er untersucht das Wachstum von Nervenzellen. Damit sich ein Nervensystem organisiert und funktional arbeiten kann, müssen Millionen, wenn nicht Milliarden von Nervenzellen ihre richtige Arbeitsstelle einnehmen. Wie finden sie dahin, wie finden sie ihren Weg?

Sperry arbeitet mit verschiedenen niederen Wirbeltieren wie Fröschen, Molchen oder Fischen. Im Wortsinne experimentiert er mit ihnen, durchtrennt ihre Nerven, versetzt ihre Muskeln oder Augen und verfolgt, wie sie darauf reagieren. Zur Epilepsie gelangt er über Umwege. Die Brücke dazu schlagen *split-brain*-Katzen mit durchtrennten Gehirnhälften. Das Gehirn von Katzen und Menschen ist gleich organisiert. So wie unsere Haustiere besitzen auch wir eine linke und eine rechte Gehirnhälfte. Verbunden sind diese Hälften oder Hemisphären durch ein dickes Bündel von Nervenfasern, die aus den höheren Gehirnregionen von der einen Seite in die andere führen und umgekehrt. Zusätzlich verbinden die Sehnerven die linke und rechte Hälfte. Auf dem Weg vom Auge ins Gehirn verzweigen und überkreuzen sich die Nerven. Ein Ast bleibt in der einen, der andere führt in die gegenüberliegende Hemisphäre.

Sperry durchtrennt nun beide Verbindungen, sodass die Katzen über zwei Gehirne verfügen. Genauer: Er will erst noch untersuchen, ob man tatsächlich von zwei selbstständigen Gehirnen sprechen darf. Dazu deckt er ein Auge mit einer Kappe ab und trainiert das noch sehende Auge auf bestimmte Reize. Anschließend testet er die Tiere, indem er die Kappe vertauscht. Die Katze muss sich nun mit dem Auge orientieren, das vorher blind war. Sperry stellt fest, dass die Tiere wieder von Neuem lernen müssen. Was das eine Auge gesehen und die eine Gehirnhälfte erlernt hat, ist der anderen nicht zugänglich. Es weiß nichts von seinem Gegenüber.

So grausam das klingen mag, doch in den 30er Jahren führen Mediziner vergleichbare Operationen auch an Menschen durch. Anfangs durchtrennen sie das dicke Verbindungskabel, um Zugang zu Tumoren zu erlangen. Erstaunlicherweise zeigen die Patienten keine offensichtlichen Einbußen oder Veränderungen, nicht im Verhalten, noch im Empfinden. In den 40er Jahren wird die Methode dann eingesetzt, um Epileptiker zu behandeln. Manche fokalen Formen besitzen zwar ihren definierten Ursprungsherd, aber die Gewitter breiten sich von dort aus, ziehen eventuell durch das dicke Bündel in die gegenüberliegende Hemisphäre und wüten dort weiter. Um elektrische Entladungen auf eine Hälfte zu begrenzen, durchtrennen also die Chirurgen die Verbindung. Die Operationen gelingen nicht nur und verhindern die Ausbreitung. Darüber hinaus bestätigen diese Methoden die bekannten Beobachtungen von den Tumorpatienten. Auch die operierten Epileptiker erleiden keine ersichtlichen Nachteile.

Roger Sperry kommt von den *split-brain*-Katzen zu den *split-brain*-Patienten, als er Anfang der 60er Jahre um Rat gefragt wird. Ein ehemaliger Fallschirmspringer zeigt nach einer Kopfverletzung mittlerweile diese Form der Epilepsie in lebensbedrohlicher Ausprägung. Der verantwortliche Arzt bittet Sperry einerseits um eine Einschätzung, was er von einer Durchtrennung halte, andererseits und weiterhin bietet er ihm an, dass Sperry den Patienten nach der Operation psychologisch untersuchen darf. Dieses Angebot kann der neugierige Neuropsychologe nicht ausschlagen. Der Mann wird operiert, er erholt sich, und Sperry kann ihn seinen Tests unterziehen. Auf ihn folgen weitere Epilepsie-Patienten, die auf die gleiche Weise operiert werden. So stehen Sperry und seinem Mitarbeiter einige Probanden für ihre psychologischen Tests zur Verfügung. Das Versuchs-Design muss zwar von den Katzen abgewandelt und an den Menschen angepasst werden. Prinzipiell untersuchen die Psychologen jedoch auch hier, was ein Mensch *weiß* und wie er sich verhält, wenn nur das eine Auge und nur eine Gehirnhälfte Informationen erhält.

Die Ergebnisse verblüffen alle Beteiligten. Es ist tatsächlich nicht übertrieben, davon zu sprechen, dass wir zwei selbstständige Gehirne besitzen. Sie arbeiten nicht gleich und haben nicht die gleichen Aufgaben. Die linke Gehirnhälfte ist eher zuständig für die Sprache, für analytische Probleme. Die rechte glänzt in räumlichen, ganzheitlichen Aufgaben und kann Muster erkennen. Vereinfacht gesagt kann die rechte Hälfte Gesichter erkennen, aber nicht benennen. Ihr fehlt der sprachliche Zugang. Wenn ein Proband mit verbundenen Augen beispielsweise eine Zahnbürste so in einer Hand hält und sie abtastet, dass nur die rechte Gehirnhälfte sensorische Informationen über den Gegenstand bekommt, dann kann der Proband den Gegenstand nicht benennen, aber er kann ihm das Bild einer Zahnbürste korrekt zuordnen.

Die linke und rechte Hälfte repräsentieren sogar zwei verschiedene Persönlichkeiten. Als ein Teilnehmer berufliche Vorlieben auswählen darf, bevorzugt die linke Hälfte technischer Zeichner, die rechte möchte lieber Rennfahrer sein. Auch das

Verhältnis zu dem damals aktiven Richard Nixon (noch vor dem Watergate-Skandal) ist unterschiedlich. Die eine Seite mag ihn, die andere lehnt ihn ab.

Wie sind die Befunde nun zu deuten? Was sagen sie aus über das Bewusstsein, über das Verhältnis vom Gehirn zu seinem Geist? Greift man in die Materie ein, in die Gehirnsubstanz, so ändern sich offensichtlich das geistige Vermögen und das Bewusstsein. Das belegen die Versuche, die den Operationen folgen. Ist damit nicht eindeutig erwiesen, dass das Gehirn das Bewusstsein hervorbringt, dass der Geist von der physischen Substanz und ihrer Beschaffenheit abhängig ist? Für Roger Sperry nicht. Er kann sich nicht vorstellen, dass der Nervenaktivität das geistig-seelische Erleben unmittelbar entspricht. Er wehrt sich gegen den Nichts-anderes-als-Fehlschluss, wonach der Geist nichts anderes sein soll als Gehirn. Der Geist soll seinen Rang bekommen in der objektiven Wissenschaft, aber als etwas Eigenes.

Wie passt diese Einstellung zu den Befunden? Erst vor dem zeitlichen Horizont wird Sperry verständlich. Er hält die *geistige(n) Phänomene für primäre kausal wirksame Realitäten*[4], um die Aufmerksamkeit der Forschung überhaupt erst wieder auf den Geist zu lenken. Sperry sieht in seiner Zeit den Großteil seiner Kollegen noch gefangen im Banne des Behaviorismus, für den der Geist in keiner Weise relevant ist. Fast 100 Prozent der Hirnforscher sind noch blockiert von dem Dogma, dass der Geist kein Forschungsgegenstand für die Naturwissenschaftler sei. Sperry, der Mentalist, kämpft für die Anerkennung des Geistes als objektiven Gegenstand. Dass rund 30 Jahre später sich die Biologen auf den Weg machen, den Geist biologisch zu ergründen, ist für ihn noch gar nicht denkbar. Aber er hat seinen Anteil daran, diesem Denken den Weg zu ebnen.

Anmerkungen

1 Wilder Penfield, Mystery of the Mind. A Critical Study of Consciousness and the Human Brain, Princeton: Princeton University Press (1975), S. 21.

2 Wilder Penfield, Mystery of the Mind. A Critical Study of Consciousness and the Human Brain, Princeton: Princeton University Press (1975), S. 18.

3 Roger Sperry, Naturwissenschaft und Wertentscheidung, München: R. Piper (2. Auflage 1985), S. 44.

4 Roger Sperry, Naturwissenschaft und Wertentscheidung, München: R. Piper (2. Auflage 1985), S. 107.

XXII Auf der Suche nach den neuronalen Korrelaten des Bewusstseins

Wie Naturwissenschaftler Bewusstsein ergründen

Gut für die Seele! Nur 1,90 €! Es klingt nach modernem Ablasshandel. Seelenglück-to-go gegen Geld? Dieses Geschäftsmodell ist doch längst aus der Mode gekommen. Wer verspricht hier so vollmundig, die Seele zu versorgen? Die Kirche ist es nicht mehr. Es ist der Bäcker von nebenan, der für seinen Apfelkuchen wirbt. Einer der wenigen, die sich noch trauen, von der Seele zu sprechen. Überhaupt ist es oft die Werbung, die uns zeigen will, wie wir mit Hilfe ihrer Produkte die Seele einfach mal baumeln lassen können. Womit längst nicht gesagt ist, dass Bäcker oder Werbestrategen zu Experten aufgestiegen sind, die wissen, was die Seele ist. Ist dieser altehrwürdige Begriff völlig verschwunden aus dem gelehrten Diskurs, aus Philosophie und Wissenschaft?

Akademische Ehren kann man sich wohl nicht mehr verdienen, wenn man von der Seele spricht. Mindestens muss es der Geist sein, noch besser sind in der Philosophie mentale Zustände. Doch gelegentlich wird der Begriff wieder im Munde geführt und seine Tauglichkeit überprüft. Was wirklich von dem Begriff zu halten ist, *ob dieser Ausdruck metaphorisch oder wörtlich zu nehmen ist*[1], will Francis Crick (1916 bis 2004) klären. *Was die Seele wirklich ist*, soll sein gleichnamiges Buch Anfang der 90er Jahre einem breiten Publikum vermitteln. Der englische Originaltitel verspricht eine Überraschung: *The Astonishing Hypothesis*[2]. Crick liefert damit die Antwort auf die Frage nach der Natur der Seele. Seine *Erstaunliche Hypothese* besagt Folgendes: *Sie, Ihre Freuden und Leiden, Ihre Erinnerungen, Ihre Ziele, Ihr Sinn für Ihre eigene Identität und Willensfreiheit – bei alledem handelt es sich in Wirklichkeit nur um das Verhalten einer riesigen Ansammlung von Nervenzellen und dazugehörigen Molekülen*[3].

Dass Francis Crick diese abgeklärte Ansicht vertritt, dass er nicht von Mysterium schwadroniert oder von dem größten Geheimnis im Kosmos, ist indes nicht überraschend. Schon einmal entzauberte er einen Begriff, den der Weitergabe des Lebens, als er mit seinem Kollegen James D. Watson 1953 die Struktur der DNA, unseres Erbmoleküls, entdeckte. In den Folgejahren weist er nach, dass Vererbung reine Biochemie ist und sich nichts Unerklärliches anschließt, um die Entstehung von Lebewesen nachzuvollziehen. Erbfaktoren sind nichts anderes als große Moleküle.

In den letzten Jahren des vergangenen Jahrhunderts bringt Crick mit seinem jüngeren Kollegen Christof Koch (1956 geboren) neuen Schwung und frische Ideen in eine andere alte Debatte. Sie wollen das Bewusstsein mit ihren Methoden angehen und somit naturwissenschaftlich erklären. Schon oft hatten in der Vergangenheit Vielwisser orakelt, dass man nie erfahren werde, wie dies oder das geschehe. Zu komplex, zu schwierig, zu geheimnisvoll sei das Phänomen oder einfach kein Gegenstand, dem sich die Biologie widmen solle. *In der Geschichte der Wissenschaft wurde immer und immer wieder behauptet, irgend etwas lasse sich prinzipiell nicht verstehen (…). In vielen Fällen haben sich diese Vorhersagen als inkorrekt erwiesen*[4].

Crick verweist auf diesen Irrtum und sieht sich in seinem Ansinnen bestärkt. Denn früher oder später förderte die weitere Forschung eine naturwissenschaftliche Erklärung zu Tage für das ehemals große Geheimnis, beispielsweise die Vererbung. Warum sollte das nicht auch für das Bewusstsein gelten? Von der tätigen Arbeit im Labor verspricht er sich jedenfalls erheblich mehr Einsichten und Einblicke als von den lendenlahmen Lehnstuhl-Grübeleien. *Natürlich gibt es ein paar Philosophen, die verblendet genug sind zu wähnen, sie hätten das Geheimnis bereits gelüftet, doch für mich klingen ihre Ergebnisse nicht nach wissenschaftlicher Wahrheit*[5]. Dennoch verspricht er *keine flotte Lösung des Problems*[6], und keine fertige Theorie, aber einen Ansatz, eine Strategie, um voranzukommen.

Neurobiologen haben mittlerweile ausgereifte Methoden zur Hand und sie gewinnbringend eingesetzt. Damit befinden sie sich in einer vorteilhafteren Position als die Philosophen. Diese *stellen oft gute Fragen, aber ihnen fehlen die Techniken, um sie auch beantworten zu können. Man sollte ihren Diskussionen daher nicht allzuviel Beachtung schenken*[7], verrät er Susan Blackmore, als die Psychologin ihn in einem Interview fragt nach seiner Haltung zur Erforschung des Bewusstseins. Ohnehin scheint sich Crick keine Gelegenheit entgehen zu lassen, gegen die Geisteswissenschaftler zu sticheln. In seinem Buch gesteht er: *Es macht immer Vergnügen nachzuweisen, daß Philosophen unrecht haben*[8].

Nun erlaubt Crick sich und anderen, nach den neuronalen Korrelaten des Bewusstseins zu fragen. Er will das Fundament von Bewusstsein freilegen. Für ihn kann es aus nichts anderem bestehen als aus Zellen und Molekülen: Welche Zellen zeichnen sich durch etwas Besonderes aus, wenn uns ein Gedanke bewusst ist? Wodurch heben sie sich von anderen Nervenzellen ab? Was macht sie besonders, wie arbeiten sie? Crick und Christof Koch veröffentlichen in diesen Jahren sowohl gemeinsam als auch getrennt mehrere Schriften, um die akademische Welt von ihrer Herangehensweise zu überzeugen. Crick schlägt das visuelle Bewusstsein vor, den Sehvorgang. *Was geht in meinem Hirn vor sich, wenn ich etwas sehe? Das ist es, was ich wissen will*[9].

Sehen ist kein einfaches Abfotografieren. Die Netzhaut schießt keine Bilder der Außenwelt und schickt diese per Expresspost ins Gehirn. Wenn sie Reize empfängt, wandeln Zellen diese in elektrische Impulse um und leiten sie weiter über die Sehbahnen in die Sehrinde, den visuellen Cortex. Hier kommen eine Million Axone an, die Kabel der Nervenzellen, und verteilen ihre Daten auf 200 Millionen andere Zellen. Es folgt eine Weiterverarbeitung auf mehreren Stufen, deren Komplexität der Laie vermutlich völlig unterschätzt. Das ‚Bild' auf der Netzhaut wird zergliedert, zerteilt und umcodiert in Einzelmerkmale wie Formen, Farben, Muster, Struktur, Bewegung.

Nachgeschaltete Gebiete arbeiten dann wie spezialisierte Fachabteilungen und nehmen nur die Daten auf, die sie interessieren. Auf unteren Ebenen verarbeitet das Gehirn die mehr abstrakten Merkmale: Kanten, Linien, einfache Strukturen oder Muster. Höherstufige Areale fügen die Informationen wieder zusammen, zu einem Gesamtbild. Auf diesen Ebenen tauchen Nervenzellen auf, die nicht auf senkrechte oder waagerechte Linien reagieren, sondern zu feuern beginnen, wenn ein Betrachter in einem Experiment verschiedene Fotos einer bekannten Schauspielerin vorgelegt bekommt (in den Versuchen war es Jennifer Aniston). Diese Neuronen stellen ihre Reaktion jedoch ein, wenn das Foto auch den Ehemann zeigt. Nervenzellen haben eben ihre Vorlieben.

Tatsächlich erwacht zum Ende des Jahrhunderts neues Interesse am Bewusstsein und an anderen Phänomenen wie dem Gedächtnis und der Aufmerksamkeit. Sicher ist dieser Aufschwung nicht nur Crick und Koch zu verdanken. Doch haben sie einen erkennbaren Anteil geleistet. Es ist selbst für Molekularbiologen nicht mehr ehrenrührig, sich auf diesen Gebieten zu engagieren. Susan Blackmore, die Schriftstellerin und Psychologin, die schon Crick interviewt, befragt in dieser Zeit weitere

Philosophen als auch Neurobiologen und Psychologen. Ihre 20 *Gespräche über Bewusstsein*[10] zeigen die Bandbreite des Themas. Die Biografien der Gesprächspartner vermitteln einen Eindruck davon, wie durchlässig die Grenzen zwischen den Disziplinen wieder werden.

Die naturwissenschaftliche Strategie trägt schnell Früchte und entwickelt sich weiter, fächert sich auf und spezialisiert sich. Das *Blindsehen* beispielsweise fasziniert Fachleute und Laien. Bei diesem Phänomen ist das Auge intakt. Trotzdem sind die Betroffenen blind oder vielmehr: Sie halten sich für blind. Die Ursache liegt in einer Schädigung der Sehrinde und damit im Gehirn. Sie sehen, nehmen aber nicht bewusst wahr. Einen Brief oder Briefkasten, der vor ihnen liegt, sehen sie angeblich nicht, sind aber in der Lage, nach dem Brief zu greifen und ihn einzuwerfen. Bestimmte Formen von Amnesie sind nicht weniger ungewöhnlich. Nach einem Schaden in kritischen Hirnregionen sind Betroffene phänomenologisch amnestisch. Sie erwerben zwar Wissen über Gegenstände und speichern dieses ab, erlangen jedoch keinen bewussten Zugriff darauf.

Auch nach rund 30 Jahren beziehen sich manche Autoren in ihren Publikationen unmittelbar auf den Anstoß von Crick und Koch. Seitdem haben sich die Methoden weiter verfeinert. Das Gehirn wird erforscht, indem genetische und neurobiologische Methoden kombiniert werden. Einzelne Nervenzellen sind zugänglich. Man kann sie direkt ansprechen, untersuchen oder *in flagranti* erwischen, wie sie ihre Impulssalven abfeuern. Selbst Teile von Zellen lassen sich analysieren. Wissenschaftler züchten Mäuse, die sie gentechnisch so verändert haben, dass sie Erbfaktoren ausschalten. Dadurch fehlt die Bauanleitung für eine Struktur in der Zelle. Bei dem Bauteil handelt es sich beispielsweise um einen Rezeptor, an den sonst ein Botenstoff andockt. Anschließend sehen Wissenschaftler nach, welche Konsequenz sich daraus ergibt. Es gibt inzwischen zahlreiche Fortschritte, dank deren Forscher nach und nach ihre Wissenslücken schließen und besser verstehen, wie Vorgänge in Nervenzellen mit bewusster Erfahrung einhergehen. Jaan Aru und Kollegen aus Berlin und dem estnischen Tartu schreiben in einem Übersichtsartikel, dass jetzt die Zeit *reif* sei für ein genaueres Verständnis von Bewusstsein: *(…) Time is ripe to understand how cellular-level mechanisms are related to conscious experience*[11].

Die Neurobiologen bewegen sich auf einer langen Linie aus älteren Vermutungen und Ergebnissen. Seit langem gilt der Thalamus als wichtiger Kronzeuge, um die neuronalen Korrelate festzunageln. Diese Struktur des Zwischenhirns, zentral im Gehirn gelegen, dient als eine Art Stellwerk für die Nervenimpulse, welche die Sinnesorgane dem Gehirn liefern. Der Thalamus sorgt dafür, dass sie in den vorgesehenen Hirnregionen ankommen. Das hört sich nach einem überschaubaren Ablauf an, wie in einer Poststation: in Empfang nehmen, sortieren, weiterleiten.

Doch Nervenimpulse sind keine Pakete, die in den Gehirnwindungen unten links oder oben rechts abgegeben werden. Die Region packt sie aus und schwupps! springt Bewusstsein heraus. Die Gehirnwindungen sind nicht nur Empfänger. Sie gleichen eher dem modernen Amazon-Kunden. Alles annehmen, ausprobieren – und zurückschicken. Nicht jedoch in der Originalverpackung, bildhaft gesprochen erhält der Thalamus, was er verschickt hat, früher oder später mit corticalen Kommentaren wieder zurück, nur um es gleich weiterzugeben. Wissenschaftler sprechen von Schleifen. Da einerseits der Thalamus mit dem Cortex, andererseits Cortexgebiete untereinander in einen andauernden Dialog vertieft sind, sprechen sie von thalamo-corticalen Schleifen und von cortico-corticalen.

Der Hirnchirurg Wilder Penfield hatte schon früh die Vermutung, dass der Thalamus seine Finger im Spiel des Bewusstseins hat. Francis Crick verweist immer wieder darauf, dass Thalamus und Cortex verstrickt und verbandelt sind. Die Ansicht hat sich verfestigt, dass aus der Aktivität dieser Seilschaften, die über das Gehirn gezielt verteilt sind, Bewusstsein hervorgeht. Selbst philosophische Theorien berücksichtigen, dass Nervenzellen sich zu mehreren Ensembles zusammenschließen und dann über weitere Strecken Netze bilden, sodass das Gehirn einen *global workspace* schafft, in dem die Datenströme hin- und hersausen, verschickt, verglichen, erweitert und wieder verschickt werden.

Die Wissenschaftler aus Berlin und Tartu lenken den Blick auf eine bestimmte Zellart in der Großhirnrinde. Aufgrund ihrer Form spricht man von Pyramidenzellen. Sie übernehmen eine *central role in the mechanisms of consciousness*[12]. Denn diese Zellen verfügen über mehrere Schnittstellen und sind mit mehreren Datenströmen gleichzeitig verbunden. Sie haben Eingangstüren für Nachrichten aus hochentwickelten Schleifen, die frühere Erfahrungen verarbeiten. Aber sie stehen auch Botschaften offen aus unteren Regionen, den Regionen, die näheren Kontakt zur äußeren Wirklichkeit haben, weil sie enger mit den Sinnesorganen verflochten sind.

Interessant ist, dass sich das Gehirn und die Pyramidenzellen während einer Anästhesie vergleichbar verhalten. Die Wissenschaftler betrachten Betäubungsmittel als *Geschenk des Himmels* (*godsend*[13]) für die Forschung – Patienten werden ihnen darin sicher nicht widersprechen. Mit Hilfe dieser Ein-/Ausschalter lässt sich sehr präzise ermitteln, was stillgelegt wird und was nicht. Man weiß schon länger, dass das Gehirn auch während einer Narkose aktiv ist und nicht komplett ins Nichtstun verfällt. Doch das Hin und Her zwischen den Regionen verstummt, die Schleifen werden gelöst. Das gilt übrigens gleichermaßen für Schlaf und psychedelische Drogenzustände. Was passiert mit oder in den Pyramidenzellen, wenn Betäubungsmittel den Körper, genauer: das Gehirn herunterfahren?

Hier liegt ein Beispiel vor für Cricks neuronale Korrelate, eine Kopplung von Nerventätigkeit mit Bewusstsein. Nicht nur ein Wirkstoff, sondern verschiedene Narkosemittel entkoppeln die sonst so munteren Seilschaften, und während im normalen Zustand aus dem beständigen Hin und Her zwischen den Regionen Bewusstsein erwächst, bleiben die Regionen jetzt für sich allein. Signale bleiben auf der Strecke liegen. Diese Entkopplung findet ihre Entsprechung innerhalb der Zellen. Ihre Aktivität kommt ebenfalls zum Erliegen. Die Ein- und Ausgänge der Zellen sind gleichfalls entkoppelt (*decoupled*[14]). Ist der Mensch bei Bewusstsein, nehmen seine Pyramidenzellen die Datenströme aus den verschiedenen Quellen auf, lassen sie zusammenfließen, integrieren sie und generieren daraus ein Signal, das sie in andere Cortexgebiete, aber auch in den Körper senden. Die integrierende Funktion geht unter der Anästhesie verloren und verursacht wohl, dass sich die Gehirn-Schleifen lösen. Die Wissenschaftler zweifeln an keiner Stelle, dass die Integrationsleistung der Zellen entscheidend ist.

Es ist verführerisch zu behaupten, mit Hilfe dieser Arbeit der Zellen würde das Gehirn eine alte Erfahrung überführen in eine aktuelle Erwartung, welche die nachfolgende Wahrnehmung formt. Das würde sehr elegant zur Erfahrung im Alltag passen: Das, was wir kennen und uns vertraut ist, das nehmen wir von der Welt auch wahr. Die Autoren hüten sich allerdings davor, die Ergebnisse auf einfache Schlagzeilen herunterzubrechen. Mit Cricks Worten, auch sie bieten keine *flotte Lösung* an. Die *central message*[15] ihres Aufsatzes ist zurückhaltender formuliert: Man sollte die Pyramidenzellen berücksichtigen, wenn man Bewusstsein erklären, Theorien aufstellen und weitere Experimente planen will.

Offenkundig sind die Vorteile der Arbeit. Ihre Aussagen lassen sich verbinden mit anderen Forschungsrichtungen. Nahtlos fügen sich die Arbeiten von Kollegen an, welche die Aktion einzelner Botenstoffe verfolgen, um das Bewusstsein zu verstehen. Oder an diejenigen, die das Bewusstsein vorrangig als *global workspace* und somit quasi von oben betrachten. Es ist wie bei Tunnelarbeiten. Zwei oder mehr Grabungstrupps arbeiten sich langsam aus verschiedenen Richtungen vor. Wenn alle Planungen stimmen, treffen eines Tages die Gruppen aufeinander und können sich zu ihrem Durchbruch beglückwünschen. Natürlich umfasst die Ausforschung ‚des Bewusstseins' viel mehr als nur nachzuschauen, wie und warum wir ‚bei Bewusstsein' sind. Die Grabungsarbeiten können noch lange andauern. Die Autoren verbreiten jedenfalls den typischen Forschungsoptimismus. Zum Ende ihres Aufsatzes betonen sie, dass jetzt die Zeit *wirklich reif* sei (*really ripe*[16]), die neuronale Basis für Bewusstsein ausfindig zu machen. Wer zwischendurch ungeduldig wird, muss wohl doch zum Bäcker gehen, um sich etwas Glück für die Seele zu holen.

Anmerkungen

1 Francis Crick, Was die Seele wirklich ist. Die naturwissenschaftliche Erforschung des Bewußtseins, München: Artemis und Winkler (1994), S. 21.

2 Francis Crick, Was die Seele wirklich ist. Die naturwissenschaftliche Erforschung des Bewußtseins, München: Artemis und Winkler (1994), S. 4.

3 Francis Crick, Was die Seele wirklich ist. Die naturwissenschaftliche Erforschung des Bewußtseins, München: Artemis und Winkler (1994), S. 17.

4 Francis Crick, Was die Seele wirklich ist. Die naturwissenschaftliche Erforschung des Bewußtseins, München: Artemis und Winkler (1994), S. 21.

5 Francis Crick, Was die Seele wirklich ist. Die naturwissenschaftliche Erforschung des Bewußtseins, München: Artemis und Winkler (1994), S. 9.

6 ebd.

7 Susan Blackmore, Gespräche über Bewußtsein, Frankfurt a. M.: Suhrkamp (2012), S. 107.

8 Francis Crick, Was die Seele wirklich ist. Die naturwissenschaftliche Erforschung des Bewußtseins, München: Artemis und Winkler (1994), S. 79f.

9 Francis Crick, Was die Seele wirklich ist. Die naturwissenschaftliche Erforschung des Bewußtseins, München: Artemis und Winkler (1994), S. 9.

10 Susan Blackmore, Gespräche über Bewußtsein, Frankfurt a. M.: Suhrkamp (2012).

11 Jaan Aru/Mototaka Suzuki/Matthew E. Larkum, Cellular Mechanisms of Conscious Processing, in: Trends in Cognitive Sciences, October 2020, Vol. 24, No. 10, S. 814–825, S. 814.

12 ebd.

13 ebd.

14 Jaan Aru/Mototaka Suzuki/Matthew E. Larkum, Cellular Mechanisms of Conscious Processing, in: Trends in Cognitive Sciences, October 2020, Vol. 24, No. 10, S. 814–825, S. 817.

15 Jaan Aru/Mototaka Suzuki/Matthew E. Larkum, Cellular Mechanisms of Conscious Processing, in: Trends in Cognitive Sciences, October 2020, Vol. 24, No. 10, S. 814–825, S. 816.

16 Jaan Aru/Mototaka Suzuki/Matthew E. Larkum, Cellular Mechanisms of Conscious Processing, in: Trends in Cognitive Sciences, October 2020, Vol. 24, No. 10, S. 814–825, S. 823.

Auswahlbibliographie

Biographische Darstellungen und Einführungen

Alex Burri, Hilary Putnam, Frankfurt a. M./New York: Campus (1994).

Wilhelm Capelle (Hrsg.), Die Vorsokratiker, Stuttgart: Alfred Kröner (1968).

Gilles Deleuze, Henri Bergson zur Einführung, Hamburg: Junius (4. Auflage 2007).

Walter Euchner, John Locke zur Einführung, Hamburg: Junius (3. Auflage 2011).

Manfred Geier, Kants Welt, Reinbek: Rowohlt (5. Auflage 2004).

Wolfgang Genschorek, Carl Gustav Carus, Leipzig: S. Hirzel (1978).

Jens Halfwassen, Plotin und der Neuplatonismus, München: C. H. Beck (2004).

Matthias Heesch, Johann Friedrich Herbart zur Einführung, Hamburg: Junius (1999).

Leszek Kolakowski, Henri Bergson. Ein Dichterphilosoph, München: Piper (1985).

Arend Kulenkampff, George Berkeley, München: C. H. Beck (1987).

Jens Kulenkampff, David Hume, München: C. H. Beck (2. Auflage 2003).

Bernhard Kytzler/Joachim Latacz/Klaus Sallmann, Kleine Enzyklopädie der antiken Autoren. Literarische Porträts von Homer bis Boethius, Frankfurt a. M./Leipzig: Insel (1996).

Jaap Mansfeld/Oliver Primavesi, Die Vorsokratiker, Stuttgart: Reclam (2012).

Hans Poser, René Descartes, Stuttgart: Reclam (2003).

Walter Reese-Schäfer, Richard Rorty zur Einführung, Hamburg: Junius (2. Auflage 2013).

Ingrid Scharlau, Jean Piaget zur Einführung, Hamburg: Junius (3. Auflage 2013).

Rainer Specht, John Locke, München: C. H. Beck (2. Auflage 2007).

Paul J. Stern, Carl Gustav Jung. Prophet des Unbewußten, München: Piper (1977).

Gerhard Wehr, Carl Gustav Jung, Reinbek: Rowohlt (1980).

Historische Darstellungen

William Bynum, Geschichte der Medizin, Stuttgart: Reclam (2010).

Stanley Finger, Minds Behind the Brain. A History of the Pioneers and Their Discoveries, Oxford: Oxford University Press (2000).

Mark Galliker/Margot Klein/Sibylle Rykart, Meilensteine der Psychologie. Die Geschichte der Psychologie nach Personen, Werk und Wirkung, Stuttgart: Alfred Kröner (2007).

Anthony Arthur Long (Hrsg.), Handbuch Frühe Griechische Philosophie. Von Thales bis zu den Sophisten, Stuttgart/Weimar: J. B. Metzler (2001).

Helmut Reuter, Geschichte der Psychologie, Göttingen: Hogrefe (2014).

Wolfgang Schönpflug, Geschichte und Systematik der Psychologie, Weinheim: Beltz (3. Auflage 2013).

Heinz Schott/Rainer Tölle, Geschichte der Psychiatrie. Krankheitslehre, Irrwege, Behandlungsformen, München: C. H. Beck (2006).

Andrew P. Wickens, A History of the Brain. From Stone Age surgery to modern neuroscience, London/New York: Psychology Press (2015).

Lexika, Wörterbücher

Carl Andresen/Hartmut Erbse/Olof Gigon/Karl Schefold/Karl Friedrich Stroheker/Ernst Zinn (Hrsg.), Lexikon der Alten Welt, Bd. 1–3, Patmos/Albatros: Düsseldorf (2001).

Hans Bonnet, Reallexikon der ägyptischen Religionsgeschichte, Berlin/New York: de Gruyter (3. Auflage 2000).

Werner D. Fröhlich, Wörterbuch Psychologie, München: Deutscher Taschenbuch Verlag (31. Auflage 2017).

Hartwig Hanser/Christine Scholtyssek (Red.), Lexikon der Neurowissenschaft, Bd. 1–4, Heidelberg/Berlin: Spektrum Akademischer Verlag (2000f.).

Otfried Höffe (Hrsg.), Aristoteles-Lexikon. Stuttgart: Alfred Kröner (2005).

Jürgen Mittelstraß (Hrsg.), Enzyklopädie Philosophie und Wissenschaftstheorie, Bd. 1–8, Stuttgart/Weimar: J. B. Metzler (2. Auflage 2005ff.).

Hans Jörg Sandkühler (Hrsg.), Enzyklopädie Philosophie, Bd. 1–3, Hamburg: Felix Meiner (2010).

Christian Schäfer (Hrsg.), Platon-Lexikon, Darmstadt: WBG (2. Auflage 2013).

Thomas Städtler, Lexikon der Psychologie, Stuttgart: Alfred Kröner (2003).

Marcus Willaschek/Jürgen Stolzenberg/Georg Mohr/Stefano Bacin (Hrsg.), Kant-Lexikon, Berlin/Boston: de Gruyter (2017).

Konrat Ziegler/Walther Sontheimer (Hrsg.), Der Kleine Pauly. Lexikon der Antike, Bd. 1–5, München: Deutscher Taschenbuch Verlag (1979).

Neurowissenschaften

Rainer M. Bösel, Das Gehirn. Ein Lehrbuch der funktionellen Anatomie für die Psychologie, Stuttgart: W. Kohlhammer (2006).

Scott T. Brady/George J. Siegel/R. Wayne Albers/Donald L. Price (Hrsg.), Basic Neurochemistry. Principles of Molecular, Cellular, and Medical Neurobiology, Amsterdam: Academic Press (8. Auflage 2012).

Lutz Jäncke, Lehrbuch Kognitive Neurowissenschaften, Bern: Hogrefe (2. Auflage 2017).

Eric R. Kandel/John D. Koester/Sarah H. Mack/Steven A. Siegelbaum, Principles of Neural Science, New York: McGraw-Hill (6. Auflage 2021).

Markus Kipp/Kalinka Radlanski, Neuroanatomie, Berlin: KVM (2017).

Christof Koch, Bewusstsein ein neurobiologisches Rätsel, München: Elsevier/Spektrum Akademischer Verlag (2005).

Hans Mayer, Neuropsychologie der Epilepsien, Göttingen: Hogrefe (2011).

Elaine Perry/Heather Ashton/Allan Young (Hrsg.), Neurochemistry of Consciousness. Neurotransmitters in mind, Amsterdam/Philadelphia: John Benjamins (2002).

Vilaynur S. Ramachandran/Sandra Blakeslee, Die blinde Frau, die sehen kann. Rätselhafte Phänomene unseres Bewusstseins, Reinbek: Rowohlt (5. Auflage 2015).

Hansjörg Schneble, Epilepsie. Erscheinungsformen, Ursachen, Behandlung, München: C. H. Beck (2. Auflage 2003).

Psychologie, Psychiatrie

David Althaus/Nico Niedermeier/Svenja Niescken, Zwangsstörungen. Wenn die Sucht nach Sicherheit zur Krankheit wird, München: C. H. Beck (3. Auflage 2018).

Lyle E. Bourne/Bruce R. Ekstrand, Einführung in die Psychologie, Eschborn: Dietmar Klotz (4. Auflage 2005).

Stefan Brunnhuber/Sabine Frauenknecht/Klaus Lieb, Intensivkurs Psychiatrie und Psychotherapie, München: Elsevier/Urban und Fischer (5. Auflage 2005).

Onur Güntürkün, Biologische Psychologie, Göttingen: Hogrefe (2012).

Gabriele Haug-Schnabel/Joachim Bensel, Grundlagen der Entwicklungspsychologie. Die ersten 10 Lebensjahre, Freiburg: Herder (12. Auflage 2017).

Peter Kutter/Thomas Müller, Psychoanalyse. Eine Einführung in die Psychologie unbewusster Prozesse, Stuttgart: Klett-Cotta (2008).

Lothar Laux, Persönlichkeitspsychologie, Stuttgart: W. Kohlhammer (2. Auflage 2008).

Monika Pritzel/Matthias Brand/Hans J. Markowitsch, Gehirn und Verhalten. Ein Grundkurs der physiologischen Psychologie, Heidelberg/Berlin: Spektrum Akademischer Verlag (2003).

Rainer Schandry, Biologische Psychologie, Weinheim/Basel: Beltz (4. Auflage 2016).

Wolfgang Schneider/Ulman Lindenberger (Hrsg.), Entwicklungspsychologie, Weinheim/Basel: Beltz (8. Auflage 2018).

Sally M. Winston/Martin N. Seif, Tyrannen in meinem Kopf. Zwangsgedanken überwinden – ein Selbsthilfeprogramm. Paderborn: Junfermann (2018).

Philip G. Zimbardo/Richard J. Gerrig, Psychologie, München: Pearson (16. Auflage 2004).

Philosophie

Ansgar Beckermann, Analytische Einführung in die Philosophie des Geistes, Berlin/New York: de Gruyter (2. Auflage 2001).

Ansgar Beckermann, Das Leib-Seele-Problem. Eine Einführung in die Philosophie des Geistes, Paderborn: Wilhelm Fink (2. Auflage 2011).

Maxwell Bennett/Daniel Dennett/Peter Hacker/John Searle, Neurowissenschaft und Philosophie. Gehirn, Geist und Sprache, Berlin: Suhrkamp (2010).

Maxwell R. Bennett/Peter M. S. Hacker, Die philosophischen Grundlagen der Neurowissenschaften, Darmstadt: WBG (2. Auflage 2012).

Peter Bieri (Hrsg.), Analytische Philosophie des Geistes, Beltz Athenäum: Weinheim (3. Auflage 1997).

Paul M. Churchland, Die Seelenmaschine. Eine philosophische Reise ins Gehirn, Heidelberg/Berlin: Spektrum Akademischer Verlag (2001).

Katja Crone/Robert Schnepf/Jürgen Stolzenberg (Hrsg.), Über die Seele, Frankfurt a. M.: Suhrkamp (2010).

Jaegwon Kim, Philosophie des Geistes, Wien: Springer (1998).

Thomas Metzinger (Hrsg.), Grundkurs Philosophie des Geistes, Bd. 2: Das Leib-Seele-Problem, Paderborn: Mentis (2. Auflage 2013).

Thomas Metzinger (Hrsg.), Grundkurs Philosophie des Geistes, Bd. 3: Intentionalität und mentale Repräsentation, Paderborn: Mentis (2. Auflage 2019).

Ian Ravenscroft, Philosophie des Geistes. Eine Einführung, Stuttgart: Reclam (2008).

Tobias Schlicht/Joulia Smortchkova (Hrsg.), Mentale Repräsentationen. Grundlagentexte, Frankfurt a. M.: Suhrkamp (2018).

John R. Searle, Die Wiederentdeckung des Geists, München: Artemis und Winkler (1993).

Patricia Smith Churchland, Brain-Wise. Studies in Neurophilosophy, Cambridge (Massachusetts): MIT Press (2002).

Dieter Sturma (Hrsg.), Philosophie und Neurowissenschaften, Frankfurt a. M.: Suhrkamp (4. Auflage 2013).

Philip David Zelazo/Morris Moscovitch/Evan Thompson (Hrsg.), The Cambridge Handbook of Consciousness, Cambridge/New York: Cambridge University Press (2007).

Danksagung

Zum Schluss möchte ich mich bedanken bei Andrea Bieniek, Irmgard Deuter, Heike Huismann, Dagmar Knopf, Christian Isensee, Uwe Tressel und Michael Willeke, die bereit waren, den ein oder anderen Text zu lesen oder sich vorlesen zu lassen und klug zu kommentieren.

Irmi danke ich für ihren Zuspruch und ihre Aufmunterung, ohne die das Manuskript vielleicht in einer Schublade verstaubt wäre.

Erinnern möchte ich an Thomas Held, der mich vor langer Zeit fragte, wie Gedanken in den Kopf kommen, und somit den Anstoß zu diesem Buch gab.

Und ich bedanke mich bei Jan-Pieter Forßmann von der Wissenschaftlichen Buchgesellschaft (WBG) für seine engagierte Begleitung bei der Fertigstellung dieses Buchprojektes.

MIX

Papier | Fördert
gute Waldnutzung

FSC® C083411

Zeitfracht Medien GmbH
Ferdinand-Jühlke-Straße 7
99095 Erfurt, Deutschland
produktsicherheit@kolibri360.de